歯科医師国家試験
Complete+EX
日本医歯薬研修協会

第118回歯科医師国家試験解説書

はじめに

2025年2月1日、2日の2日間、令和5年版出題基準に準拠して実施された第118回歯科医師国家試験は、第117回歯科医師国家試験から若干増えた合格者数（2,136人）で、合格率（70.3％）の結果となりました。出願者数（3,431人）と受験者数（3,039人）は392人の乖離があり、実質的な合格率は62.3％という数字となっています。

今後、歯学教育において国家試験の受験資格の要件となる共用試験（CBT + OSCE）対策とともに、国家試験対策の重要性が今まで以上に高まるのはもちろんのこと、受験生にとってはできる限り早期に国家試験に関心を持ち、的確な対策への取り組みを始めることが確実に合格を勝ち取る最善の道となるでしょう。

「Complete + EX　第118回歯科医師国家試験解説書」は、本シリーズの大きな特徴である国家試験に対するアプローチをより容易にする簡潔かつ的確な解説と使いやすいページレイアウト、携帯の利便性を追求した書籍サイズなど、国家試験の正鵠を得た日本医歯薬研修協会ならではのオールカラー国家試験回数別問題解答解説書となっています。また受験生用の国家試験解答解説書として優れているのはもちろんのこと、歯学教育に携わる先生方の国家試験対策用資料集としてもご使用いただけるよう、巻頭には第118回歯科医師国家試験に関する詳細な分析データを掲載いたしました。本書が、受験生にとっては国家試験問題の基本的知識獲得第一歩のための教材として、また国家試験対策に携わる先生方には、学生指導のうえで少しでも参考になることがあれば幸いです。

最後に本書の制作にご協力頂いた多くの先生方に厚く御礼申し上げます。

2025.4.1　日本医歯薬研修協会

Contents

第118回 歯科医師国家試験 資料

実施要項 ……………………………………… 資− 2
結　果 ………………………………………… 資− 6
分　析 ………………………………………… 資−12
正答値表 ……………………………………… 資−39

A 必修問題／一般問題／臨床実地問題 ……………………………… 1

必修の基本的事項
歯科医学総論
歯科医学各論

B 必修問題／一般問題／臨床実地問題 ……………………………… 161

必修の基本的事項
歯科医学総論
歯科医学各論

C 必修問題／一般問題／臨床実地問題 ……………………………… 315

必修の基本的事項
歯科医学総論
歯科医学各論

D 必修問題／一般問題／臨床実地問題 ……………………………… 461

必修の基本的事項
歯科医学総論
歯科医学各論

資−1

第118回国家試験 資料

第118回歯科医師国家試験
実施要項

※ この実施要項は東京会場の受験者に配布された「受験者留意事項」を一部抜粋・改変したものです。各会場によって集合時刻等は異なります。

▌ 試験日
令和7年2月1日（土曜日）
及び2月2日（日曜日）

試験日 1日目	2月1日（土）		備考
	午　前	午　後	
説明開始時刻	9時00分	13時10分	
試験時間	9時45分～ 12時00分	13時45分～ 16時00分	

▌ 集合時刻
2日間とも8時50分

試験日 2日目	2月2日（日）		備考
	午　前	午　後	
説明開始時刻	9時00分	13時10分	
試験時間	9時45分～ 12時00分	13時45分～ 16時00分	

▌ 解散予定時刻
2日間とも16時30分頃

▌ 試験場

地　区	受験番号区分	試験会場
北海道	00001～00149	札幌コンベンションセンター
宮城県	00001～00219	仙台卸商センター　サンフェスタ・卸町会館
東京都	00001～01476	東京工科大学　蒲田キャンパス
新潟県	00001～00120	日本歯科大学　新潟生命歯学部
愛知県	00001～00359	愛知学院大学　日進キャンパス
大阪府	00001～00512	桃山学院大学　和泉キャンパス
広島県	00001～00082	広島大学　霞キャンパス
福岡県	00001～00514	第一薬科大学

▌ 持参品
○ 留意事項及び受験票は試験当日必ず携帯すること。
（1）HBの鉛筆（シャープペンシル不可）
（2）プラスチック消しゴム
（3）鉛筆削り
（4）腕時計（電卓、通信又はメモ等の機能がある時計の使用は認めない。）
（5）昼食
（6）その他　①コンパスの使用は認めない。
　　　　　　②定規（三角定規、分度器機能付きのものを除く。）の使用を認める。
　　　　　　③置時計の使用は認めない。

▌▌▌ 試験に関する一般事項について
（原文のまま）

（1）試験中の飲食は禁止する。ただし、事前の申出により特別に許可された場合にはこの限りでない。

（2）試験中に机上に置くことができるのは、筆記用具（HBの鉛筆、プラスチック消しゴム）、定規（三角定規、分度器機能付きのものを除く。）、腕時計、受験票及び特別に許可された物のみとする。

（3）試験中に使用する眼鏡については、スマートグラス等、通信機能があるものの使用は認めない。

（4）試験中及び試験終了後の調査において不正行為が確認された場合には、その受験を停止させ、又はその試験を無効とし、一定期間の受験を認めないなどの処分をすることがある。

　　なお、不正行為については、状況により警察へ被害届を提出するなどの対応をとる場合がある。

（5）試験中のひざ掛けの使用は不正行為防止等のため禁止する。ただし、事前の申出により特別に許可された場合にはこの限りではない。

（6）答案用紙は2種類あり、どちらか1種類を配布する。

（7）試験問題の持ち帰りを認める。

（8）試験場は借り上げたものであるから、汚さないように注意すること。

（9）試験場内での喫煙は禁止する。

（10）試験場内では、すべて試験監督員の指示に従うこと。試験監督員の指示に従わない場合には受験させない、あるいは受験を停止させる場合がある。

（11）試験場及び近隣の迷惑にならないように、良識のある行動をとること。

（12）試験当日、試験室の換気のため窓の開放等を行う時間帯があるため、暖かい服装等とすること。また、試験場で食堂の営業等は行わないため、昼食を持参し、自席で食事をとること。なお、休憩時間や昼食時等における他者との接触、会話を極力控えること。

（13）試験場では、体調不良の場合は必ず試験監督員に申し出ること。マスクを着用していても、他の人から顔をそむけて咳・くしゃみをすること。試験場においては、ゴミ箱は設置しないため、ゴミは全て持ち帰ること。

（14）災害等によって国家試験の時間等に変更が生じた場合は、厚生労働省ホームページに掲載するので、注意すること。
　　○厚生労働省ホームページアドレス
　　https://www.mhlw.go.jp
　　○試験に関する緊急情報に直接アクセスするURL
　　https://www.mhlw.go.jp/stf/kinkyu/0000109632.html

（15）災害等不測の事態によって、厚生労働省等から直接連絡があった場合はその指示に従うこと。

卒業証明書等の提出について

（1）卒業見込証明書で出願した者

卒業見込証明書で出願した者は、令和7年3月10日（月曜日）午後2時までに、出願した歯科医師国家試験運営本部事務所又は歯科医師国家試験運営臨時事務所に卒業証明書を提出すること。当該期限までに提出がなされないときは、当該受験は原則として無効となるので注意すること。

（2）歯科医師国家試験予備試験合格者

歯科医師国家試験予備試験合格者で、実地修練を終える見込みであることを証する書面で出願した者は、令和7年3月10日（月曜日）午後2時までに、出願した歯科医師国家試験運営本部事務所又は歯科医師国家試験運営臨時事務所に実地修練を終えたことを証する書面を提出すること。当該期限までに提出がなされないときは、当該受験は原則として無効となるので注意すること。

合格発表及び正解肢の公表について

合格者は令和7年3月14日（金曜日）午後2時に厚生労働省ホームページの資格・試験情報のページに、その受験地及び受験番号を掲載して発表する。

また、厚生労働省のホームページにおいて、同時刻をもって、正解肢も掲載する。

なお、システムの関係上、掲載に数分間の誤差を生じることがある。（掲載期間は概ね2か月とする。）

電話による照会には一切応じないので厳に注意すること。

○合格速報に直接アクセスするURL
https://www.mhlw.go.jp/general/sikaku/successlist/2025/siken02/hp02.html
※最終的な確認は必ず合格証書又は合格者番号一覧で行うこと。

成績の通知等について

受験者全員（欠席者及び受験無効者を除く。）に成績を通知することとし、合格者には厚生労働省から令和7年3月14日（金曜日）に合格証書を併せて発送する。

なお、令和7年4月2日（水曜日）までに到着しない場合には、最寄りの郵便局へ郵便状況を確認した後に、厚生労働省医政局医事課試験免許室へ問い合わせること。

合格者の免許申請について

合格者が有資格者として業務を行うには、免許申請を行い免許の登録を受ける必要があるため、速やかに免許申請を行うこと。

手続きの詳細については、厚生労働省のホームページで確認するとともに、不明な点があれば都道府県の衛生主管部（局）医務担当課又は保健所に問い合わせること。

○免許申請手続きに直接アクセスするURL
https://www.mhlw.go.jp/stf/seisakunitsuite/bunya/kenkou_iryou/iryou/shikakushinsei.html

■ 試験に関する照会先

ア 歯科医師国家試験運営本部事務所
　〒135-0063
　東京都江東区有明3-6-11
　TFTビル東館7F
　電話番号 03(5579)6903

イ 厚生労働省医政局医事課試験免許室
　国家試験係
　〒100-8916
　東京都千代田区霞が関1-2-2
　電話番号 03(5253)1111
　　　内線 2573、2574、2575、4143
　FAX 03(3503)3559

※試験に関する照会先に記載された電話番号への連絡については、午前9時から午前12時までと午後1時から午後5時までとする。（土曜日、日曜日その他の行政機関の休日を除く。）

■ 試験室区分

※　交通、略図、受験番号別試験室については、厚生労働省ホームページに掲載するので、あらかじめ確認すること。
　○交通、略図、受験番号別試験室に関するＵＲＬ
　https://www.mhlw.go.jp/stf/ryuuijikou_0001.html
※　試験場へは公共の交通機関を利用し、自家用車、マイクロバス等での来場は認められないので留意すること。
※　試験室を間違えた場合、他の試験室では受験できないので注意すること。
※　試験日前の試験場への立ち入りは慎むこと。

※第107回から縦型・横型のマークシートが使用されている。

マークの記入例

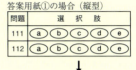

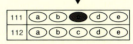

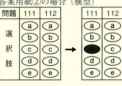

第118回国家試験 資料

② 第118回歯科医師国家試験 結果

▊ 第118回 歯科医師国家試験の合格基準

一般問題（必修問題を含む）を1問1点、臨床実地問題を1問3点とし、
- （1） 領域A（総論）　　　58点以上／ 97点　　（59.8％）
- （2） 領域B（各論）　　　236点以上／363点　　（65.0％）
- （3） 必修問題　　　　　64点以上／ 80点　　（80.0％）

　但し、必修問題の一部を採点から除外された受験者にあっては、
　必修問題の得点について総点数の80％以上とする。

▊ 合格証書（封緘はがき）

第118回歯科医師国家試験成績通知書			
区　分	合格基準		得点等
① 領域A（総論）	58 点以上／ 97 点		65 点
② 領域B（各論）	236 点以上／363 点		300 点
③ 必修問題	64 点以上／ 79 点		70 点
④ 判　定	合　格		

注意事項
1. ①～③のすべての合格基準を満たした者を合格とする。
2. 合格基準の計算方法は、①、②には相対基準を、③には絶対基準をそれぞれ用いた。
3. ①及び②は、歯科医師国家試験出題基準の各領域を示している。
4. 配点は、1問当たり一般問題を1点とし、臨床実地問題を3点として、それぞれ計算した。
5. 必修問題として妥当でない問題があった場合には、該当問題が不正解だった者について採点からこれを除外しているため、受験者により満点が異なることがある。
6. 成績通知書は原則として、再発行しない。
7. 歯科医業を行うためには、免許の登録を受ける必要があるので、速やかに免許申請すること。

合 格 証 書

試験地　東京都　　受験番号 00000
氏　名　　医歯薬　花子
　　　　平成13年12月23日生

第118回歯科医師国家試験に合格したことを証する。

令和 7年 3月12日

厚生労働大臣

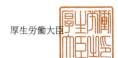

※この合格通知は厚生労働省より発行される成績等通知書を基に
　日本医歯薬研修協会が作成したものです。

資－6

▌▌▌ 第118回 歯科医師国家試験における採点除外等の取扱いをした問題

A問題	第14問	問題として適切であるが、必修問題としては妥当でないため、正解した受験者については採点対象に含め、不正解の受験者については採点対象から除外する。
	第22問	問題として適切であるが、受験者レベルでは難しすぎるため、採点対象から除外する。
	第36問	問題として適切であるが、受験者レベルでは難しすぎるため、採点対象から除外する。
	第55問	設問の状況設定が不十分で正解が得られないため、採点対象から除外する。
	第56問	問題として適切であるが、受験者レベルでは難しすぎるため、採点対象から除外する。
	第59問	選択肢において正解を得ることが困難なため、採点対象から除外する。
B問題	第18問	問題として適切であるが、受験者レベルでは難しすぎるため、正解した受験者については採点対象に含め、不正解の受験者については採点対象から除外する。
	第35問	設問の状況設定が不十分で正解が得られないため、採点対象から除外する。
	第52問	複数の正解があるため、複数の選択肢を正解として採点する。
	第54問	複数の正解があるため、複数の選択肢を正解として採点する。
C問題	第18問	設問が不明確で複数の選択肢が正解と考えられるため、複数の選択肢を正解として採点する。
	第32問	4つの選択肢が正解であるため、4通りの解答を正解として採点する。
	第69問	問題として適切であるが、受験者レベルでは難しすぎるため、採点対象から除外する。
	第83問	問題として適切であるが、受験者レベルでは難しすぎるため、採点対象から除外する。
D問題	第4問	問題として適切であるが、受験者レベルでは難しすぎるため、正解した受験者については採点対象に含め、不正解の受験者については採点対象から除外する。
	第13問	問題として適切であるが、必修問題としては妥当でないため、正解した受験者については採点対象に含め、不正解の受験者については採点対象から除外する。
	第23問	設問が不明確で正解が得られないため、採点対象から除外する。
	第59問	設問の状況設定が不十分で正解が得られないため、採点対象から除外する。

資－7

第118回国家試験 資料

歯科医師国家試験 合格者数等の推移

回　数	施行年月日	受験者数（人）	合格者数（人）	合格率（%）
106	平成25年2月 2～ 3日	3,321	2,366	71.2
107	平成26年2月 1～ 2日	3,200	2,025	63.3
108	平成27年1月31日～2月1日	3,138	2,003	63.8
109	平成28年1月30～31日	3,103	1,973	63.6
110	平成29年2月 4～ 5日	3,049	1,983	65.0
111	平成30年2月 3～ 4日	3,159	2,039	64.5
112	平成31年2月 2～ 3日	3,232	2,059	63.7
113	令和 2年2月 1～ 2日	3,211	2,107	65.6
114	令和 3年1月30～31日	3,284	2,123	64.6
115	令和 4年1月29～30日	3,198	1,969	61.6
116	令和 5年1月28～29日	3,157	2,006	63.5
117	令和 6年1月27～28日	3,117	2,060	66.1
118	令和 7年2月 1～ 2日	3,039	2,136	70.3

男女別合格者等の推移

回　数		総　数	男	女	男女別合格率（%）	
					男	女
114	受験者数（人）	3,284	1,928	1,356	61.1	69.7
	男女比　（%）		58.7	41.3		
	合格者数（人）	2,123	1,178	945		
	男女比　（%）		55.5	44.5		
115	受験者数（人）	3,198	1,856	1,342	57.4	67.4
	男女比　（%）		58.0	42.0		
	合格者数（人）	1,969	1,065	904		
	男女比　（%）		54.1	45.9		
116	受験者数（人）	3,157	1,829	1,328	59.2	69.5
	男女比　（%）		57.9	42.1		
	合格者数（人）	2,006	1,083	923		
	男女比　（%）		54.0	46.0		
117	受験者数（人）	3,117	1,837	1,280	62.0	72.0
	男女比　（%）		58.9	41.1		
	合格者数（人）	2,060	1,139	921		
	男女比　（%）		55.3	44.7		
118	受験者数（人）	3,039	1,728	1,311	64.5	78.0
	男女比　（%）		56.9	43.1		
	合格者数（人）	2,136	1,114	1,022		
	男女比　（%）		52.2	47.8		

資－8

▌▌ 第118回歯科医師国家試験
卒業年次別受験者数・合格者数・合格率

受験回数		卒業年次	受験者数	構成比 (%)	合格者数	構成比 (%)	合格率 (%)
新卒	1回	令和6年4月～ 令和7年3月	1,973	64.9	1,657	77.6	84.0
既卒	2回	令和5年4月～ 令和6年3月	423	13.9	262	12.3	61.9
	3回	令和4年4月～ 令和5年3月	201	6.6	106	5.0	52.7
	4回	令和3年4月～ 令和4年3月	95	3.1	37	1.7	38.9
	5回	令和2年4月～ 令和3年3月	74	2.4	24	1.1	32.4
	6回	平成31年4月～ 令和2年3月	56	1.8	17	0.8	30.4
	7回	平成30年4月～ 平成31年3月	36	1.2	11	0.5	30.6
	8回	平成29年4月～ 平成30年3月	42	1.4	8	0.4	19.0
	9回	平成28年4月～ 平成29年3月	38	1.3	6	0.3	15.8
	10回 以上	平成28年3月以前	101	3.3	8	0.4	7.9
	既卒計		1,066	35.1	479	22.4	44.9
総　　計			3,039	100.0	2,136	100.0	70.3

※各表のパーセンテージについては、小数点第2位以下を四捨五入しています。

第118回国家試験 資料

第118回歯科医師国家試験　学校別合格状況

学校名	総　数			新　卒			既　卒		
	受験者数 （人）	合格者数 （人）	合格率 （%）	受験者数 （人）	合格者数 （人）	合格率 （%）	受験者数 （人）	合格者数 （人）	合格率 （%）
北海道大学歯学部	62	52	83.9	49	47	95.9	13	5	38.5
東北大学歯学部	63	45	71.4	47	41	87.2	16	4	25.0
東京科学大学 歯学部	57	50	87.7	49	46	93.9	8	4	50.0
新潟大学歯学部	58	49	84.5	50	43	86.0	8	6	75.0
大阪大学歯学部	61	51	83.6	51	46	90.2	10	5	50.0
岡山大学歯学部	58	51	87.9	47	45	95.7	11	6	54.5
広島大学歯学部	62	49	79.0	48	40	83.3	14	9	64.3
徳島大学歯学部	57	37	64.9	40	32	80.0	17	5	29.4
九州大学歯学部	76	56	73.7	52	46	88.5	24	10	41.7
長崎大学歯学部	59	53	89.8	47	44	93.6	12	9	75.0
鹿児島大学 歯学部	51	41	80.4	43	39	90.7	8	2	25.0
九州歯科大学	127	98	77.2	99	83	83.8	28	15	53.6
国公立計	791	632	79.9	622	552	88.7	169	80	47.3
北海道医療大学 歯学部	73	55	75.3	48	44	91.7	25	11	44.0
岩手医科大学 歯学部	65	32	49.2	37	20	54.1	28	12	42.9
奥羽大学歯学部	121	55	45.5	46	32	69.6	75	23	30.7

資－10

学校名	総　数			新　卒			既　卒		
	受験者数（人）	合格者数（人）	合格率（%）	受験者数（人）	合格者数（人）	合格率（%）	受験者数（人）	合格者数（人）	合格率（%）
明海大学歯学部	139	97	69.8	80	67	83.8	59	30	50.8
日本大学松戸歯学部	163	77	47.2	82	50	61.0	81	27	33.3
東京歯科大学	136	130	95.6	133	129	97.0	3	1	33.3
日本歯科大学生命歯学部	139	113	81.3	105	98	93.3	34	15	44.1
日本大学歯学部	169	106	62.7	105	75	71.4	64	31	48.4
昭和大学歯学部	99	92	92.9	87	85	97.7	12	7	58.3
鶴見大学歯学部	105	64	61.0	64	44	68.8	41	20	48.8
神奈川歯科大学	126	91	72.2	91	72	79.1	35	19	54.3
日本歯科大学新潟生命歯学部	70	59	84.3	53	47	88.7	17	12	70.6
松本歯科大学	71	52	73.2	54	49	90.7	17	3	17.6
愛知学院大学歯学部	195	136	69.7	123	105	85.4	72	31	43.1
朝日大学歯学部	191	117	61.3	74	71	95.9	117	46	39.3
大阪歯科大学	173	126	72.8	60	60	100.0	113	66	58.4
福岡歯科大学	194	96	49.5	99	53	53.5	95	43	45.3
私立計	2,229	1,498	67.2	1,341	1,101	82.1	888	397	44.7
認定および予備試験	19	6	31.6	10	4	40.0	9	2	22.2
総合計	3,039	2,136	70.3	1,973	1,657	84.0	1,066	479	44.9

資－11

③ 第118回歯科医師国家試験 分　析

▌ 第118回 歯科医師国家試験の特徴

① A〜D問題の出題方式
- 試験日程の2日間とも各セクションに必修問題、一般問題、臨床実地問題が出題された。
- 必修問題は各セクションのそれぞれ最初の20問に分かれて出題された。
- 一般問題と臨床実地問題がランダムに出題された。
- 歯科医学総論・歯科医学各論がランダムに出題された。

② 問題形式の特徴
- 必修問題でX2typeの設問がみられた（6問／80問）。
- 一般問題でX2typeの設問がみられた（53問／180問）。
- 臨床実地問題でX2typeの設問がみられた（37問／100問）。
- 連問形式は臨床実地問題で2組（4問）出題された。
- X3typeの設問はA問題中8問、B問題中13問、C問題中13問、D問題中11問の計45問みられた。
- X4typeの設問はA問題中1問、B問題中2問、C問題中1問、D問題中1問の計4問みられた。
- 選択肢数を指定しない設問（XX type）はA問題中1問、B問題中1問、D問題中1問の計3問みられた。
- 6肢以上の選択肢がある設問（LA type）はB問題中1問、C問題中1問の計2問みられた。
- 正解の数値をマークする設問はA問題中1問、D問題中1問の計2問みられた。
- 治療手順等を解答させる非選択形式である順序問題はA問題中1問、B問題中1問、C問題中1問、D問題中1問の計4問みられた。
- Negative question（否定型の設問）は出題されなかった。

③ 出題内容の傾向
- 治療法の優先順位や診断根拠を問う設問が増加した。
- 写真や図表を用いた必修・一般問題が多く、写真や図表を読み解く能力が必要とされる問題が多数出題された。（必修・一般問題での写真問題は40問）
- 隣接医科に関する問題が多く出題された。
- 直近の歯科医療情勢を反映した問題が多く出題された。
- 基本的知識、専門的知識に基づいた論理的思考を求める問題が多く出題された。

④ その他
- 必修問題に採点除外等の対象となった設問が4問あった。
- 一般問題に採点除外等の対象となった設問が8問あった。

ブループリント（歯科医師国家試験設計表）／第118回国家試験出題構成

ブループリントによる出題項目		BPでの割合	118回問題数	A type	X2 type	X3 type	X4 type	XX type	LA type	計算	順序
必修の基本的事項	医の倫理と歯科医師のプロフェッショナリズム	2%	3	2	1	0	0	0	0	0	0
	社会と歯科医療	13%	8	8	0	0	0	0	0	0	0
	予防と健康管理・増進	5%	5	5	0	0	0	0	0	0	0
	人体の正常構造・機能	15%	10	9	1	0	0	0	0	0	0
	人体の発生・成長・発達・加齢変化	5%	4	4	0	0	0	0	0	0	0
	主要な疾患と障害の病因・病態	12%	11	10	1	0	0	0	0	0	0
	主要症候	10%	8	8	0	0	0	0	0	0	0
	診察の基本	7%	5	3	2	0	0	0	0	0	0
	検査・臨床判断の基本	11%	11	11	0	0	0	0	0	0	0
	初期救急	4%	2	2	0	0	0	0	0	0	0
	治療の基礎・基本手技	14%	11	10	1	0	0	0	0	0	0
	一般教養的事項	3%	2	2	0	0	0	0	0	0	0
	合　計（全体の約22%）	100%	80	74	6	0	0	0	0	0	0
歯科医学総論	保健・医療と健康増進	19%	23	13	7	2	0	0	0	1	0
	正常構造と機能、発生、成長、発達、加齢変化	15%	14	10	2	2	0	0	0	0	0
	病因、病態	8%	10	6	3	0	0	0	1	0	0
	主要症候	4%	4	3	1	0	0	0	0	0	0
	診察	8%	4	1	2	1	0	0	0	0	0
	検査	14%	23	14	6	2	1	0	0	0	0
	治療	19%	6	3	2	1	0	0	0	0	0
	歯科材料と歯科医療機器	13%	16	8	7	0	0	0	0	0	0
	合　計（全体の約28%）	100%	100	58	30	8	1	1	1	1	0
歯科医学各論	成長・発育に関連した疾患・病態	19%	41	16	8	14	0	0	0	1	2
	歯・歯髄・歯周組織の疾患	24%	32	13	14	4	0	1	0	0	0
	顎・口腔領域の疾患	23%	45	26	12	5	1	0	1	0	0
	歯質・歯・顎顔面欠損と機能障害	24%	40	9	19	8	1	1	0	0	2
	配慮が必要な高齢者・有病者・障害者等に関連した疾患・病態・予防ならびに歯科診療	10%	22	8	7	6	1	0	0	0	0
	合　計（全体の約50%）	100%	180	72	60	37	3	2	1	0	4

※歯科医学各論において、出題割合の約6%を歯科疾患の予防・管理に関する項目から出題される。
※各項目出題数の区分は日本医歯薬研修協会の見解で推測したもの。厚生労働省からは公表はされていない。

第118回国家試験 資料

出題形式の変遷

（単位：問）

出題形式 回　数	A type	X2 type	X3 type	X4 type	XX type	LA type	計算	順序
105回	226	123	0	0	13	0	3	0
106回	219	131	0	0	12	0	3	0
107回	209	138	0	0	13	4	1	0
108回	218	126	0	0	8	12	1	0
109回	237	108	0	0	12	5	3	0
110回	242	113	0	0	6	3	1	0
111回	222	103	20	4	3	2	3	3
112回	217	112	18	1	4	1	3	4
113回	224	78	37	7	4	2	4	4
114回	210	81	49	5	5	3	4	3
115回	206	101	36	4	5	1	3	4
116回	203	88	46	9	4	2	3	5
117回	199	97	46	6	3	3	3	3
118回	204	96	45	4	3	2	2	4

※採点除外等問題を含む。

第118回 歯科医師国家試験　時間割

試験日	1日目（2月1日）		2日目（2月2日）	
	午　前	午　後	午　前	午　後
試験問題	A 問題	B 問題	C 問題	D 問題
	必修問題 一般問題 臨床実地問題	必修問題 一般問題 臨床実地問題	必修問題 一般問題 臨床実地問題	必修問題 一般問題 臨床実地問題
問題数	90問	90問	90問	90問
試験時間	9：45〜12：00	13：45〜16：00	9：45〜12：00	13：45〜16：00
	2時間15分	2時間15分	2時間15分	2時間15分

資－14

出題順　問題内容一覧

■ 連問

※一般問題，臨床実地問題は日本医歯薬研修協会の見解で区分しています。

A問題　必修問題／一般問題／臨床実地問題

問題番号	区分	出題形式	内　　　容	掲載ページ
1	必修	A	医療安全支援センター	2
2	必修	A	IFN-γを産生してマクロファージを活性化する細胞	3
3	必修	A	骨格性下顎前突の特徴	5
4	必修	X2	栄養状態の指標	6
5	必修	A	治療薬物モニタリング〈TDM〉の対象になる薬物の特徴	7
6	必修	A	肝硬変でみられる病態	8
7	必修	A	顎関節部のMRI	9
8	必修	A	甲状舌管嚢胞の発生原因	10
9	必修	A	シスプラチンで生じやすい副作用	11
10	必修	A	セファロ分析結果の所見	12
11	必修	A	急性化膿性根尖性歯周炎骨内期〈第２期〉における根管治療の目的	14
12	必修	A	国際生活機能分類〈ICF〉の構成要素	15
13	必修	X2	人を対象とする医学研究の倫理を示した規範	16
14	必修	A	レクタンギュラーワイヤーの屈曲に用いる器具	18
15	必修	A	臓器別成長・老化の割合	20
16	必修	A	大脳皮質のBroca領域の脳梗塞で発症する障害	22
17	必修	A	神経筋接合部の受容体	24
18	必修	A	快適な職場環境の形成のための措置を規定している法律	26
19	必修	A	Heimlich法が適応となる病態	27
20	必修	A	女性に好発する疾患	28
21	臨実	X2	飲水困難を伴う下顎右側智歯部の疼痛と腫脹に対しまず行うべき処置	30
22	臨実	A	マルチブラケット装置を用いた矯正歯科治療において上顎のマルチブラケット装置と併用する適切な矯正装置	34
23	一般	X2	舌咽神経の機能	37
24	一般	A	コンポジットレジン修復において窩洞形成で配慮した事項	38
25	臨実	X2	就寝時の歯ぎしりに対し就寝時に装着する装置で予防できる現象	40
26	一般	X2	直接覆髄法と生活断髄法で共通して行う処置	42
27	一般	A	高齢者のビタミンDの摂取目安量を定めることで予防を図る疾患	43
28	一般	A	成人の待機的全身麻酔下手術で推奨されている水（清澄水）の術前絶飲時間	44
29	一般	A	腎機能の低下で低値を示す項目	46
30	臨実	A	上顎右側歯肉に生じた腫脹の誘因と考えられる薬剤	48
31	一般	X2	ジルコニアとチタンの物性で，チタンが大きな値を示す項目	51
32	一般	X2	下顎左側第一大臼歯の根分岐部病変に対する適切な治療方針	52

資−15

第118回国家試験 資料

33	臨実	X2	下顎歯肉癌切除・皮弁再建術後の摂食困難に対し義歯に実施した操作により改善が期待できる障害	54
34	一般	X2	フェイスボウを用いて半調節性咬合器に装着した研究用模型から得られる情報	56
35	一般	X4	歯髄疾患・根尖性歯周疾患の治療に必要な診療情報と検査	57
36	一般	X2	放射線量と細胞生存率曲線	58
37	臨実	A	右側下顎体部の腫脹と疼痛の診断	60
38	一般	A	学校歯科健康診断におけるGOが示す状態	64
39	一般	A	TNM分類（UICC2017）におけるstage分類	65
40	一般	A	日本で経口投与されるワクチン	66
41	一般	A	口腔粘膜への触刺激の情報を統合し触覚を生み出す領域	68
42	一般	X3	歯肉のマッサージ効果が高いブラッシング法	70
43	一般	X2	部分床義歯において二次固定が得られる構成要素	72
44	一般	X2	国民医療費に含まれる要素	73
45	臨実	X2	口や鼻から飲み物が漏れる主訴の原因となる筋	74
46	一般	A	ランパントカリエスの定義	76
47	一般	X2	頸静脈孔より通過する神経の損傷により生じる症状	77
48	一般	X2	移植片対宿主病〈GVHD〉患者にみられる口腔症状	78
49	一般	X3	無痛性の開口障害を生じる疾患	80
50	臨実	X2	サベイングの操作で決定する要素	82
51	臨実	A	サベイングの操作で使用する器具	82
52	臨実	A	歯の変色の原因特定のために患者に確認する事項	86
53	一般	A	高齢者の転倒で骨折頻度が最も高い骨	88
54	一般	X3	片側性唇顎口蓋裂の裂隙閉鎖後に生じやすい現象	89
55	臨実	X2	Le FortⅠ型骨切り術、下顎枝矢状分割術、骨延長術が予定されている患者に対する術前矯正治療で行う処置	90
56	一般	X2	小児の歯科治療時の行動分類（Franklの分類）	94
57	一般	X2	乳歯外傷の特徴	95
58	一般	X2	矯正歯科治療中に上顎右側犬歯根尖部の歯周組織に生じる生体反応	96
59	一般	X3	頸動脈三角に存在する構造物	98
60	臨実	A	過換気症候群の意識レベル低下の原因	100
61	臨実	X2	歯の変色に対する処置で使用する薬剤の使用用途	102
62	一般	A	閉塞性睡眠時無呼吸症候群において睡眠中に舌根が沈下すると生じる現象	105
63	臨実	A	前歯の歯列不正に対し第一期治療として適切な処置	106
64	臨実	A	上顎左側前歯と小臼歯部の審美不良に対する適切な治療法	108
65	一般	A	口腔機能低下症の診断のために口腔清掃不良の検査に用いる指標	112
66	一般	A	ガドリニウム造影剤の使用に際し最も注意すべき疾患	113
67	臨実	X2	血液透析を受けている人工弁置換術後患者に対する抜歯術において適切な対応	114
68	臨実	A	上顎右側乳臼歯部の激しい疼痛に対する適切な処置	116

資－16

69	一般	X3	永久歯列期の正中離開の原因として考えられる要因	119
70	一般	A	顎下部の疼痛を訴える患者に対して追加する画像検査と目的	120
71	一般	X2	間葉性歯原性腫瘍の由来	122
72	一般	A	歯質と歯冠修復材料の機械的性質	123
73	一般	X2	早期死体現象	124
74	臨実	A	上顎右側臼歯部歯肉からの出血の原因	126
75	一般	A	費用対効果の最も高い齲蝕予防法	129
76	一般	X3	顎義歯の製作における注意点	130
77	臨実	A	抜歯を伴うマルチブラケット装置を用いた矯正歯科治療における適切な抜歯部位	132
78	臨実	X3	下顎前歯部の動揺に対する適切な対応	136
79	臨実	A	乳歯の残存に対し疑われる疾患	138
80	一般	X2	石膏の硬化が遅延する要素	141
81	臨実	A	従来型グラスアイオノマーセメント修復における窩洞形態	142
82	一般	X2	Gracey型キュレットの操作法	144
83	一般	XX	診断用ワックスアップが役立つ手順	145
84	臨実	X2	全部床義歯の新製で行った術式で決定される要素	146
85	一般	X2	定型発達児で「心配」が出現する時期に分化する情動	148
86	臨実	A	ブリッジによる補綴処置においてサンドブラスト後に行う操作	150
87	一般	A	CTでみられる所見	153
88	臨実	X3	前歯部の歯列不正に対する適切な処置	154
89	一般	順序	オープントレー法の印象操作の手順	158
90	一般	計算	寄与危険度の計算	160

B問題　必修問題／一般問題／臨床実地問題

問題番号	区分	出題形式	内容	掲載ページ
1	必修	A	一次救命処置〈BLS〉	162
2	必修	A	連用によって身体依存を生じる薬物	163
3	必修	A	エックス線画像で判明せずMRIで判明する顎関節の徴候	164
4	必修	A	深部静脈血栓症のリスク評価に用いられる項目	166
5	必修	X2	正常細胞と比較したがん細胞の特徴	168
6	必修	A	咬頭干渉が検出できる検査	170
7	必修	A	鞍状歯列弓の原因	171
8	必修	A	医療法で定める都道府県の業務	172
9	必修	A	Angle II級1類で生じやすい現象	173
10	必修	A	Quincke浮腫の原因	174
11	必修	A	患者の自己決定権の行使を促進する行為	175
12	必修	A	1歳を過ぎてもみられる原始反射	176

資-17

第118回国家試験 資料

13	必修	A	医療従事者がN95マスクを着用すべき対象疾患	177
14	必修	A	高齢者の脱水を疑う臨床所見	178
15	必修	A	寒天印象材のゲル化に寄与する要素	179
16	必修	A	健常者で組織から毛細血管内に水分が移動する圧力を生む物質	180
17	必修	A	労働衛生の3管理における作業管理の目的	181
18	必修	A	男性での放射線障害で、しきい線量が最も低い合併症	182
19	必修	A	エリスロポエチンを最も多く産生する臓器	183
20	必修	X2	3歳児の歯科診療における医療面接で正しい方法	184
21	一般	X3	口腔顎顔面領域の疾患と原因療法	185
22	一般	X3	口腔内写真とエックス線画像から分かる所見	186
23	臨実	X2	下顎左側第二大臼歯の動揺に対し歯周基本治療後に行う適切な処置	188
24	一般	A	部分床義歯の適切な清掃方法	190
25	一般	X2	法令に定められた業務を歯科医師が指示できる職種	191
26	一般	X3	要介護高齢者への歯周治療を行う際に優先する事項	192
27	臨実	A	転倒受傷による上顎前歯部に対する適切な処置	194
28	一般	X3	片麻痺があり、咽頭残留や誤嚥のリスクが高い摂食嚥下障害患者への適切な食事時の指導	196
29	臨実	X2	ブリッジによる補綴処置において口腔清掃指導時に特に配慮する事項	198
30	臨実	A	舌の腫脹の診断	200
31	一般	A	Cushing病で特徴的な症状	204
32	一般	X2	先天疾患と歯科治療中に配慮すべき合併症	206
33	一般	X3	矯正歯科治療における永久歯の抜去で考慮する要素	208
34	一般	A	顎骨内に発生した嚢胞の診断	209
35	臨実	X2	下顎右側第二大臼歯の動揺に対する処置方針の決定に必要な検査	210
36	臨実	A	下顎左側第一小臼歯の着色に対する修復材料と必要な器材	212
37	一般	A	筋緊張の強い身体障害者への行動調整	214
38	臨実	X2	閉塞性睡眠時無呼吸症に対し製作する口腔内装置の製作過程で記録した顎位	216
39	一般	A	アーチワイヤー装着中の操作で使用する器具	218
40	一般	A	CAD/CAM用コンポジットレジンでエナメル質より小さい性質	219
41	一般	A	T細胞が正の選択を受ける組織	220
42	臨実	A	上顎前歯部の審美不良に対する適切な対応	222
43	臨実	A	食道内に食渣停滞を認める嚥下困難患者に対する適切な指導	226
44	臨実	X3	局所麻酔施行後に気分不快と胸痛を訴えた患者に対し直ちに行う処置	228
45	一般	A	非吸収性の骨移植材	230
46	臨実	A	インプラント義歯による補綴歯科治療で上部構造試適中に行った処置	232
47	一般	A	再建手術を伴わない下顎区域切除術後に下顎偏位が認められた患者に対して製作した口腔内装置において、下顎歯列を咬頭嵌合位で保持する機構	234
48	臨実	X3	抜歯を伴うマルチブラケット装置を用いた矯正歯科治療における適切な治療方針	236

資-18

49	一般	XX	脱臼歯の再植後の固定に用いられる材料	240
50	一般	X2	クラウンブリッジに適用される咬合様式	241
51	一般	A	舌接触補助床を製作するために行った構音検査の結果をもとに調整する部位	242
52	一般	A	唾液腺に潜伏するヒトヘルペスウイルス〈HHV〉	243
53	一般	A	歯肉切除術の治療過程	245
54	一般	A	持続可能な開発目標〈SDGs〉のうちFAOが目指す目標	246
55	一般	X4	IgG4 関連疾患の特徴	247
56	一般	X3	成長期に用いる矯正装置のうち、骨の接合部に作用する装置	249
57	一般	X2	初期活動性根面齲蝕の非侵襲的な管理	250
58	臨実	X3	Adams クラスプを付与した義歯の製作における注意点	252
59	臨実	A	骨格性下顎前突症に対し下顎に行った術式	254
60	臨実	A	CAD/CAMを用いたブリッジの製作で行う操作	256
61	一般	A	金属焼付用陶材の適切な焼成温度	259
62	一般	A	認知機能障害のうち、場所や時間がわからない障害	260
63	一般	A	第二鰓弓〈咽頭嚢〉から発生する組織	261
64	一般	A	WHOの簡易的禁煙支援を構成する５つの"A"で、動機付け支援を行うか否かを決める根拠	262
65	一般	A	平均近遠心幅径が最も大きい歯	263
66	一般	A	スパイロメトリで測定できる項目	264
67	臨実	A	舌尖部の腫脹に対する適切な治療法	266
68	臨実	A	著しい打診痛を伴う下顎左側第一大臼歯の痛みに対しまず行う処置	270
69	一般	A	神経性調節によって適刺激に対する感度が変わる受容器	272
70	臨実	X2	旧義歯と比較して新義歯で向上した性質	274
71	一般	A	40~64 歳の特定健康診査結果による特定保健指導の階層化	278
72	臨実	X3	塩味を感じにくい患者に対する適切な検査	280
73	臨実	X2	下顎左側第一大臼歯部からの排膿に対しトンネリング後のセルフケアに適切な器具	282
74	一般	A	Spaulding分類における滅菌・消毒の水準で考慮する要素	285
75	一般	A	ラテックスアレルギーの小児が摂取するとアレルギー症状がみられることのある食物	286
76	一般	X2	関節リウマチでみられる症状	287
77	一般	X2	WHOによるがん疼痛コントロールで推奨されている方法	288
78	臨実	A	外科的矯正治療の治療方針	290
79	一般	X2	身元確認のデンタルチャートに記載する項目	294
80	一般	A	口内法エックス線画像の解剖	296
81	一般	A	Hugh－Jones分類	297
82	一般	X2	上下顎第一小臼歯の抜去を想定し部分分割を行ったセットアップモデルで確認する事項	298
83	臨実	X3	下顎の部分床義歯に装着した支台装置を用いることによって改善する性質	300

資－19

第118回国家試験 資料

84	臨実	X3	下顎左側第二小臼歯の歯肉腫脹の診断に必要な検査	302
85	一般	X3	抜歯後の鎮痛に用いられる薬剤	304
86	一般	A	コンポジットレジンのフィラー含有量増加で上昇する性質	306
87	一般	X2	根管形成用ファイルのISO規格	307
88	臨実	X2	永久歯の萌出遅延に対し他に精査すべき臓器	308
89	一般	LA	舌白板症の切除後の処置	310
90	臨実	順序	バンドループの製作過程	312

C問題　必修問題／一般問題／臨床実地問題

問題番号	区 分	出題形式	内　　　容	掲載ページ
1	必修	A	フレイルサイクル	316
2	必修	A	歯科治療の際に室温に配慮すべき先天異常	317
3	必修	A	老年症候群において後期高齢者から増加傾向を示す症状	318
4	必修	A	幼児の仕上げ磨きに適したブラッシング法	319
5	必修	A	医療面接における解釈モデルの理解	320
6	必修	A	歯槽骨に向けた内斜切開を行う歯周外科手術	321
7	必修	A	抗菌薬の点滴静注開始後に生じた突然気分不良、喘鳴を伴う呼吸困難および全身皮膚の搔痒感の症状に関与する抗体	322
8	必修	A	歯齢として咬合発育段階を分類した人物	324
9	必修	A	咬合圧の検査法	325
10	必修	A	デブリードマンの目的	326
11	必修	A	成長に伴う口蓋の下方成長に最も関係する現象	327
12	必修	X2	咀嚼力を発揮するために必要な感覚刺激を受容する受容器	328
13	必修	A	セファロ分析の距離計測項目のうち口呼吸により変化する値	329
14	必修	A	歯科訪問治療でMRSA陽性患者の口腔衛生管理実施後に最初に取り外す個人用防護具	330
15	必修	A	客観的に定量化できる能力・現象	331
16	必修	A	発熱を伴う舌の異常所見	332
17	必修	A	医薬品、医療機器等の品質、有効性及び安全性の確保等に関する法律	333
18	必修	A	エタノールが最も強い殺菌効果を示す濃度	334
19	必修	A	細胞周期のうち微小管の形成阻害で停止する時期	335
20	必修	A	象牙質への擦過刺激による痛みの発言に関与する神経線維	336
21	一般	A	生体活性を有する生体材料	338
22	一般	A	歯周ポケット内で運動する細菌	339
23	一般	X3	象牙質形成不全症の特徴	340
24	一般	X3	散乱線を低減し、エックス線コントラストを向上させる要素	341
25	臨実	A	フラップ手術中に行う処置	342
26	一般	A	2020年度の我が国における社会保障給付費の内訳の関係	345

資－20

27	臨実	X2	脳幹梗塞後の嚥下時に生じるむせの原因	346
28	一般	A	低身長、性腺機能不全、翼状頸、外反肘がみられる先天異常の顎口腔領域における特徴	349
29	臨実	X2	ブラッシング時に出血を認める半萌出状態の下顎右側第二大臼歯への適切な対応	350
30	臨実	A	抜歯を伴うマルチブラケット装置を用いた矯正歯科治療で抜歯する部位と併用する矯正装置	352
31	一般	X2	歯髄生活反応を示す歯根完成歯で抜髄が適応となる症状	355
32	一般	X3	咀嚼時における上顎義歯動揺に対し製作した新義歯で主訴の改善に関与する要素	356
33	臨実	A	脳梗塞発症後に食事中のむせを生じる患者に対し推奨される間接訓練	358
34	一般	X4	糖尿病の慢性合併症	360
35	臨実	X2	インプラント治療後のメインテナンスに際し清掃指導で使用を推奨する清掃器具	361
36	一般	A	副腎皮質ステロイド薬長期服用患者の舌の病理組織像における染色法	362
37	一般	A	骨粗鬆症治療薬テリパラチドの標的分子	363
38	一般	X2	口臭恐怖症患者の特徴	364
39	一般	X3	先天歯の特徴	365
40	臨実	X3	インプラント義歯による歯科補綴治療に際し上部構造装着時に準備する器材	366
41	一般	X2	健康増進事業として実施される歯周疾患検診	368
42	臨実	X3	上顎左側側切歯の激しい疼痛に当日行う適切な対応	370
43	臨実	A	低位乳歯への適切な対応	372
44	一般	X2	ファーストオーダーベンドに用いるプライヤー	374
45	一般	X2	パンデミック防止のためにWHOが行う措置	376
46	一般	X2	コンポジットレジンと象牙質との接着界面の構造物の機能	377
47	臨実	X2	研究用模型で行ったワックスアップの目的	378
48	一般	X2	下顎大臼歯部から下顎枝に及ぶ波動を伴う顎骨嚢胞に対して開窓術を行う目的	381
49	一般	A	幼若エナメル質に最も多く含まれるタンパク質	382
50	臨実	A	上顎左側第一小臼歯のコンポジットレジン修復操作	384
51	一般	A	国民健康・栄養調査結果の総数と年齢階級別の該当者の割合	386
52	臨実	A	下顎前歯部の動揺に対し口腔清掃指導と暫間固定の次に行う処置	388
53	臨実	X2	局所麻酔中に突然胸部不快感を訴え直後に意識を消失した患者へ直ちに行う処置	390
54	一般	X2	硬化体にキレート結合を有するセメント	391
55	一般	A	右側胸部の違和感と鼻閉感のエックス線画像とCTで疑われる疾患	392
56	臨実	X2	上顎前歯部人工歯の脱離を繰り返す咀嚼困難の原因	396
57	一般	A	中枢性パターン発生期〈central pattern generator〉によって制御される運動	399
58	一般	A	3点誘導法によるモニタ心電図で赤色の電極を装着する位置	400

59	一般	X3	全部床義歯製作時の垂直的顎間関係を記録する際に患者に行わせる運動	401
60	臨実	A	オトガイ部の腫脹の診断	402
61	臨実	X2	前装冠を用いた補綴処置における補綴装置試適時と装着後の間に行った操作	406
62	一般	A	カ行の発音が困難な全部床義歯装着者の義歯において調整を検討する部位	408
63	臨実	X2	個人トレーにおけるストッパーの役割	410
64	臨実	A	印象採得中に印象材が咽頭に流れ込み強い呼吸困難を生じ、腹部突き上げ法施行中に印象材の除去ができず意識を消失した患者に対します行う処置	412
65	臨実	X3	口唇裂と口蓋裂に対する手術既往のある患者に行った矯正歯科治療で用いる適切な装置	414
66	一般	X3	上顎中切歯が早期喪失した8歳児に保隙装置を装着する目的	417
67	臨実	A	舌の腫脹の診断	418
68	臨実	X2	口腔機能検査の結果に基づく適切な対応	422
69	臨実	A	転倒受傷後の開口困難に対し行った観血的整復固定術の手順	424
70	一般	A	下顎左側臼歯部の咬合時の違和感に対する診断	426
71	臨実	X3	マルチブラケット装置と歯科矯正用アンカースクリューを併用した矯正歯科治療後に予想される変化	430
72	一般	A	皮膚の色素沈着を伴う疾患	434
73	一般	X2	デンチャープラーク染め出し後の義歯の写真をもとに清掃状態の改善のために行う指導	436
74	一般	X3	薬剤による有害事象が高齢者に多い原因	438
75	一般	A	機能性反対咬合の改善により小さくなる計測項目	439
76	臨実	X2	上顎左側犬歯の歯肉腫脹の原因	440
77	一般	A	補綴装置の脱離で来院した患者に対し感染歯質除去の次に行う処置	442
78	一般	X2	レジン前装ブリッジでろう付け後に口腔内で再試適した際に不適合となった原因	444
79	一般	A	在宅歯科診療でエックス線撮影を行う際、撮影に関与しない者が患者およびエックス線管から確保すべき最低距離	445
80	臨実	A	転倒受傷による上顎右側乳中切歯の動揺への適切な対応	446
81	一般	A	免疫能が低下した患者にウイルスの日和見感染で生じる疾患	448
82	一般	X3	健やか親子21(第2次)で示された基盤課題	449
83	一般	A	咬頭嵌合位において臼歯部にJankeleson II級の早期接触を認めた際削合する部位	450
84	一般	X3	E-lineの評価に必要な部位	451
85	一般	A	摂食嚥下障害患者が行うバルーン拡張訓練	452
86	一般	A	MRI T2強調像で無信号を呈する組織	453
87	一般	A	異常呼吸と考えられる疾患	454
88	一般	X2	先天異常と不正咬合	455
89	一般	LA	顎骨内に発生した嚢胞の診断	456
90	一般	順序	下顎部分床義歯フレームワーク製作過程	458

D問題　必修問題／一般問題／臨床実地問題

問題番号	区分	出題形式	内　　容	掲載ページ
1	必修	A	口腔衛生管理に含まれる処置	462
2	必修	A	矯正治療における模型計測	463
3	必修	A	廃棄物においてバイオハザードマークの色で区別している要素	464
4	必修	A	胎生期ヒト胚子の頭頸部の構造と形成される臓器	465
5	必修	A	ステージとグレードによる歯周炎の分類におけるグレードの修飾因子	467
6	必修	A	医療法に基づいて患者の説明のために作成される文書	468
7	必修	A	病院における周術期口腔機能管理のアウトカム評価の対象になる項目	469
8	必修	A	口内法エックス線画像の比較	470
9	必修	A	閉口障害の原因	472
10	必修	A	歯の喪失に伴う二次性障害	473
11	必修	A	正常な血管内皮の組織	474
12	必修	A	根管治療（英語問題）	476
13	必修	X2	表面麻酔に用いられる薬剤	477
14	必修	A	顎下腺が硬く腫大する疾患	478
15	必修	A	拇指吸引癖で生じる現象	479
16	必修	A	3歳児の歯科診療に適した時間帯	480
17	必修	A	歯科技工指示書の記載事項のうち、歯科技工士法施行規則で規定されている項目	481
18	必修	A	症候と全身疾患	482
19	必修	A	尿の生成過程で原尿からほぼすべて吸収される物質	483
20	必修	A	鞭毛の線維を構成する物質	484
21	一般	X2	上顎左側犬歯の根尖部圧痛の診断と治療方針の決定に必要な検査	486
22	臨実	A	硬質リライン材を用いた直接法によるリラインで行った処置	488
23	臨実	X2	上顎前歯の審美不良があり、歯科治療への恐怖心のため当該歯のみの処置を希望する患者へのコンポジットレジン修復において審美性の回復に有効な手技	490
24	一般	A	2019年の国民生活基礎調査における介護が必要となった主な原因で最も多い疾患	492
25	臨実	A	下顎右側前歯歯頸部の実質欠損の活動性の判定に有効な器具	494
26	一般	X2	CPI（WHO、2013年）の診査項目	496
27	一般	X2	急性の呼吸困難をきたす疾患	497
28	一般	A	ブラケット装着歯へ矯正力を作用させ傾斜移動するときの回転中心	498
29	一般	A	小児の感染性心内膜炎予防のために投与するアモキシシリン水和物の単回経口投与量および投与時期	500
30	一般	A	脳内でシナプス結合するニューロンと膜電位においてシナプス前終末から萌出される神経伝達物質	502
31	一般	X2	口腔内写真とエックス線画像で認められる歯の異常形態	504
32	一般	A	欠損部粘膜に凹みを形成するポンティック基底面形態	506

資－23

第118回国家試験 資料

33	一般	X2	頸部郭清術後の写真で示される神経の支配筋	508
34	臨実	X2	下顎右側臼歯部の歯肉腫脹に対する処置と使用する薬剤・器材	510
35	臨実	X2	下顎右側歯肉の腫脹と排膿への適切な対応	512
36	一般	A	放射線療法において生物学的効果比〈RBE〉が高い放射線	515
37	臨実	X2	舌の違和感に対する適切な治療	516
38	一般	X2	学校保健の領域における心身の管理に該当する活動	519
39	臨実	X2	遠心部歯肉に腫脹を繰り返す下顎右側第二大臼歯に行う適切な治療法	520
40	臨実	X2	上下顎右側歯槽部の膨隆に対しまず行う処置	522
41	臨実	X2	口腔外傷の既往のない下顎乳前歯の動揺で疑われる疾患	526
42	一般	X2	Japan Coma Scale〈JCS〉による意識レベル評価の方法	528
43	臨実	X3	認知症、心不全、誤嚥性肺炎の既往がありBDR指標で全介助の患者の診療に先立ち行う対応	530
44	一般	A	レクタンギュラーワイヤーの屈曲で最も弾性エネルギーを蓄えることができるループ	532
45	一般	A	TNM分類（UICC2017）で示される要素	533
46	一般	A	咽頭痛と発熱を主症状とする患児の口腔内写真から疑われる疾患	534
47	一般	XX	硬さ試験でダイヤモンドの圧子を用いる検査	536
48	一般	X2	オーバーオールレイシオが小さくなる現象	538
49	臨実	A	発音不明瞭を訴える患児に対して行った処置で発音の改善が期待できる音節	540
50	一般	A	歯肉の基底膜に存在するプロテオグリカン	542
51	臨実	X3	下顎前歯の歯間部への食片圧入を認めBDR指標でB一部介助である軽度認知機能低下患者に対し使用が推奨される清掃器具	544
52	一般	X3	周術期管理において、若年者と比較して高齢者に多くみられる合併症	547
53	一般	X2	3歳児におけるパノラマエックス線撮影で確認できる所見	548
54	一般	A	右側顎下部の腫脹に対し精査として追加した超音波検査像から新たに得られた情報	550
55	一般	X3	食べ物が飲み込みにくいことを自覚している上顎部分床義歯患者に対しチェアサイドで行った修正により改善が期待できる摂食嚥下のステージ	552
56	一般	X2	口腔外傷の予防のためのマウスガードの製作・管理における正しい方法	554
57	臨実	X2	右側上顎腫瘍切除術後患者への補綴歯科治療で製作する補綴装置で付与した構造により改善される機能	556
58	一般	A	エアータービンを用いた切削で適切な切削圧	558
59	一般	X3	ストレート形状と比較したテーパー形状のインプラント体の特徴	559
60	一般	X2	ノーマライゼーションに該当する事項	560
61	一般	A	スタビリゼーションアプライアンスの咬合接触の印記部位	562
62	一般	A	パラタルアーチの使用目的	563
63	一般	X3	Tooth wearの原因	564
64	臨実	X2	開口時に下顎が右側に偏位する開口困難への適切な治療法	566
65	臨実	X2	ブリッジの支台歯の除去後に製作した補綴装置の特徴	570
66	臨実	A	1ステップシステムを用いたコンポジットレジン修復の手技	572

67	一般	A	医療情報のシステムで、デジタル医用画像の保存や転送における国際標準規格	575
68	一般	X2	硬化反応式で示される印象材の特徴	576
69	臨実	X4	クラウン脱離に対するクラウン再製作に先立ち行った前処置で考慮すべき事項	578
70	一般	X2	歯科用コーンビームCTで判断できる偶発症	580
71	一般	A	法的な脳死判定基準	581
72	臨実	X2	全部床義歯に付与した構造で改善が期待される現象・機能	584
73	臨実	A	浸潤麻酔後、罹患歯質の除去中に生じた頭痛と気分不快に対しまず投与すべき薬剤	586
74	一般	A	光重合型コンポジットレジンの硬化反応の起点となる物質	588
75	一般	A	摂食嚥下障害患者に対し行った訓練で機能改善が期待できる筋	590
76	一般	X2	歯周病の二次予防	591
77	臨実	X3	ジルコニアを用いたブリッジ製作において治療過程で確認べき要素	592
78	臨実	A	自覚症状なく口腔内外に腫脹も認められない左側上顎の異常像の診断	594
79	一般	X3	フレームワークにおける支台装置の特徴	598
80	一般	X2	直接経口抗凝固薬〈DOAC〉服用患者の抜歯の注意点	600
81	一般	A	記憶を形成する際に、海馬のシナプス後ニューロンに流入し長期増強〈LTP〉を引き起こすイオン	601
82	臨実	A	食事時の腫脹と疼痛を繰り返す右側顎下部に対する適切な治療法（連問）	602
83	臨実	X3	食事時の腫脹と疼痛を繰り返す右側顎下部に対する適切な治療法で術後に起こりうる合併症（連問）	602
84	一般	A	認知項目を含む日常生活動作の自立度を評価するスクリーニング	606
85	臨実	A	左側上顎骨エナメル上皮腫に対し行った腫瘍摘出術と歯根尖切除術における摘出後の創部への適切な対応	608
86	一般	X3	乳歯用既製金属冠修復で用いる器具	610
87	一般	X3	小児の歯周組織の特徴	612
88	一般	A	交感神経と副交感神経のどちらでも促進される生理機能	613
89	一般	順序	マルチブラケット装置に用いるアーチワイヤー装着手順	614
90	臨実	計算	Total discrepancyと抜歯空隙の差	618

第118回国家試験 資料

教科別 問題内容一覧

※教科別問題内容一覧は、日本医歯薬研修協会の見解で分類したものです。

一般教養・英文問題

	問題番号	区分	出題形式	内　　容	掲載ページ
1	C008	必修	A	歯齢として咬合発育段階を分類した人物	324
2	D012	必修	A	根管治療（英語問題）	476

解剖・組織学

	問題番号	区分	出題形式	内　　容	掲載ページ
1	A008	必修	A	甲状舌管嚢胞の発生原因	10
2	A047	一般	X2	頸静脈孔より通過する神経の損傷により生じる症状	77
3	A059	一般	X3	頸動脈三角に存在する構造物	98
4	A071	一般	X2	間葉性歯原性腫瘍の由来	122
5	B063	一般	A	第二鰓弓〈咽頭嚢〉から発生する組織	261
6	B065	一般	A	平均近遠心幅径が最も大きい歯	263
7	D004	必修	A	胎生期ヒト胚子の頭頸部の構造と形成される臓器	465
8	D011	必修	A	正常な血管内皮の組織	474

生理学・生化学

	問題番号	区分	出題形式	内　　容	掲載ページ
1	A016	必修	A	大脳皮質のBroca領域の脳梗塞で発症する障害	22
2	A023	一般	X2	舌咽神経の機能	37
3	A041	一般	A	口腔粘膜への触刺激の情報を統合し触覚を生み出す領域	68
4	B016	必修	A	健常者で組織から毛細血管内に水分が移動する圧力を生む物質	180
5	B019	必修	A	エリスロポエチンを最も多く産生する臓器	183
6	B066	一般	A	スパイロメトリで測定できる項目	264
7	B069	一般	A	神経性調節によって適刺激に対する感度が変わる受容器	272
8	C012	必修	X2	咀嚼力を発揮するために必要な感覚刺激を受容する受容器	328
9	C020	必修	A	象牙質への擦過刺激による痛みの発言に関与する神経線維	336
10	C049	一般	A	幼若エナメル質に最も多く含まれるタンパク質	382
11	C057	一般	A	中枢性パターン発生期〈central pattern generator〉によって制御される運動	399
12	D019	必修	A	尿の生成過程で原尿からほぼすべて吸収される物質	483
13	D030	一般	A	脳内でシナプス結合するニューロンと膜電位においてシナプス前終末から萌出される神経伝達物質	502
14	D050	一般	A	歯肉の基底膜に存在するプロテオグリカン	542

資-26

| 15 | D081 | 一般 | A | 記憶を形成する際に、海馬のシナプス後ニューロンに流入し長期増強〈LTP〉を引き起こすイオン | 601 |
| 16 | D088 | 一般 | A | 交感神経と副交感神経のどちらでも促進される生理機能 | 613 |

微生物学

	問題番号	区分	出題形式	内　　容	掲載ページ
1	A002	必修	A	IFN-γを産生してマクロファージを活性化する細胞	3
2	A040	一般	A	日本で経口投与されるワクチン	66
3	B041	一般	A	T細胞が正の選択を受ける組織	220
4	B052	一般	A	唾液腺に潜伏するヒトヘルペスウイルス〈HHV〉	243
5	C018	必修	A	エタノールが最も強い殺菌効果を示す濃度	334
6	C022	一般	A	歯周ポケット内で運動する細菌	339
7	D020	必修	A	鞭毛の線維を構成する物質	484

薬理学

	問題番号	区分	出題形式	内　　容	掲載ページ
1	A005	必修	A	治療薬物モニタリング〈TDM〉の対象になる薬物の特徴	7
2	A009	必修	A	シスプラチンで生じやすい副作用	11
3	A017	必修	A	神経筋接合部の受容体	24
4	B002	必修	A	連用によって身体依存を生じる薬物	163
5	B085	一般	X3	抜歯後の鎮痛に用いられる薬剤	304
6	C019	必修	A	細胞周期のうち微小管の形成阻害で停止する時期	335
7	C037	一般	A	骨粗鬆症治療薬テリパラチドの標的分子	363

病理学

	問題番号	区分	出題形式	内　　容	掲載ページ
1	B005	必修	X2	正常細胞と比較したがん細胞の特徴	168
2	B034	一般	A	顎骨内に発生した囊胞の診断	209
3	C036	一般	A	副腎皮質ステロイド薬長期服用患者の舌の病理組織像における染色法	362
4	C089	一般	LA	顎骨内に発生した囊胞の診断	456

内科学

	問題番号	区分	出題形式	内　　容	掲載ページ
1	A006	必修	A	肝硬変でみられる病態	8
2	A029	一般	A	腎機能の低下で低値を示す項目	46
3	A062	一般	A	閉塞性睡眠時無呼吸症候群において睡眠中に舌根が沈下すると生じる現象	105
4	B004	必修	A	深部静脈血栓症のリスク評価に用いられる項目	166

資-27

5	B081	一般	A	Hugh‑Jones分類	297
6	C087	一般	A	異常呼吸と考えられる疾患	454
7	D018	必修	A	症候と全身疾患	482

歯科理工学

	問題番号	区分	出題形式	内　　　容	掲載ページ
1	A031	一般	X2	ジルコニアとチタンの物性で、チタンが大きな値を示す項目	51
2	A072	一般	A	歯質と歯冠修復材料の機械的性質	123
3	A080	一般	X2	石膏の硬化が遅延する要素	141
4	B015	必修	A	寒天印象材のゲル化に寄与する要素	179
5	B040	一般	A	CAD/CAM用コンポジットレジンでエナメル質より小さい性質	219
6	B045	一般	A	非吸収性の骨移植材	230
7	B061	一般	A	金属焼付用陶材の適切な焼成温度	259
8	B086	一般	A	コンポジットレジンのフィラー含有量増加で上昇する性質	306
9	C021	一般	A	生体活性を有する生体材料	338
10	C046	一般	X2	コンポジットレジンと象牙質との接着界面の構造物の機能	377
11	C054	一般	X2	硬化体にキレート結合を有するセメント	391
12	D047	一般	XX	硬さ試験でダイヤモンドの圧子を用いる検査	536
13	D058	一般	A	エアータービンを用いた切削で適切な切削圧	558
14	D068	一般	X2	硬化反応式で示される印象材の特徴	576
15	D074	一般	A	光重合型コンポジットレジンの硬化反応の起点となる物質	588

小児歯科学

	問題番号	区分	出題形式	内　　　容	掲載ページ
1	A046	一般	A	ランパントカリエスの定義	76
2	A052	臨実	A	歯の変色の原因特定のために患者に確認する事項	86
3	A056	一般	X2	小児の歯科治療時の行動分類（Franklの分類）	94
4	A057	一般	X2	乳歯外傷の特徴	95
5	A068	臨実	A	上顎右側乳臼歯部の激しい疼痛に対する適切な処置	116
6	A085	一般	X2	定型発達児で「心配」が出現する時期に分化する情動	148
7	B007	必修	A	鞍状歯列弓の原因	171
8	B012	必修	A	1歳を過ぎてもみられる原始反射	176
9	B020	必修	X2	3歳児の歯科診療における医療面接で正しい方法	184
10	B027	臨実	A	転倒受傷による上顎前歯部に対する適切な処置	194
11	B042	臨実	A	上顎前歯部の審美不良に対する適切な対応	222
12	B058	臨実	X3	Adamsクラスプを付与した義歯の製作における注意点	252
13	B090	臨実	順序	バンドループの製作過程	312
14	C002	必修	A	歯科治療の際に室温に配慮すべき先天異常	317

15	C004	必修	A	幼児の仕上げ磨きに適したブラッシング法	319
16	C023	一般	X3	象牙質形成不全症の特徴	340
17	C029	臨実	X2	ブラッシング時に出血を認める半萌出状態の下顎右側第二大臼歯への適切な対応	350
18	C039	一般	X3	先天歯の特徴	365
19	C043	臨実	A	低位乳歯への適切な対応	372
20	C066	一般	X3	上顎中切歯が早期喪失した８歳児に保隙装置を装着する目的	417
21	C080	臨実	A	転倒受傷による上顎右側乳中切歯の動揺への適切な対応	446
22	D016	必修	A	３歳児の歯科診療に適した時間帯	480
23	D031	一般	X2	口腔内写真とエックス線画像で認められる歯の異常形態	504
24	D041	臨実	X2	口腔外傷の既往のない下顎乳前歯の動揺で疑われる疾患	526
25	D046	一般	A	咽頭痛と発熱を主症状とする患児の口腔内写真から疑われる疾患	534
26	D049	臨実	A	発音不明瞭を訴える患児に対して行った処置で発音の改善が期待できる音節	540
27	D053	一般	X2	３歳児におけるパノラマエックス線撮影で確認できる所見	548
28	D086	一般	X3	乳歯用既製金属冠修復で用いる器具	610
29	D087	一般	X3	小児の歯周組織の特徴	612

保存修復学

	問題番号	区分	出題形式	内　容	掲載ページ
1	A024	一般	A	コンポジットレジン修復において窩洞形成で配慮した事項	38
2	A061	臨実	X2	歯の変色に対する処置で使用する薬剤の使用用途	102
3	A081	臨実	A	従来型グラスアイオノマーセメント修復における窩洞形態	142
4	B036	臨実	A	下顎左側第一小臼歯の着色に対する修復材料と必要な器材	212
5	B057	一般	X2	初期活動性根面齲蝕の非侵襲的な管理	250
6	C050	臨実	A	上顎左側第一小臼歯のコンポジットレジン修復操作	384
7	D023	臨実	X2	上顎前歯の審美不良があり、歯科治療への恐怖心のため当該歯のみの処置を希望する患者へのコンポジットレジン修復において審美性の回復に有効な手技	490
8	D025	臨実	A	下顎右側前歯歯頸部の実質欠損の活動性の判定に有効な器具	494
9	D063	一般	X3	Tooth wearの原因	564
10	D066	臨実	A	１ステップシステムを用いたコンポジットレジン修復の手技	572

歯周病学

	問題番号	区分	出題形式	内　容	掲載ページ
1	A032	一般	X2	下顎左側第一大臼歯の根分岐部病変に対する適切な治療方針	52
2	A064	臨実	A	上顎左側前歯と小臼歯部の審美不良に対する適切な治療法	108
3	A078	臨実	X3	下顎前歯部の動揺に対する適切な対応	136

4	A082	一般	X2	Gracey型キュレットの操作法	144
5	B023	臨実	X2	下顎左側第二大臼歯の動揺に対し歯周基本治療後に行う適切な処置	188
6	B035	臨実	X2	下顎右側第二大臼歯の動揺に対する処置方針の決定に必要な検査	210
7	B053	一般	A	歯肉切除術の治療過程	245
8	B068	臨実	A	著しい打診痛を伴う下顎左側第一大臼歯の痛みに対しまず行う処置	270
9	B073	臨実	X2	下顎左側第一大臼歯部からの排膿に対しトンネリング後のセルフケアに適切な器具	282
10	B084	臨実	X3	下顎左側第二小臼歯の歯肉腫脹の診断に必要な検査	302
11	C006	必修	A	歯槽骨に向けた内斜切開を行う歯周外科手術	321
12	C025	臨実	A	フラップ手術中に行う処置	342
13	C038	一般	X2	口臭恐怖症患者の特徴	364
14	C052	臨実	A	下顎前歯部の動揺に対し口腔清掃指導と暫間固定の次に行う処置	388
15	C076	臨実	X2	上顎左側犬歯の歯肉腫脹の原因	440
16	C083	一般	A	咬頭嵌合位において臼歯部にJankeleson Ⅱ級の早期接触を認めた際削合する部位	450
17	D005	必修	A	ステージとグレードによる歯周炎の分類におけるグレードの修飾因子	467
18	D035	臨実	X2	下顎右側歯肉の腫脹と排膿への適切な対応	512
19	D039	臨実	X2	遠心部歯肉に腫脹を繰り返す下顎右側第二大臼歯に行う適切な治療法	520
20	D076	一般	X2	歯周病の二次予防	591

歯内療法学

	問題番号	区分	出題形式	内　　　容	掲載ページ
1	A011	必修	A	急性化膿性根尖性歯周炎骨内期〈第2期〉における根管治療の目的	14
2	A026	一般	X2	直接覆髄法と生活断髄法で共通して行う処置	42
3	A035	一般	X4	歯髄疾患・根尖性歯周疾患の治療に必要な診療情報と検査	57
4	B049	一般	XX	脱臼歯の再植後の固定に用いられる材料	240
5	B087	一般	X2	根管形成用ファイルのISO規格	307
6	C031	一般	X2	歯髄生活反応を示す歯根完成歯で抜髄が適応となる症状	355
7	C042	臨実	X3	上顎左側側切歯の激しい疼痛に当日行う適切な対応	370
8	C077	一般	A	補綴装置の脱離で来院した患者に対し感染歯質除去の次に行う処置	442
9	D021	一般	X2	上顎左側犬歯の根尖部圧痛の診断と治療方針の決定に必要な検査	486
10	D034	臨実	X2	下顎右側臼歯部の歯肉腫脹に対する処置と使用する薬剤・器材	510
11	D070	一般	X2	歯科用コーンビームCTで判断できる偶発症	580

クラウンブリッジ補綴学

	問題番号	区分	出題形式	内　　　容	掲載ページ
1	A025	臨実	X2	就寝時の歯ぎしりに対し就寝時に装着する装置で予防できる現象	40

	問題番号	区分	出題形式	内　　　　容	掲載ページ
2	A034	一般	X2	フェイスボウを用いて半調節性咬合器に装着した研究用模型から得られる情報	56
3	A083	一般	XX	診断用ワックスアップが役立つ手順	145
4	A086	臨実	A	ブリッジによる補綴処置においてサンドブラスト後に行う操作	150
5	A089	一般	順序	オープントレー法の印象操作の手順	158
6	B006	必修	A	咬頭干渉が検出できる検査	170
7	B029	臨実	X2	ブリッジによる補綴処置において口腔清掃指導時に特に配慮する事項	198
8	B038	臨実	X2	閉塞性睡眠時無呼吸症に対し製作する口腔内装置の製作過程で記録した顎位	216
9	B046	臨実	A	インプラント義歯による補綴歯科治療で上部構造試適中に行った処置	232
10	B050	一般	X2	クラウンブリッジに適用される咬合様式	241
11	B060	臨実	A	CAD/CAMを用いたブリッジの製作で行う操作	256
12	C009	必修	A	咬合圧の検査法	325
13	C035	臨実	X2	インプラント治療後のメインテナンスに際し清掃指導で使用を推奨する清掃器具	361
14	C040	臨実	X3	インプラント義歯による歯科補綴治療に際し上部構造装着時に準備する器材	366
15	C047	臨実	X2	研究用模型で行ったワックスアップの目的	378
16	C061	臨実	X2	前装冠を用いた補綴処置における補綴装置試適時と装着後の間に行った操作	406
17	C078	一般	X2	レジン前装ブリッジでろう付け後に口腔内で再試適した際に不適合となった原因	444
18	D010	必修	A	歯の喪失に伴う二次性障害	473
19	D032	一般	A	欠損床粘膜に凹みを形成するポンティック基底面形態	506
20	D056	一般	X2	口腔外傷の予防のためのマウスガードの製作・管理における正しい方法	554
21	D059	一般	X3	ストレート形状と比較したテーパー形状のインプラント体の特徴	559
22	D061	一般	A	スタビリゼーションアプライアンスの咬合接触の印記部位	562
23	D069	臨実	X4	クラウン脱離に対するクラウン再製作に先立ち行った前処置で考慮すべき事項	578
24	D077	臨実	X3	ジルコニアを用いたブリッジ製作において治療過程で確認べき要素	592

全部床義歯補綴学

	問題番号	区分	出題形式	内　　　　容	掲載ページ
1	A084	臨実	X2	全部床義歯の新製で行った術式で決定される要素	146
2	B070	臨実	X2	旧義歯と比較して新義歯で向上した性質	274
3	C032	一般	X3	咀嚼時における上顎義歯動揺に対し製作した新義歯で主訴の改善に関与する要素	356
4	C056	臨実	X2	上顎前歯部人工歯の脱離を繰り返す咀嚼困難の原因	396
5	C059	一般	X3	全部床義歯製作時の垂直的顎間関係を記録する際に患者に行わせる運動	401

資－31

第118回国家試験 資料

6	C062	一般	A	カ行の発音が困難な全部床義歯装着者の義歯において調整を検討する部位	408
7	C073	一般	X2	デンチャープラーク染め出し後の義歯の写真をもとに清掃状態の改善のために行う指導	436
8	D022	臨実	A	硬質リライン材を用いた直接法によるリラインで行った処置	488
9	D057	臨実	X2	右側上顎腫瘍切除術後患者への補綴歯科治療で製作する補綴装置で付与した構造により改善される機能	556

部分床義歯補綴学

	問題番号	区分	出題形式	内　　容	掲載ページ
1	A043	一般	X2	部分床義歯において二次固定が得られる構成要素	72
2	A050	臨実	X2	サベイングの操作で決定する要素	82
3	A051	臨実	A	サベイングの操作で使用する器具	82
4	A076	一般	X3	顎義歯の製作における注意点	130
5	B024	一般	A	部分床義歯の適切な清掃方法	190
6	B047	一般	A	再建手術を伴わない下顎区域切除術後に下顎偏位が認められた患者に対して製作した口腔内装置において、下顎歯列を咬頭嵌合位で保持する機構	234
7	B083	臨実	X3	下顎の部分床義歯に装着した支台装置を用いることによって改善する性質	300
8	C063	臨実	X2	個人トレーにおけるストッパーの役割	410
9	C090	一般	順序	下顎部分床義歯フレームワーク製作過程	458
10	D065	臨実	X2	ブリッジの支台歯の除去後に製作した補綴装置の特徴	570
11	D079	一般	X3	フレームワークにおける支台装置の特徴	598

歯科矯正学

	問題番号	区分	出題形式	内　　容	掲載ページ
1	A003	必修	A	骨格性下顎前突の特徴	5
2	A010	必修	A	セファロ分析結果の所見	12
3	A014	必修	A	レクタンギュラーワイヤーの屈曲に用いる器具	18
4	A022	臨実	A	マルチブラケット装置を用いた矯正歯科治療において上顎のマルチブラケット装置と併用する適切な矯正装置	34
5	A054	一般	X3	片側性唇顎口蓋裂の裂隙閉鎖後に生じやすい現象	89
6	A055	臨実	X2	Le Fort I 型骨切り術、下顎枝矢状分割術、骨延長術が予定されている患者に対する術前矯正治療で行う処置	90
7	A058	一般	X2	矯正歯科治療中に上顎右側犬歯根尖部の歯周組織に生じる生体反応	96
8	A063	臨実	A	前歯の歯列不正に対し第一期治療として適切な処置	106
9	A069	一般	X3	永久歯列期の正中離開の原因として考えられる要因	119
10	A077	臨実	A	抜歯を伴うマルチブラケット装置を用いた矯正歯科治療における適切な抜歯部位	132
11	A088	臨実	X3	前歯部の歯列不正に対する適切な処置	154
12	B009	必修	A	Angle II 級1類で生じやすい現象	173

資－32

	問題番号	区分	出題形式	内　　容	掲載ページ
13	B022	一般	X3	口腔内写真とエックス線画像から分かる所見	186
14	B033	一般	X3	矯正歯科治療における永久歯の抜去で考慮する要素	208
15	B039	一般	A	アーチワイヤー装着中の操作で使用する器具	218
16	B048	臨実	X3	抜歯を伴うマルチブラケット装置を用いた矯正歯科治療における適切な治療方針	236
17	B056	一般	X3	成長期に用いる矯正装置のうち、骨の接合部に作用する装置	249
18	B078	臨実	A	外科的矯正治療の治療方針	290
19	B082	一般	X2	上下顎第一小臼歯の抜去を想定し部分分割を行ったセットアップモデルで確認する事項	298
20	C011	必修	A	成長に伴う口蓋の下方成長に最も関係する現象	327
21	C013	必修	A	セファロ分析の距離計測項目のうち口呼吸により変化する値	329
22	C030	臨実	A	抜歯を伴うマルチブラケット装置を用いた矯正歯科治療で抜歯する部位と併用する矯正装置	352
23	C044	一般	X2	ファーストオーダーベンドに用いるプライヤー	374
24	C065	臨実	X3	口唇裂と口蓋裂に対する手術既往のある患者に行った矯正歯科治療で用いる適切な装置	414
25	C071	臨実	X3	マルチブラケット装置と歯科矯正用アンカースクリューを併用した矯正歯科治療後に予想される変化	430
26	C075	一般	A	機能性反対咬合の改善により小さくなる計測項目	439
27	C084	一般	X3	E−lineの評価に必要な部位	451
28	C088	一般	X2	先天異常と不正咬合	455
29	D002	必修	A	矯正治療における模型計測	463
30	D015	必修	A	拇指吸引癖で生じる現象	479
31	D028	一般	A	ブラケット装着歯へ矯正力を作用させ傾斜移動するときの回転中心	498
32	D044	一般	A	レクタンギュラーワイヤーの屈曲で最も弾性エネルギーを蓄えることができるループ	532
33	D048	一般	X2	オーバーオールレイシオが小さくなる現象	538
34	D062	一般	A	パラタルアーチの使用目的	563
35	D089	一般	順序	マルチブラケット装置に用いるアーチワイヤー装着手順	614
36	D090	臨実	計算	Total discrepancyと抜歯空隙の差	618

口腔外科学

	問題番号	区分	出題形式	内　　容	掲載ページ
1	A020	必修	A	女性に好発する疾患	28
2	A021	臨実	X2	飲水困難を伴う下顎右側智歯部の疼痛と腫脹に対しまず行うべき処置	30
3	A030	臨実	A	上顎右側歯肉に生じた腫脹の誘因と考えられる薬剤	48
4	A037	臨実	A	右側下顎体部の腫脹と疼痛の診断	60
5	A039	一般	A	TNM分類（UICC2017）におけるstage分類	65
6	A048	一般	X2	移植片対宿主病〈GVHD〉患者にみられる口腔症状	78

資－33

第118回国家試験 資料

7	A049	一般	X3	無痛性の開口障害を生じる疾患	80
8	A074	臨実	A	上顎右側臼歯部歯肉からの出血の原因	126
9	B010	必修	A	Quincke浮腫の原因	174
10	B021	一般	X3	口腔顎顔面領域の疾患と原因療法	185
11	B030	臨実	A	舌の腫脹の診断	200
12	B031	一般	A	Cushing病で特徴的な症状	204
13	B032	一般	X2	先天疾患と歯科治療中に配慮すべき合併症	206
14	B055	一般	X4	IgG4関連疾患の特徴	247
15	B059	臨実	A	骨格性下顎前突症に対し下顎に行った術式	254
16	B067	臨実	A	舌尖部の腫脹に対する適切な治療法	266
17	B076	一般	X2	関節リウマチでみられる症状	287
18	B077	一般	X2	WHOによるがん疼痛コントロールで推奨されている方法	288
19	B088	臨実	X2	永久歯の萌出遅延に対し他に精査すべき臓器	308
20	B089	一般	LA	舌白板症の切除後の処置	310
21	C010	必修	A	デブリードマンの目的	326
22	C016	必修	A	発熱を伴う舌の異常所見	332
23	C028	一般	A	低身長、性腺機能不全、翼状頸、外反肘がみられる先天異常の顎口腔領域における特徴	349
24	C048	一般	X2	下顎大臼歯部から下顎枝に及ぶ波動を伴う顎骨嚢胞に対して開窓術を行う目的	381
25	C060	臨実	A	オトガイ部の腫脹の診断	402
26	C067	臨実	A	舌の腫脹の診断	418
27	C069	臨実	A	転倒受傷後の開口困難に対し行った観血的整復固定術の手順	424
28	C070	一般	A	下顎左側臼歯部の咬合時の違和感に対する診断	426
29	C072	一般	A	皮膚の色素沈着を伴う疾患	434
30	C081	一般	A	免疫能が低下した患者にウイルスの日和見感染で生じる疾患	448
31	D009	必修	A	閉口障害の原因	472
32	D014	必修	A	顎下腺が硬く腫大する疾患	478
33	D029	一般	A	小児の感染性心内膜炎予防のために投与するアモキシシリン水和物の単回経口投与量および投与時期	500
34	D033	一般	X2	頸部郭清術後の写真で示される神経の支配筋	508
35	D037	臨実	X2	舌の違和感に対する適切な治療	516
36	D040	臨実	X2	上下顎右側歯槽部の膨隆に対しまず行う処置	522
37	D045	一般	A	TNM分類（UICC2017）で示される要素	533
38	D064	臨実	X2	開口時に下顎が右側に偏位する開口困難への適切な治療法	566
39	D078	臨実	A	自覚症状なく口腔内外に腫脹も認められない左側上顎の異常像の診断	594
40	D080	一般	X2	直接経口抗凝固薬〈DOAC〉服用患者の抜歯の注意点	600
41	D082	臨実	A	食事時の腫脹と疼痛を繰り返す右側顎下部に対する適切な治療法（連問）	602

| 42 | D083 | 臨実 | X3 | 食事時の腫脹と疼痛を繰り返す右側顎下部に対する適切な治療法で術後に起こりうる合併症（連問） | 602 |
| 43 | D085 | 臨実 | A | 左側上顎骨エナメル上皮腫に対し行った腫瘍摘出術と歯根尖切除術における摘出後の創部への適切な対応 | 608 |

歯科麻酔学

	問題番号	区分	出題形式	内　　容	掲載ページ
1	A019	必修	A	Heimlich法が適応となる病態	27
2	A028	一般	A	成人の待機的全身麻酔下手術で推奨されている水（清澄水）の術前絶飲時間	44
3	A060	臨実	A	過換気症候群の意識レベル低下の原因	100
4	B001	必修	A	一次救命処置〈BLS〉	162
5	B044	臨実	X3	局所麻酔施行後に気分不快と胸痛を訴えた患者に対し直ちに行う処置	228
6	C007	必修	A	抗菌薬の点滴静注開始後に生じた突然気分不良、喘鳴を伴う呼吸困難および全身皮膚の掻痒感の症状に関与する抗体	322
7	C053	臨実	X2	局所麻酔中に突然胸部不快感を訴え直後に意識を消失した患者へ直ちに行う処置	390
8	C058	一般	A	3点誘導法によるモニタ心電図で赤色の電極を装着する位置	400
9	C064	臨実	A	印象採得中に印象材が咽頭に流れ込み強い呼吸困難を生じ、腹部突き上げ法施行中に印象材の除去ができず意識を消失した患者に対します行う処置	412
10	D013	必修	X2	表面麻酔に用いられる薬剤	477
11	D042	一般	X2	Japan Coma Scale〈JCS〉による意識レベル評価の方法	528
12	D052	一般	X3	周術期管理において、若牛者と比較して高齢者に多くみられる合併症	547
13	D073	臨実	A	浸潤麻酔後、罹患歯質の除去中に生じた頭痛と気分不快に対します投与すべき薬剤	586

歯科放射線学

	問題番号	区分	出題形式	内　　容	掲載ページ
1	A007	必修	A	顎関節部のMRI	9
2	A036	一般	X2	放射線量と細胞生存率曲線	58
3	A066	一般	A	ガドリニウム造影剤の使用に際し最も注意すべき疾患	113
4	A070	一般	A	顎下部の疼痛を訴える患者に対して追加する画像検査と目的	120
5	A079	臨実	A	乳歯の残存に対し疑われる疾患	138
6	A087	一般	A	CTでみられる所見	153
7	B003	必修	A	エックス線画像で判明せずMRIで判明する顎関節の徴候	164
8	B018	必修	A	男性での放射線障害で、しきい線量が最も低い合併症	182
9	B080	一般	A	口内法エックス線画像の解剖	296
10	C024	一般	X3	散乱線を低減し、エックス線コントラストを向上させる要素	341
11	C055	一般	A	右側胸部の違和感と鼻閉感のエックス線画像とCTで疑われる疾患	392

資－35

第118回国家試験 資料

	問題番号	区分	出題形式	内　　　容	掲載ページ
12	C079	一般	A	在宅歯科診療でエックス線撮影を行う際、撮影に関与しない者が患者およびエックス線管から確保すべき最低距離	445
13	C086	一般	A	MRI T2強調像で無信号を呈する組織	453
14	D008	必修	A	口内法エックス線画像の比較	470
15	D036	一般	A	放射線療法において生物学的効果比〈RBE〉が高い放射線	515
16	D054	一般	A	右側顎下部の腫脹に対し精査として追加した超音波検査像から新たに得られた情報	550
17	D067	一般	A	医療情報のシステムで、デジタル医用画像の保存や転送における国際標準規格	575

衛生学

	問題番号	区分	出題形式	内　　　容	掲載ページ
1	A001	必修	A	医療安全支援センター	2
2	A012	必修	A	国際生活機能分類〈ICF〉の構成要素	15
3	A013	必修	X2	人を対象とする医学研究の倫理を示した規範	16
4	A018	必修	A	快適な職場環境の形成のための措置を規定している法律	26
5	A027	一般	A	高齢者のビタミンDの摂取目安量を定めることで予防を図る疾患	43
6	A038	一般	A	学校歯科健康診断におけるGOが示す状態	64
7	A042	一般	X3	歯肉のマッサージ効果が高いブラッシング法	70
8	A044	一般	X2	国民医療費に含まれる要素	73
9	A073	一般	X2	早期死体現象	124
10	A075	一般	A	費用対効果の最も高い齲蝕予防法	129
11	A090	一般	計算	寄与危険度の計算	160
12	B008	必修	A	医療法で定める都道府県の業務	172
13	B011	必修	A	患者の自己決定権の行使を促進する行為	175
14	B013	必修	A	医療従事者がN95マスクを着用すべき対象疾患	177
15	B017	必修	A	労働衛生の3管理における作業管理の目的	181
16	B025	一般	X2	法令に定められた業務を歯科医師が指示できる職種	191
17	B054	一般	A	持続可能な開発目標〈SDGs〉のうちFAOが目指す目標	246
18	B064	一般	A	WHOの簡易的禁煙支援を構成する5つの"A"で、動機付け支援を行うか否かを決める根拠	262
19	B071	一般	A	40〜64歳の特定健康診査結果による特定保健指導の階層化	278
20	B074	一般	A	Spaulding分類における滅菌・消毒の水準で考慮する要素	285
21	B075	一般	A	ラテックスアレルギーの小児が摂取するとアレルギー症状がみられることのある食物	286
22	B079	一般	X2	身元確認のデンタルチャートに記載する項目	294
23	C005	必修	A	医療面接における解釈モデルの理解	320
24	C014	必修	A	歯科訪問治療でMRSA陽性患者の口腔衛生管理実施後に最初に取り外す個人用防護具	330

資-36

25	C017	必修	A	医薬品、医療機器等の品質、有効性及び安全性の確保等に関する法律	333
26	C026	一般	A	2020年度の我が国における社会保障給付費の内訳の関係	345
27	C041	一般	X2	健康増進事業として実施される歯周疾患検診	368
28	C045	一般	X2	パンデミック防止のためにWHOが行う措置	376
29	C051	一般	A	国民健康・栄養調査結果の総数と年齢階級別の該当者の割合	386
30	C082	一般	X3	健やか親子21（第2次）で示された基盤課題	449
31	D001	必修	A	口腔衛生管理に含まれる処置	462
32	D003	必修	A	廃棄物においてバイオハザードマークの色で区別している要素	464
33	D006	必修	A	医療法に基づいて患者の説明のために作成される文書	468
34	D007	必修	A	病院における周術期口腔機能管理のアウトカム評価の対象になる項目	469
35	D017	必修	A	歯科技工指示書の記載事項のうち、歯科技工士法施行規則で規定されている項目	481
36	D024	一般	A	2019年の国民生活基礎調査における介護が必要となった主な原因で最も多い疾患	492
37	D026	一般	X2	CPI（WHO、2013年）の診査項目	496
38	D038	一般	X2	学校保健の領域における心身の管理に該当する活動	519
39	D060	一般	X2	ノーマライゼーションに該当する事項	560
40	D071	一般	A	法的な脳死判定基準	581

高齢者歯科学

	問題番号	区分	出題形式	内　　　容	掲載ページ
1	A004	必修	X2	栄養状態の指標	6
2	A015	必修	A	臓器別成長・老化の割合	20
3	A033	臨実	X2	下顎歯肉癌切除・皮弁再建術後の摂食困難に対し義歯に実施した操作により改善が期待できる障害	54
4	A045	臨実	X2	口や鼻から飲み物が漏れる主訴の原因となる筋	74
5	A053	一般	A	高齢者の転倒で骨折頻度が最も高い骨	88
6	A065	一般	A	口腔機能低下症の診断のために口腔清掃不良の検査に用いる指標	112
7	A067	臨実	X2	血液透析を受けている人工弁置換術後患者に対する抜歯術において適切な対応	114
8	B014	必修	A	高齢者の脱水を疑う臨床所見	178
9	B026	一般	X3	要介護高齢者への歯周治療を行う際に優先する事項	192
10	B028	一般	X3	片麻痺があり、咽頭残留や誤嚥のリスクが高い摂食嚥下障害患者への適切な食事時の指導	196
11	B037	一般	A	筋緊張の強い身体障害者への行動調整	214
12	B043	臨実	A	食道内に食渣停滞を認める嚥下困難患者に対する適切な指導	226
13	B051	一般	A	舌接触補助床を製作するために行った構音検査の結果をもとに調整する部位	242
14	B062	一般	A	認知機能障害のうち、場所や時間がわからない障害	260

資－37

第118回国家試験 資料

15	B072	臨実	X3	塩味を感じにくい患者に対する適切な検査	280
16	C001	必修	A	フレイルサイクル	316
17	C003	必修	A	老年症候群において後期高齢者から増加傾向を示す症状	318
18	C015	必修	A	客観的に定量化できる能力・現象	331
19	C027	臨実	X2	脳幹梗塞後の嚥下時に生じるむせの原因	346
20	C033	臨実	A	脳梗塞発症後に食事中のむせを生じる患者に対し推奨される間接訓練	358
21	C034	一般	X4	糖尿病の慢性合併症	360
22	C068	臨実	X2	口腔機能検査の結果に基づく適切な対応	422
23	C074	一般	X3	薬剤による有害事象が高齢者に多い原因	438
24	C085	一般	A	摂食嚥下障害患者が行うバルーン拡張訓練	452
25	D027	一般	X2	急性の呼吸困難をきたす疾患	497
26	D043	臨実	X3	認知症、心不全、誤嚥性肺炎の既往がありBDR指標で全介助の患者の診療に先立ち行う対応	530
27	D051	臨実	X3	下顎前歯の歯間部への食片圧入を認めBDR指標でB一部介助である軽度認知機能低下患者に対し使用が推奨される清掃器具	544
28	D055	一般	X3	食べ物が飲み込みにくいことを自覚している上顎部分床義歯患者に対しチェアサイドで行った修正により改善が期待できる摂食嚥下のステージ	552
29	D072	臨実	X2	全部床義歯に付与した構造で改善が期待される現象・機能	584
30	D075	一般	A	摂食嚥下障害患者に対し行った訓練で機能改善が期待できる筋	590
31	D084	一般	A	認知項目を含む日常生活動作の自立度を評価するスクリーニング	606

正答値表 （令和7年3月14日　14：00厚生労働省発表）

A問題

問題	正解	問題	正解
1	e	46	e
2	b	47	a,b
3	c	48	a,e
4	a,b	49	a,b,e
5	a	50	a,e
6	c	51	b
7	d	52	e
8	a	53	d
9	e	54	a,c,e
10	a	55	採点除外
11	b	56	採点除外
12	a	57	b,e
13	c,d	58	e
14	e ★	59	採点除外
15	b	60	a
16	b	61	a,b
17	e	62	a
18	d	63	b
19	c	64	a
20	c	65	e
21	a,d	66	b
22	採点除外	67	a,b
23	b,d	68	c
24	c	69	a,b,c
25	c,d	70	a
26	d,e	71	b,c
27	b	72	c
28	b	73	a,d
29	e	74	a
30	b	75	a
31	b,e	76	c,d,e
32	b,c	77	b
33	a,c	78	a,b,c
34	d,e	79	c
35	a,b,c,d	80	b,c
36	採点除外	81	b
37	c	82	a,d
38	d	83	a,d,e
39	a	84	a,d
40	e	85	c,e
41	e	86	e
42	a,c,e	87	e
43	c,e	88	b,c,e
44	a,d	89	①b②e③c④a⑤d
45	b,c	90	①9　②0

B問題

問題	正解	問題	正解
1	a	46	d
2	d	47	d
3	b	48	b,c,e
4	d	49	a,e
5	a,c	50	a,d
6	c	51	b
7	e	52	dまたはe
8	e	53	a
9	a	54	aまたはd
10	d	55	a,c,d,e
11	d	56	a,c,e
12	b	57	d,e
13	a	58	a,d,e
14	e	59	b
15	d	60	e
16	a	61	b
17	c	62	d
18	d	63	b
19	d	64	c
20	b,e	65	d
21	a,c,e	66	d
22	a,b,d	67	d
23	a,c	68	a
24	c	69	a
25	a,e	70	c,e
26	a,b,e	71	b
27	b	72	b,c,d
28	b,c,d	73	b,d
29	c,e	74	d
30	d	75	e
31	b	76	d,e
32	a,e	77	d,e
33	a,d,e	78	a
34	e	79	c,d
35	採点除外	80	c
36	a	81	e
37	d	82	a,d
38	c,e	83	a,d,e
39	c	84	a,d,e
40	a	85	a,d,e
41	a	86	e
42	b	87	b,e
43	e	88	b,c
44	a,b,d	89	a
45	d	90	①c②a③e④d⑤b

★…問題として適切であるが、必修問題として妥当でない。

C問題

問題	正解	問題	正解
1	a	46	a,e
2	e	47	b,d
3	b	48	b,e
4	d	49	b
5	d	50	b
6	c	51	a
7	c	52	e
8	c	53	a,c
9	c	54	d,e
10	e	55	a
11	e	56	b,c
12	b,e	57	a
13	b	58	a
14	d	59	a,b,c
15	b	60	e
16	a	61	d,e
17	d	62	e
18	cまたはd	63	c,e
19	e	64	d
20	c	65	a,c,e
21	d	66	b,d,e
22	a	67	e
23	b,c,e	68	c,d
24	a,c,e	69	採点除外
25	c	70	b
26	c	71	a,d,e
27	d,e	72	e
28	a	73	d,e
29	c,e	74	c,d,e
30	e	75	c
31	b,e	76	a,b
32	a,b,cまたはa,b,eまたはb,c,eまたはa,c,e	77	a
33	e	78	a,e
34	a,b,c,d	79	c
35	c,d	80	e
36	a	81	c
37	d	82	b,d,e
38	a,d	83	採点除外
39	a,c,e	84	c,d,e
40	a,b,d	85	e
41	a,b	86	d
42	a,d,e	87	c
43	d	88	c,e
44	c,e	89	g
45	d,e	90	①e②a③c④d⑤b

D問題

問題	正解	問題	正解
1	e	46	d
2	d	47	b,e
3	a	48	b,e
4	b	49	b
5	b	50	c
6	e	51	a,c,e
7	b	52	a,b,d
8	d	53	a,b
9	d	54	a
10	c	55	b,c,d
11	d	56	a,c
12	a	57	a,e
13	b,e ★	58	b
14	b	59	採点除外
15	d	60	d,e
16	a	61	d
17	d	62	d
18	d	63	b,d,e
19	d	64	c,e
20	b	65	a,b
21	c,e	66	c
22	c	67	a
23	採点除外	68	d,e
24	a	69	a,b,c,e
25	a	70	b,c
26	d,e	71	e
27	a,e	72	c,e
28	b	73	c
29	d	74	e
30	c	75	e
31	b,e	76	a,b
32	d	77	b,c,d
33	c,e	78	e
34	b,c	79	a,b,e
35	d,e	80	a,d
36	b	81	c
37	c,d	82	c
38	a,d	83	c,d,e
39	c,e	84	d
40	a,b	85	a
41	c,d	86	a,d,e
42	a,d	87	b,c,e
43	a,b,d	88	c
44	e	89	①b②c③e④d⑤a
45	a	90	①6 ②0

〈本文中の表記について〉青い罫線で囲んだ第118回歯科医師国家試験の問題文については、国家試験に使用された問題冊子に掲載されている原文のまま、一切変更を加えず掲載しております。

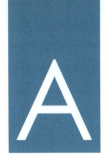

A

必修の基本的事項
歯科医学総論
歯科医学各論

Complete⁺ EX 第118回歯科国試解説

必修の基本的事項：社会と歯科医療

1 医療安全支援センターについて正しいのはどれか。1つ選べ。
 a 医療事故の報告先である。
 b 根拠法は地域保健法である。
 c 医療安全管理者が配置される。
 d 地域医療支援病院に設置する。
 e 医療に関する患者からの相談に対応する。

▶アプローチ▶

　医療安全支援センターは、医療法の規定に基づき、各都道府県、保健所設置地区、二次医療圏ごとに設置が進み、全国で380カ所以上設置されている。医療安全支援センターでは、医療に関する苦情・心配や相談に対応するとともに、医療機関、患者・住民に対して、医療安全に関する助言および情報提供等を行っている。

▶選択肢考察◀
× a 医療事故の報告先は医療事故調査支援センターである。医療法で規定される。
× b 根拠法は医療法である。
× c 医療安全管理者とは、各医療機関の管理者から安全管理のために必要な権限の委譲と、人材、予算およびインフラなど必要な資源を付与されて、管理者の指示に基づいて、その業務を行う者である。医師、看護師または薬剤師などの医療有資格者が対象者である。
× d 各都道府県、保健所設置地区、二次医療圏ごとに設置される。
○ e 患者・住民からの苦情や相談への対応が主な業務である。▶要 点◀参照。

▶正 解◀ e

▶要 点◀
● 医療安全支援センターの主な業務
　① 患者・住民からの苦情や相談への対応（相談窓口の設置）
　② 地域の実情に応じた医療安全推進協議会の開催
　③ 患者・住民の相談等に適切に対応するために行う、関係する機関、団体等との連絡調整
　④ 医療安全の確保に関する必要な情報の収集及び提供
　⑤ 研修会の受講等によるセンターの職員の資質の向上
　⑥ 医療安全の確保に関する必要な相談事例の収集、分析及び情報提供
　⑦ 医療安全施策の普及・啓発

Complete+ EX 第118回歯科国試解説

> **必修の基本的事項：人体の正常構造・機能**
>
> **2** IFN-γを産生してマクロファージを活性化するのはどれか。1つ選べ。
> a 形質細胞
> b Th1細胞
> c Th2細胞
> d Th17細胞
> e 制御性T細胞

▶選択肢考察◀

× a 形質細胞（plasma cell）はB細胞から分化成熟した細胞で、抗体（免疫グロブリン）を産生する。分化や抗体産生には通常、ヘルパーT細胞（Th2細胞）が産生するサイトカイン（IL-4、IL-5、IL-6、IL-10、IL-13など）を必要とする。インターフェロンは産生しない。

○ b Th1細胞はCD4陽性T細胞のうち、IL-12の刺激により分化誘導される細胞である。IL-2（主にCD8陽性細胞傷害性T細胞を活性化）やIFN-γ（主にマクロファージやNK細胞を活性化）、TNF（主に好中球やマクロファージ、血管内皮細胞を活性化）を産生し、細胞性免疫を促進する。

× c Th2細胞はCD4陽性T細胞のうち、IL-4の刺激により分化誘導される細胞である。主にIL-4、IL-5、IL-6、IL-10、IL-13などを産生してB細胞の形質細胞への分化および抗体産生を促進し、液性免疫に関与する。インターフェロンは産生しない。

× d Th17細胞はCD4陽性T細胞のうち、TGF-βとIL-6およびIL-23の刺激によって分化誘導される細胞である。主にIL-17、IL-22などを産生して好中球や上皮細胞を刺激し、炎症や自己免疫性の炎症維持に重要な役割を担うと考えられる。インターフェロンは産生しない。

× e 制御性T細胞〈Treg〉はCD4陽性T細胞のうち、IL-2およびTGF-βの刺激によって分化誘導される細胞で、CD25を発現するのが特徴である。主にIL-10、TGF-β、CTLA4を産生してT細胞を抑制し、過剰な免疫応答を抑制する。インターフェロンは産生しない。

▶正　解◀ **b**

Complete+ EX 第118回歯科国試解説

▶要 点◀

　インターフェロン〈IFN〉はウイルスの増殖を抑制する抗ウイルス作用、NK細胞やマクロファージを活性化させ細胞性免疫を促進する作用などがあり、遅延型過敏症の発症に関与する。白血球に由来するものをIFN-α、線維芽細胞に由来するものをIFN-β、T細胞に由来するものをIFN-γという。

Complete+ EX 第118回歯科国試解説

> 必修の基本的事項：主要な症候
>
> **3** 骨格性下顎前突の特徴はどれか。1つ選べ。
> a 鋏状咬合
> b 上顎前歯の舌側傾斜
> c 上顎臼歯の頰側傾斜
> d 下顎前歯の唇側傾斜
> e コンベックスタイプの側貌

▶選択肢考察◀

　下顎前突は前歯3歯以上が逆被蓋の状態をいい、その要因は主に歯槽性、機能性、骨格性に分けられる。骨格性下顎前突は上顎骨の劣成長または下顎骨の過成長、あるいはそれらが複合し、上下顎前歯が逆被蓋を呈するものである。

×a 　鋏状咬合は、上顎臼歯の舌側咬頭が下顎臼歯の頰側咬頭より外側（頰側）に位置し、すれ違った咬合をいう。骨格性下顎前突の特徴ではない。

×b、d 　骨格性下顎前突は、上顎前歯の唇側傾斜、下顎前歯の舌側傾斜がみられ、骨格的なずれを歯性で補償する（デンタルコンペンセーション）傾向がある。

○c 　上顎臼歯の頰側傾斜は骨格性下顎前突の特徴である。臼歯部でみられるデンタルコンペンセーションとして、上顎臼歯の頰側傾斜、下顎臼歯の舌側傾斜がみられる。

×e 　コンベックスタイプの側貌は凸顔型をいい、上顎前突または下顎後退の症例でみられる。骨格性下顎前突は、一般的にコンケイブタイプの側貌を呈する。

▶正　解◀　c

Complete⁺ EX 第118回歯科国試解説

> 必修の基本的事項：診察の基本

> 4 栄養状態の指標となるのはどれか。**2つ選べ。**
> a SGA
> b MNA
> c MMSE
> d HDS-R
> e MoCA〈Montreal Cognitive Assessment〉

▍アプローチ》

　栄養アセスメントでは、まず主観的包括的栄養評価SGAやMNAなどのアセスメントツールを用いて、栄養障害のリスク患者をスクリーニングし、早期発見する。次に適切な栄養処方設計を立案するために、栄養歴や身体計測、身体所見ならびに臨床検査などをもとに、患者の栄養状態や病態を的確かつ総合的に評価し、栄養障害因子の同定を行う。

▍選択肢考察◀

○ a SGA（主観的包括的栄養評価：Subjective Global Assessment）は栄養アセスメントで用いられる指標である。SGAは外来診察で入手可能な簡単な情報のみで、栄養障害はもちろん、創傷の治癒遅延や感染症などのリスクのある患者を正確に予測できる特徴がある。
○ b MNA（Mini Nutritional Assessment）は18項目から構成される高齢者を対象とした栄養アセスメントツールである。食事摂取量、体重変化、身体機能、BMI、身体計測値、疾患などによるストレス、健康観など幅広い項目を含んでいる。
× c MMSE（ミニメンタルステート検査：Mini Mental State Examination）は「精神状態短時間検査」と呼ばれる認知症のスクリーニングテストである。
× d 改定長谷川式簡易知能評価スケール（HDS-R）は、認知症の早期発見、早期治療のための代表的評価スケールである。
× e モントリオール認知評価（MoCA）は、軽度認知障害（MCI）の検出を目的としたスクリーニングツールである。

▍正 解◀ **a、b**

必修の基本的事項：治療の基礎・基本手技

5 治療薬物モニタリング〈TDM〉の対象になる薬物の特徴はどれか。1つ選べ。
a 狭い治療域
b 短い半減期
c 血液脳関門の低い通過性
d 血漿タンパクとの低い結合率
e 高いバイオアベイラビリティ

▶選択肢考察◀

○a 治療薬物モニタリング（TDM：Therapeutic Drug Monitoring）は、薬物治療の際に血中濃度を測定することにより適切な投与量を決定することである。血中濃度を薬効や副作用と対比させることにより、治療成績の向上をはかることができる。また個々の患者において、薬物の血中濃度を測定してその薬物の投与計画（投与量や投与間隔）を立てることが可能となる。大部分の薬物の薬物効果は、その血中濃度とよい相関を示すが、同量の薬物を服用しても人によって血中濃度の上昇は異なっている。そのため治療域と中毒域の接近している薬物（安全域の狭い薬物）ではTDMを行う必要がある。

×b 生物学的半減期は、薬物の血中濃度が50％に半減するのに要する時間のことである。代謝速度が速いときや排泄が速いとき、または酵素誘導されたときに生物学的半減期は短縮する。

×c 血中の薬物が組織中に移行する時に、薬物の濃度勾配に従って生体膜を通過するが、特定の組織では通過しにくい部位もある。これをまとめて関門という。関門には、血液脳関門、血液脳脊髄液関門、血液胎盤関門などがある。

×d 薬物の血漿タンパクとの結合率は、薬物の化学構造や血中アルブミン濃度などによって決まるもので、TDMの対象とはならない。

×e バイオアベイラビリティ（生物学的利用能）とは、投与量に対する血中量の比（血中薬物量／投与総量）である。静脈内注射の場合、投与量と血中量は等しくバイオアベイラビリティは1となるが、経口投与の場合、以下の理由で血中量が投与量以下となる。① 投与した薬物の全量が消化管から吸収されるわけではない。② 初回通過効果を受ける。

▶正解◀ a

Complete⁺ EX 第118回歯科国試解説

> **必修の基本的事項：主要な疾患と障害の病因・病態**
>
> 6 　肝硬変でみられるのはどれか。1つ選べ。
> 　　a　血小板数増加
> 　　b　白血球数増加
> 　　c　アルブミン低下
> 　　d　総ビリルビン低下
> 　　e　プロトロンビン時間短縮

▶選択肢考察◀

×a、b、d　肝硬変では、肝臓の線維化に伴う門脈圧上昇から脾腫を生じる。腫大した脾臓により、赤血球や白血球、血小板破壊が亢進するため、赤血球数、白血球数、血小板数の減少がみられる。また、赤血球破壊の亢進により総ビリルビンが上昇する。
○c　肝機能低下に伴い、アルブミンの産生量が低下する。
×e　肝機能低下に伴い凝固因子の産生量が低下し、凝固時間であるプロトロンビン時間〈PT〉は延長する。

▶正　解◀　c

必修の基本的事項：検査・臨床判断の基本

7 顎関節部MRI（**別冊**No. 1）を別に示す。
矢印で示すのはどれか。1つ選べ。
a 咬　筋
b 側頭筋
c 関節円板
d 外側翼突筋
e 関節円板後部組織

No. 1

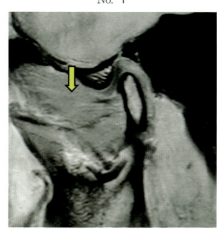

▶選択肢考察◀

×a 咬筋は頬骨弓下縁に起始し、咬筋粗面に停止する筋である。本設問の画像ではみられない。
×b 側頭筋は側頭窩に起始し、筋突起に停止する筋である。本設問の画像ではみられない。
×c 関節円板は、MRIでは筋と比較してやや低信号にみられる。外側翼突筋の一部が停止する。
○d 矢印で示すのは外側翼突筋である。外側翼突筋は蝶形骨に起始し、下頭は下顎頭の翼突筋窩に、上頭は関節円板に停止する。
×e 関節円板後部組織は、関節円板の後方と下顎窩後縁および錐体鼓室裂に付着する疎な結合組織である。弾性線維や膠原線維からなり、血管や神経に富む。

▶正　解◀　d

Complete⁺ EX 第118回歯科国試解説

必修の基本的事項：主要な疾患と障害の病因・病態

> 8 甲状舌管囊胞の発生原因はどれか。1つ選べ。
> a 遺　残
> b 異常癒合
> c 過剰発育
> d 発育抑制
> e 癒合不全

▶選択肢考察◀

○a　甲状舌管囊胞は、胎生期の甲状舌管が遺残することにより生じた囊胞である。甲状腺は舌盲孔の甲状腺原基から発生し、管腔状の甲状舌管となり、頸部を下降し輪状軟骨の下方で甲状腺組織となる。その経路上で遺残し、拡張したものが甲状舌管囊胞で舌骨の高さで発生するものが多い。

×b、c、d、e　甲状舌管囊胞は、異常癒合、過剰発育、発育抑制、癒合不全などにより生じるものではない。

▶正　解◀　**a**

必修の基本的事項：治療の基礎・基本手技

9 シスプラチンで生じやすいのはどれか。1つ選べ。
　a　口　渇
　b　顎骨壊死
　c　歯肉肥大
　d　血管性浮腫
　e　口腔粘膜炎

選択肢考察

× a　副作用として口渇もしくは口腔乾燥を生じやすい薬剤は多く存在するが、代表的なものとして抗ヒスタミン薬、抗高血圧薬、抗うつ薬、抗不安薬、利尿薬がある。

× b　顎骨壊死を生じやすい薬剤で代表的なものとして、ビスホスホネート製剤（アレンドロン酸ナトリウム）、抗RANKLモノクローナル抗体製剤（デノスマブ）などがある。

× c　歯肉肥大を生じやすい薬剤で代表的なものとして、カルシウム拮抗薬（ニフェジピン）、抗てんかん薬（フェニトイン）、免疫抑制薬（シクロスポリンA）がある。

× d　血管性浮腫を生じやすい薬剤で代表的なものとして、非ステロイド性抗炎症薬〈NSAIDs〉、抗菌薬（ペニシリン系、βラクタム系、ニューキノロン系など）、降圧薬（アンジオテンシン変換酵素阻害薬、アンジオテンシンⅡ受容体拮抗薬）などがある。

○ e　シスプラチン投与による代表的な副作用として、口腔乾燥症に伴う口腔粘膜炎、重篤な腎機能障害、難聴、神経障害、発熱性好中球減少症がある。

正解　e

Complete+ EX 第118回歯科国試解説

必修の基本的事項：検査・臨床判断の基本

10 セファロ分析の結果を図に示す。

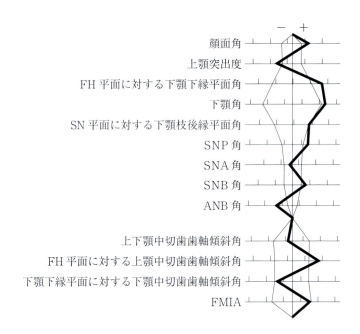

正しい所見はどれか。1つ選べ。
a ハイアングル
b 上顎骨の前方位
c 下顎骨の後方位
d 上顎中切歯の舌側傾斜
e 下顎中切歯の唇側傾斜

Complete⁺ EX 第118回歯科国試解説 A

▶選択肢考察◀
- ○ a　FH平面に対する下顎下縁平面角、下顎角、SN平面に対する下顎下縁平面角が標準偏差を超えて大きいため、ハイアングルである。
- × b　上顎突出度は、標準偏差を超えて小さく、SNA角は標準偏差内であるため、上顎骨の前方位は認めない。
- × c　顔面角、SNP角、SNB角が標準偏差を超えて大きいため、下顎骨は前方位である。
- × d　FH平面に対する上顎中切歯歯軸傾斜角は標準偏差を超えて大きいため、上顎前歯は唇側傾斜である。
- × e　下顎下縁平面に対する下顎中切歯歯軸傾斜角、FMIAは標準偏差内であるため、下顎中切歯の唇側傾斜は認めない。

▶正　解◀　**a**

▶要　点◀
◉ 国家試験に用いられるセファロ分析項目

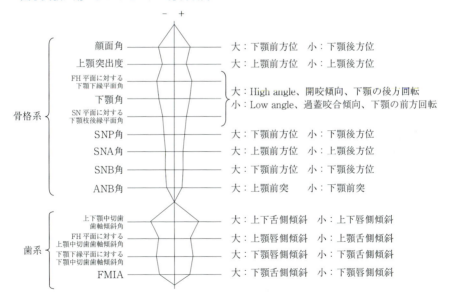

Complete+ EX 第118回歯科国試解説

必修の基本的事項：治療の基礎・基本手技

11 急性化膿性根尖性歯周炎骨内期（第2期）の根管治療の目的はどれか。1つ選べ。
 a 感染源の除去
 b 排膿路の確保
 c 感染経路の遮断
 d 咬合力の負担軽減
 e アピカルシートの形成

▶選択肢考察◀

急性化膿性根尖性歯周炎は根尖歯周組織への細菌感染により急性症状を呈するもので、膿瘍の形成範囲により歯根膜期、骨内期、骨膜下期、粘膜下期の4期に区別される。

×a 感染源の除去（感染根管治療）は根尖性歯周疾患の原因療法であり、基本的な治療法である。

○b 排膿路の確保は骨内期（第2期）根管治療の目的と考えられる。骨内期は膿瘍が歯槽骨内部に限局しているため内圧亢進により強い疼痛がみられる。根尖孔を穿通し、根管経由で排膿路を確保することで急性症状の軽減が期待できる。

×c、e 感染経路の遮断、アピカルシートの形成は骨内期（第2期）の根管治療の目的とは考えられない。

×d 咬合力の負担軽減は外傷性咬合が根尖性歯周炎の原因となっている場合や、急性化膿性根尖性歯周炎歯根膜期（第1期）で必要に応じて行う。

▶正　解◀　b

Complete⁺ EX 第118回歯科国試解説 A

必修の基本的事項：社会と歯科医療

12 国際生活機能分類〈ICF〉の構成要素はどれか。1つ選べ。
 a 参　加
 b 障　壁
 c 能力障害
 d 社会的不利
 e 日常生活動作

アプローチ

　従来、障害に関する国際的な分類としては、「国際疾病分類（ICD）」の補助として発表した「WHO 国際障害分類（ICIDH）」が用いられてきたが、2001年5月のWHO第54回総会において、その改訂版として「ICF」が採択された。ICFは、人間の生活機能と障害について「心身機能・身体構造」「活動・参加」の次元及び「環境因子・個人因子」等の影響を及ぼす背景因子で構成されており、「ICIDH」が身体機能の障害による生活機能の障害（社会的不利）を分類するという考え方が中心であったのに対し、ICFはこれらに環境因子という観点を加え、例えば、バリアフリー等の環境を評価できるように構成されている。

選択肢考察
○a、×b、c、d、e　アプローチ、要　点 参照。

正　解 a

要　点
● ICFの構成要素の相互作用（WHO「ICF　国際生活機能分類」より）

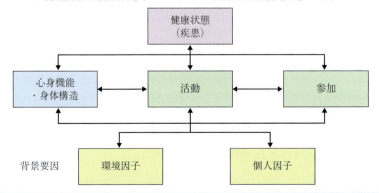

15

Complete⁺ EX 第118回歯科国試解説

必修の基本的事項：医と倫理と歯科医師のプロフェッショナリズム

13 人を対象とする医学研究の倫理を示したのはどれか。**2つ選べ。**
 a　シドニー宣言
 b　ジュネーブ宣言
 c　ヘルシンキ宣言
 d　ニュルンベルグ綱領
 e　ヒポクラテスの誓い

アプローチ

　第二次世界大戦下における医学技術が人権を無視したことは、ナチスの行った人体実験などにもみられ、このことは戦後、ニュルンベルグ国際裁判の裁くところとなり、この判決文をもとに、その際の裁判規範として1947年ニュルンベルグ綱領が創られることになった。これは人体を用いる研究における被検者の納得承諾を基本とするものであり、後に、1964年ヘルシンキ宣言－人体実験に関する世界医師会倫理綱領として結実することとなった

選択肢考察

× a　シドニー宣言は、死亡判定に関する宣言である。1968年世界医師総会で採択された宣言である。臓器移植におけるドナーの死の判定を規定している。

× b　ジュネーブ宣言は、ヒポクラテスの誓いをもとに、現代に即して作られた医の倫理に関する規定である。1948年世界医師会総会で規定された。

○ c　ヘルシンキ宣言は、世界医師会がヒトを対象とする医学研究の際に、医師を含めて全ての研究関係者が遵守するべき倫理諸原則を定めた国際的な宣言であり、核心は医学研究における被験者の人権擁護である。1964年ヘルシンキ総会で採択された。1975年東京総会、2000年エディンバラ総会で大幅な改訂がなされて今日に至っている。

○ d　ニュルンベルグ綱領は、第二次世界大戦中にナチスの医師が行った残虐な生体実験の反省に立って明示された医学的研究のための被験者の意思と自由を保護するニュルンベルグ国際裁の判裁判規範として提示されたガイドラインである。ニュルンベルグ綱領により初めてインフォームドコンセントの精神が説かれた。
　その際の裁判規範として提示された、ヒトを対象とする臨床試験及び臨床研究を行うにあたって厳守すべき10項目の倫理原則である。

×e ヒポクラテスの誓いは、医師の倫理や任務などについての宣誓文である。医師の心構え、パターナリズム、患者を傷つけない、差別しない、秘密を守る等が謳われている。

▶正　解◀　c、d

A Complete⁺ EX 第118回歯科国試解説

> **必修の基本的事項：治療の基礎・基本手技**
>
> 14　矯正歯科治療に用いる器具の写真（**別冊** No. 2）を別に示す。
> 　　レクタンギュラーワイヤーの屈曲に用いるのはどれか。1つ選べ。
> 　　a　ア
> 　　b　イ
> 　　c　ウ
> 　　d　エ
> 　　e　オ

▶ **選択肢考察**

× a　アはバンドコンタリングプライヤーでバンド辺縁の調整に用いる。
× b　イはYoungのプライヤーで0.5～0.9mmワイヤーの屈曲に用いる。
× c　ウはスリージョープライヤーで急角度のワイヤーの屈曲に用いる。
× d　エはセーフティーエンドカッターでアーチワイヤーの切断に用いる。
○ e　オはアーチフォーミングターレットでストレートなレクタンギュラーワイヤーをアーチワイヤーにフォーミングする際に用いる。

▶ **正　解**　e

問題として適切であるが、必修問題としては妥当でないため、正解した受験者については採点対象に含め、不正解の受験者については採点対象から除外する。

▶ **要　点**

　アーチフォーミングターレットは、ストレートのアーチワイヤー用矯正線を屈曲する際に用いられる。アーチフォーム前方部を、アーチフォーミングターレットの軸部分に沿わせながら曲げることで、アーチ状のカーブを付与することができる。アーチワイヤーのサイズごとに溝が付与されており、適合する部分で屈曲を行う。溝にはワイヤーの断面（丸、角）、トルクの有無とその程度（0°～16°）などいくつかの種類の製品が販売されている。

◉ アーチフォーミングターレットを用いたアーチワイヤーの屈曲

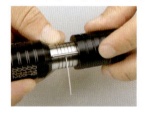

No. 2

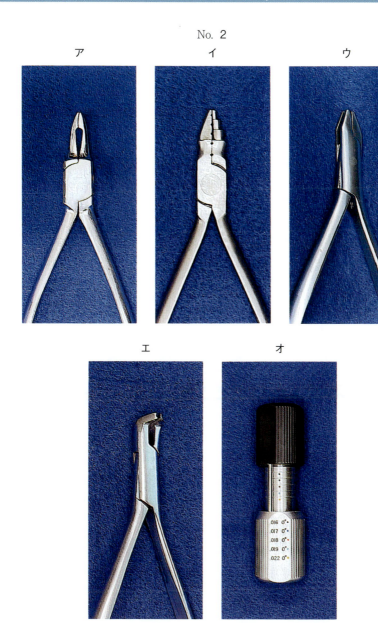

必修の基本的事項：人体の発生・成長・発達・加齢

15 20歳時を基準とした成長・老化の割合を図に示す。

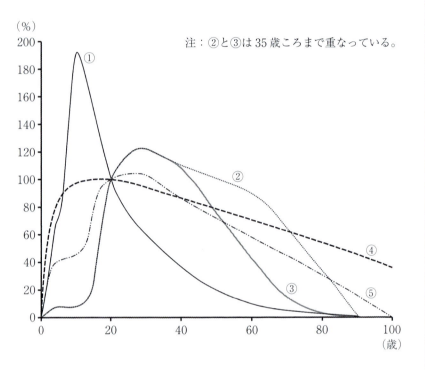

注：②と③は35歳ころまで重なっている。

④で示すのはどれか。1つ選べ。
ただし、①〜⑤はa〜eのいずれかに該当する。

a　一般型
b　神経型
c　リンパ型
d　生殖型（男）
e　生殖型（女）

Complete⁺ EX 第118回歯科国試解説 A

▶選択肢考察◀

×a、c、d、e、○b　Scammonの臓器別発育曲線は、身体の各組織が成長・発育する様相を、20歳時点ころまでの発育を100％とし、20歳までの成長をグラフで示したものであるが、本設問は20歳以降の動向を100歳まで作図したものである。Scammonの臓器別発育曲線の範囲だけで、④が神経型（b）であることは容易に解答できる。①はリンパ型（c）、⑤は一般型（a）、②は生殖能力がより長いことから生殖型（男：d）を示し、③は50歳前後からの閉経などを考慮すれば、生殖型（女：e）を示しているものと考えられる。

▶正　解◀　**b**

Complete⁺ EX 第118回歯科国試解説

必修の基本的事項：主要な疾患と障害の病因・病態

16 大脳皮質のBroca領域の脳梗塞で発症するのはどれか。1つ選べ。
 a 伝導失語
 b 運動性失語
 c 感覚性失語
 d 器質性構音障害
 e 運動障害性構音障害

▶選択肢考察◀

× a 伝導失語はWernicke領域とBroca領域の間を結ぶ弓状束を含む病巣で出現するといわれており、緑上回を中心とする下部頭頂葉障害で深部白質を含む場合が多いとされている。最大の特徴は復唱障害である。発話は基本的に流暢で構音も良好であるが、多量の音韻性錯語が目立つ失語症で、吃音のような話し方となることもある。

○ b 運動性失語は、前頭葉のBroca領域の障害によって起こる失語症である。Broca領域が障害されると言語理解は維持されるが、復唱や自発発話がうまくできなくなる。

× c 感覚性失語は、側頭葉のWernicke領域の障害によって起こる失語症である。Wernicke領域が障害されると言語理解と復唱が障害され、自発語は流暢だが意味の間違え（意味性錯語）などの症状がみられる。

× d 構音障害は「発話を遂行する過程の障害により、ことばの文節的、超文節的特徴に異常をきたした状態である」と定義される。器質性構音障害は構音器官そのものに起こる形態的異常（口蓋裂等の形成異常、頭頸部癌術後の形態異常など）によるものである。

× e 運動障害性構音障害は、構音器官の運動を制御する神経筋系の異常に起因する発話運動遂行の障害である。

▶正　解◀　**b**

MEMO

A Complete⁺ EX 第118回歯科国試解説

> 必修の基本的事項：人体の正常構造・機能

17 神経筋接合部の模式図を示す。

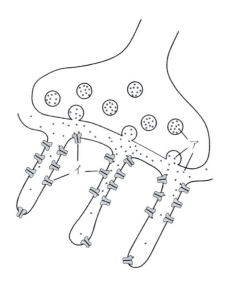

アが結合して活性化されるイはどれか。1つ選べ。
a　リアノジン受容体
b　アドレナリンα_1受容体
c　電位依存性Na^+チャネル
d　電位依存性Ca^{2+}チャネル
e　ニコチン性アセチルコリン受容体

▶選択肢考察◀

× a　リアノジン受容体は、骨格筋筋小胞体に存在し、細胞質のCa^{2+}により活性化され、Ca^{2+}を放出する。ダントロレンナトリウム水和物はこの受容体に作用し、筋小胞体からのCa^{2+}遊離を抑制する。

× b　アドレナリン作動性神経伝達は、交感神経の節後神経支配効果器接合部で行われている。神経終末から遊離されたノルアドレナリンが、シナプス間隙を拡散してシナプス後膜のアドレナリンα_1受容体に結合する。この受容体は血管平滑筋に分布する。

Complete⁺ EX 第118回歯科国試解説

×c 電位依存性 Na^+ チャネルは、神経や神経組織などに存在し、Na^+ の通過を制御する。リドカイン（局所麻酔薬、抗不整脈薬）やフェニトイン（抗てんかん薬）は、このチャネルを遮断することで、異常な神経興奮を抑制する。

×d 電位依存性 Ca^{2+} チャネルは、生理・薬理学的性質からさまざまなタイプがある。例えば、L型 Ca^{2+} チャネルは骨格筋で電位センサーとして機能し、N型やP/Q型 Ca^{2+} チャネルは神経終末からの神経伝達物質の放出に関与している。

○e コリン作動性神経伝達は、神経筋接合部（運動神経筋接合部）、自律神経系における交感神経・副交感神経の自律神経節と副交感神経の節後神経効果器接合部で行われる。ニコチン性アセチルコリン受容体は、神経筋接合部の終板や自律神経節の節後神経に分布し、神経終末から遊離したアセチルコリンが結合し、情報伝達を行う。

▶正 解◀ e

Complete⁺ EX 第118回歯科国試解説

> 必修の基本的事項：予防と健康管理・増進

18 快適な職場環境の形成のための措置を規定しているのはどれか。1つ選べ。
　a 健康増進法
　b 労働基準法
　c 作業環境測定法
　d 労働安全衛生法
　e 労働者災害補償保険法

> アプローチ

　労働安全衛生法に基づき、「事業者が講ずべき快適な職場環境の形成のための措置に関する指針」（快適職場指針）が、平成4年に公表された。快適職場指針は、事業者が快適な職場環境の形成を進めるに際して、その取組の適切かつ有効な実施を図ることができるよう、快適な職場環境の形成についての目標に関する事項、快適な職場環境の形成の適切かつ有効な実施を図るために事業者が講ずべき措置の内容に関する事項、及び当該措置の実施に関し考慮すべき事項を定めたものである。

> 選択肢考察

×a 健康増進法では学校、児童福祉施設、病院・診療所、行政機関の庁舎等（第一種施設）の敷地内禁煙、事務所、工場、ホテル・旅館、飲食店、旅客運送事業船舶・鉄道、国会・裁判所等（第二種施設）の原則屋内禁煙（喫煙を認める場合は喫煙専用室などの設置が必要）が規定されている。
×b 労働基準法とは、労働条件に関する最低限の基準を定めた法律である。
×c 作業環境測定法は、作業環境の測定等を適正に実施するために必要な事項を定めた法律である。作業環境測定士の資格・試験・講習・登録、作業環境測定機関の登録・業務規定・秘密保持義務等、罰則などについて定められている。
○d 労働安全衛生法第71条では事業者は、事業場における安全衛生の水準の向上を図るため、快適な職場環境を形成するように努めなければならないと規定している。
×e 労働者災害補償保険法は労災保険法とも呼ばれ、労働に起因する傷病を補償する労災保険について定めた法律である。

> 正解　d

Complete⁺ EX 第118回歯科国試解説

必修の基本的事項：初期救急

19　Heimlich 法が適応となるのはどれか。1つ選べ。
　　a　徐　脈
　　b　過呼吸
　　c　気道異物
　　d　けいれん
　　e　舌根沈下

▶選択肢考察◀
×a、b、d、e、○c　Heimlich（ハイムリック）法は、成人や小児における異物気道閉塞の解除にために行われる。横隔膜の押し上げによって肺からの呼気を高めることで、人工的な咳を生じさせ、その結果、気道異物が気道から排出する。排出後、胸腹部内臓の破裂・損傷や内臓損傷の可能性があるため、医師による診察を受診するように指示する。

▶正　解◀　c

▶要　点◀
● Heimlich（ハイムリック）法の方法
　傷病者に喉に異物が詰まったかどうかを聴き、うなずいたら、直ぐに助けることを伝える。傷病者の背部に回り、握りこぶしの親指側をへそよりやや上、かつ剣状突起下端から離れた腹部正中線上に当て、反対側の手を添えて、すばやく上方に突き上げながら、腹部を圧迫する。

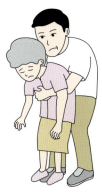

Complete⁺ EX 第118回歯科国試解説

> 必修の基本的事項：主要な疾患と障害の病因・病態

> 20　女性に好発するのはどれか。1つ選べ。
>   a　血友病
>   b　白板症
>   c　類天疱瘡
>   d　動脈硬化症
>   e　Warthin 腫瘍

▶選択肢考察◀

× a　血友病は、遺伝性出血性疾患で血友病Ａと血友病Ｂがある。前者は血液凝固第Ⅷ因子欠乏、後者は第Ⅸ因子の欠乏に起因し、ともにX連鎖（伴性）潜性遺伝の形式をとる。従って一般的には男性に好発し、女性の発症はまれである。

× b　白板症は、口腔潜在的悪性疾患（OPMDs）に分類される角化性病変の1つである。50〜70歳代に好発し、男性に多い傾向がある。

○ c　類天疱瘡は、上皮基底膜部に対する自己抗体により上皮下水疱を形成する自己免疫疾患である。粘膜類天疱瘡は主に粘膜に水疱形成がみられ、中年以降の女性に好発する。

× d　動脈硬化症は、一般的に男性に多くみられる。この性差は女性ホルモン（エストロゲン）の抗動脈硬化作用によるものと考えられているが、閉経後は女性の発症も増加する傾向がある。

× e　Warthin 腫瘍は、良性唾液腺腫瘍の1つである。40〜70歳代に好発し、3〜5：1で男性に多い傾向がある。

▶正　解◀　c

MEMO

Complete⁺ EX 第118回歯科国試解説

> 歯科医学各論Ⅲ：顎・口腔領域の疾患

> 21 21歳の男性。下顎右側智歯部の疼痛と腫脹を主訴として来院した。3日前から右側顎下部に腫脹が出現し、徐々に拡大し嚥下痛が強くなり、飲水ができないという。体温は37.8℃、腫脹部は弾性硬で、開口量は20 mm、呼吸障害は認めない。初診時の顔貌写真（**別冊** No. 3 A）、口腔内写真（**別冊** No. 3 B）、エックス線画像（**別冊** No. 3 C）及び造影CT（**別冊** No. 3 D）を別に示す。
> 　まず行うべき処置はどれか。**2つ選べ**。
> 　a　輸　液
> 　b　開口訓練
> 　c　原因歯の抜去
> 　d　抗菌薬の投与
> 　e　顎下部の切開排膿

▶正解へのアプローチ◀

年齢・性別：21歳の男性
主　訴：下顎右側智歯部の疼痛と腫脹
現病歴：3日前から右側顎下部に腫脹が出現し、徐々に拡大し嚥下痛が強くなり、飲水ができない。
現　症：体温37.8℃、腫脹部は弾性硬、開口量20 mm、呼吸障害なし。
画像診断：（A）右側顎下部からオトガイ下部にかけて広範な腫脹を認める。
　　　　　（B）下顎右側臼歯遠心部より排膿を認める。
　　　　　（C）下顎右側智歯遠心部に骨吸収像を認める。
　　　　　（D）右側顎下隙に境界不鮮明な軟部組織陰影を認め、気道の偏位を認める。
診　断：急性蜂窩織炎

No. 3

A

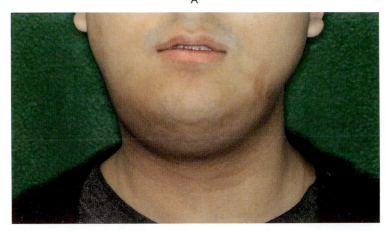

B

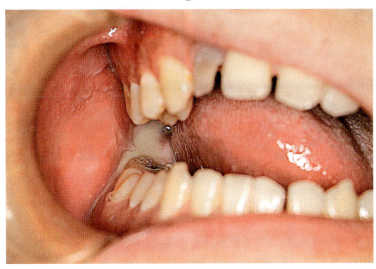

Complete⁺ EX 第118回歯科国試解説

C

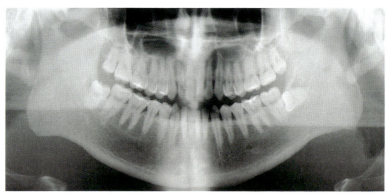

D

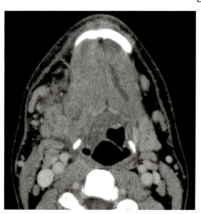
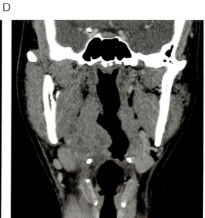

▶選択肢考察◀

- ◯ a 患者は嚥下痛による飲水困難を訴えており、脱水のリスクがあるため、まず輸液を行う。
- × b 炎症に起因した開口障害の場合、消炎により症状が改善する可能性がある。開口訓練は少なくとも現段階では行わない。
- × c 強い炎症症状を認める状態で原因歯の抜去を行うと、かえって炎症症状を悪化させるため、現段階では行わない。
- ◯ d 細菌感染が疑われるため、早期に抗菌薬の投与を開始する。
- × e 口腔内より排膿を認め、呼吸障害はみられないため、現段階で切開排膿は行わない。

▶正 解◀ a、d

写真解説

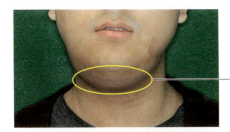
広範な腫脹

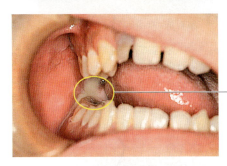
排　膿

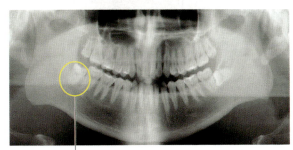
下顎右側智歯遠心部の透過像

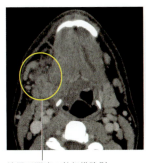
境界不明瞭の軟組織陰影

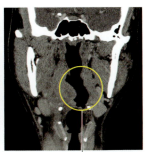
気道偏位

歯科医学各論Ⅰ：成長発育に関連した疾患・病態

22 21歳の女性。前歯の咬み合わせが悪いことを主訴として来院した。診断の結果、上顎両側第二小臼歯を抜去後、マルチブラケット装置を用いた矯正歯科治療を行うこととした。初診時の顔面写真（**別冊** No. 4 A）、口腔内写真（**別冊** No. 4 B）及びエックス線画像（**別冊** No. 4 C）を別に示す。セファロ分析の結果を図に示す。

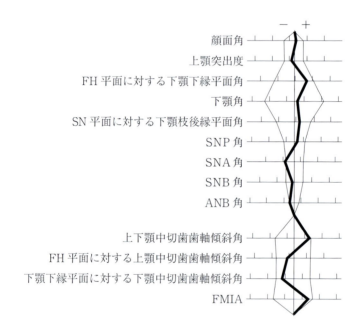

上顎のマルチブラケット装置と併用する適切な矯正装置はどれか。1つ選べ。
a 急速拡大装置
b 上顎前方牽引装置
c クワドヘリックス装置
d サービカルヘッドギア
e Nance のホールディングアーチ

No. 4

A

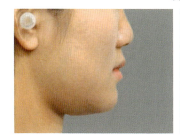
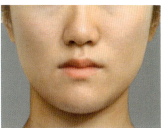

B

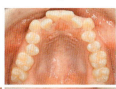
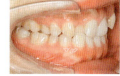
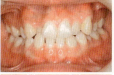
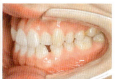
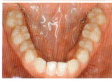

C

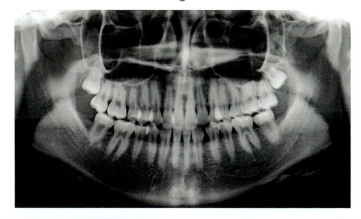

A Complete+ EX 第118回歯科国試解説

▶正解へのアプローチ◀

年齢・性別：21歳（成人）の女性
主　訴：前歯の咬み合わせが悪い。
セファロ分析：骨格性の分析→SNA角は小さい。SNB角、SNP角は標準偏差内である。
　　　　　　　　　　　　　　　ANB角が小さい。垂直的な問題は認められない。
　　　　　　歯性の分析→上顎前歯、下顎前歯ともに歯軸は標準偏差内である。
画像診断：（A）オトガイ部の突出を認める。
　　　　　（B）上顎前歯部に叢生を認める。2|2 は舌側転位しており、クロスバイトを認め、上顎右側小臼歯部でもクロスバイトを呈している。また、2|2 に先天欠如を認め、空隙歯列を呈している。大臼歯関係は両側共にAngle Ⅲ級である。
　　　　　（C）2|2 に先天欠如を認める。8|8 は埋伏歯である。
主な診断項目：叢生、2|2 先天欠如、骨格性Ⅲ級、上顎狭窄歯列弓、クロスバイト

▶選択肢考察◀

×a、b　患者は成人であり、骨格的な拡大および前方成長促進は困難である。
○c　上顎は狭窄歯列でクロスバイトを認めるため、クワドヘリックス装置を併用して拡大を行う。
×d、e　臼歯関係はAngle Ⅲ級であり上顎に加強固定を行う必要はない。

▶正　解◀　**解なし（採点除外）**

問題として適切であるが、受験者レベルでは難しすぎるため、採点対象から除外する。

▶要　点◀

　下顎が2本先天性欠如しているため 5|5 抜歯を伴う治療と考えることができ、歯数は上下一致するため、最終的な臼歯関係はAngle Ⅰ級を目指す。前歯部の配列は上顎 3 2 1|1 2 3 に対し、下顎 4 3 1|1 3 4 となるため、Tooth size ratioの不調和が起こる可能性があるため術前に歯幅計測を行い、Bolton分析にて評価を行っておくことが望ましい。

歯科医学総論Ⅱ：正常構造と機能・発生・成長、発達、加齢

23　舌咽神経の働きはどれか。2つ選べ。
　　a　舌の運動
　　b　酸素分圧の感知
　　c　食道の蠕動運動
　　d　有郭乳頭の味覚
　　e　顎下腺の唾液分泌

▶選択肢考察

　舌咽神経（Ⅸ）は主に舌や咽頭部に分布し、感覚、運動、分泌を支配する混合性神経である。
×a　舌の運動は、舌下神経に支配される。
○b　酸素分圧の感知には、舌咽神経の頸動脈洞枝が関与する。頸動脈洞枝は頸動脈小体の化学受容器に分布し、酸素分圧を感知し呼吸中枢に情報を伝達する。また頸動脈洞の圧受容器では血圧上昇を感知し、循環中枢に情報を伝達する。
×c　食道の蠕動運動は、平滑筋による運動である。消化管の平滑筋は迷走神経に支配される。
○d　有郭乳頭の味覚は、舌咽神経に支配される。有郭乳頭は舌の分界溝の直前に並ぶ大きな舌乳頭で解剖学的には舌体部に位置するが、その味覚は舌咽神経舌枝が司る。
×e　顎下腺の副交感性の唾液分泌は、顔面神経（中間神経）に由来する。節前線維は橋の上唾液核を起始し、顔面神経管を走行し、鼓索神経として舌神経に合流して顎下神経節に至る。節後線維は再度舌神経を経由し、顎下腺・舌下腺に分布する。

▶正　解　b、d

Complete+ EX 第118回歯科国試解説

歯科医学各論Ⅱ：歯・歯髄・歯周組織の疾患

24 コンポジットレジン修復を行うこととした。窩洞形成前後の口腔内写真（**別冊 No. 5**）を別に示す。
窩洞形成で配慮した事項はどれか。1つ選べ。
a 審美性
b 窩縁斜面の付与
c 円滑な曲線の付与
d 遊離エナメル質の除去
e リバースカーブの付与

▶選択肢考察◀
× a 齲窩は咬合面であり、審美性に配慮した窩洞形成を行っているとは考えにくい。
× b コンポジットレジンは脆性が高く、咬合面の窩洞は窩縁の位置に応じてラウンドベベルあるいはバットジョイントを選択する。口腔内写真では窩縁斜面を付与したかどうかは判断できない。
◯ c 窩洞の外形は極めて円滑に形成しているために、コンポジットレジンと窩縁全周との適合が期待できる。
× d 十分な歯質の支持がない遊離エナメル質は削除するが、口腔内写真では遊離エナメル質を除去したかどうかは判断できない。
× e リバースカーブの付与は、脆性が強い修復材料の2級窩洞に用いる。付与することで咬合面から隣接面開放側にかけて修復物に厚みを与えるため、抵抗形態を得ることができる。

▶正 解◀ **c**

▶写真解説◀
窩洞形成前：咬合紙を用いて歯質と修復物（コンポジットレジン）との咬合を確認している。
窩洞形成後：旧修復物と二次齲蝕を除去している。

No. 5

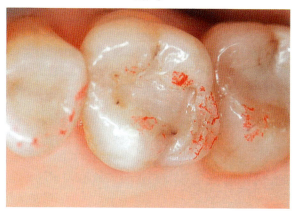

窩洞形成前

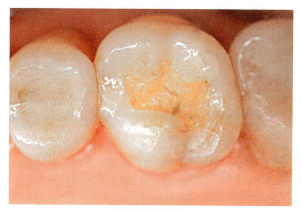

窩洞形成後

Complete⁺ EX 第118回歯科国試解説

歯科医学各論Ⅳ：歯質・歯・顎顔面欠損と機能障害

25　35歳の女性。就寝時の歯ぎしりを主訴として来院した。診察の結果、ある装置を就寝時に装着することとした。装置装着前の口腔内写真（**別冊** No. 6 A）と装着時の口腔内写真（**別冊** No. 6 B）を別に示す。
　この装置で防止できるのはどれか。**2つ選べ。**
　a　齲　蝕
　b　歯の圧下
　c　歯の咬耗
　d　クラウンの破折
　e　プラークの付着

▶正解へのアプローチ◀

年齢・性別：35歳の女性
主　訴：就寝時の歯ぎしり
画像診断：(A) 前歯部切縁部と臼歯部補綴装置の咬耗が認められる。
　　　　　(B) 歯列全体を覆うスタビリゼーションスプリントが装着されている。

▶選択肢考察◀

×a、b　スタビリゼーションスプリントに齲蝕防止作用や歯の圧下の作用はない。
○c、d　歯の咬耗、クラウンの破折はスタビリゼーションスプリントで防止できる。
×e　スタビリゼーションスプリントにプラーク付着防止作用はない。スタビリゼーションスプリントは可撤式であるが、口腔および装置の清掃を怠るとプラークが付着しやすい。

▶正　解◀　c、d

▶要　点◀

● スタビリゼーションスプリント
・顎関節症患者に使用されるスプリントである。
・上下どちらかの片顎に装着される。
・中心咬合位では対合歯列の機能咬頭のみを接触させる。
・顎関節部の疼痛の消失、歯の咬耗の対策として使用される。

No. 6

A

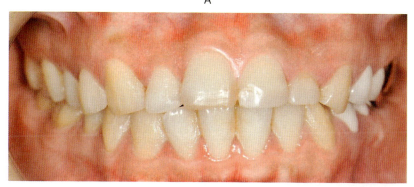
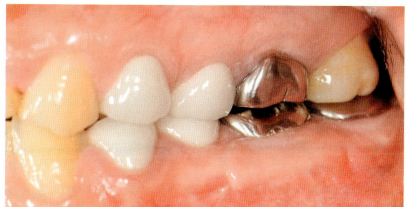

B

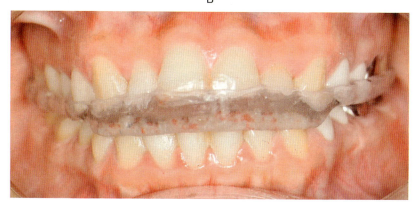

Complete⁺ EX 第118回歯科国試解説

> 歯科医学各論Ⅱ：歯・歯髄・歯周組織の疾患

> 26 直接覆髄法と生活断髄法で共通して行うのはどれか。**2つ選べ**。
> 　a　圧迫止血
> 　b　歯髄の切断
> 　c　天蓋の除去
> 　d　感染歯質の除去
> 　e　次亜塩素酸ナトリウムでの洗浄

▶選択肢考察◀
×a　圧迫止血は、直接覆髄法、生活断髄法ともに行わない。
×b、c　歯髄（歯冠部歯髄）の切断、天蓋の除去は、生活断髄法のみで行う。
○d　感染歯質の除去は、直接覆髄法と生活断髄法で共通して行う。
○e　次亜塩素酸ナトリウムでの洗浄（ケミカルサージェリー）は、直接覆髄法と生活断髄法で共通して行う。

▶正　解◀　**d、e**

▶要　点◀
● 直接覆髄法と生活断髄法
　直接覆髄法は、窩洞形成や外傷などによる偶発的な露髄（直径2mm未満）で、歯髄に細菌感染が生じていない場合に適応となる。露髄面に貼付した薬剤の作用によりデンティンブリッジの形成を促す歯髄保存療法である。生活断髄法は、炎症や損傷が歯冠部歯髄のみに限局している場合に適応となる。根管口部で歯髄を切断除去し、断髄面にデンティンブリッジの形成と歯根部歯髄の保存を期待する治療法である。

Complete⁺ EX 第118回歯科国試解説

歯科医学総論Ⅰ：保健・医療と健康増進

27 日本人の食事摂取基準（2020年版）で、高齢者のビタミンDの摂取目安量を定めることで予防を図るのはどれか。1つ選べ。
a 脚　気
b 骨　折
c 夜盲症
d 慢性腎臓病
e サルコペニア

▶アプローチ≫

　日本人の食事摂取基準は、健康な個人及び集団を対象として、国民の健康の保持・増進、生活習慣病の予防のために参照するエネルギー及び栄養素の摂取量の基準を示すものである。2020年版については、栄養に関連した身体・代謝機能の低下の回避の観点から、健康の保持・増進、生活習慣病の発症予防及び重症化予防に加え、高齢者の低栄養予防やフレイル予防も視野に入れて策定を行うこととした。また、目安量とは十分な科学的根拠が得られず「推定平均必要量」が算定できない場合に算定するもので、実際には、特定の集団において不足状態を示す者がほとんど観察されない量である。

▶選択肢考察◀
×a 脚気は、ビタミン欠乏症の一つで、ビタミンB_1の不足によって心不全と末梢神経障害が起きる病気である。ビタミンB_1に目安量の設定はない。
○b ビタミンD不足は、成人では骨粗鬆症により種々の部位の骨折リスクが高まり、特に大腿骨近位部骨折を含む、非椎体骨折のリスクを増加させる。これらの骨折は、特に高齢者において発生する。ビタミンDが不足状態にある例は、高齢者で特に多いことが日本人でも報告されている。
×c 夜盲症とは、夜になると視力が著しく衰え、目がよく見えなくなる病気である。俗に「とり目」ともいわれており後天性夜盲症の中にはビタミンA欠乏症がある。ビタミンAに目安量の設定はない。
×d 慢性腎臓病（CKD）とは、慢性に経過するすべての腎臓病を指す。慢性腎臓病の予防のためにビタミンDの摂取目安量が定められているのではない。
×e 主に加齢によって筋肉（骨格筋：体を動かす筋肉）の量が減少し、筋力と身体能力が低下した状態をいう。たんぱく質の不足が原因の一つである。

▶正解◀　b

Complete⁺ EX 第118回歯科国試解説

歯科医学各論Ⅲ：顎・口腔領域の疾患

28 成人の待機的全身麻酔下手術において、水（清澄水）の術前絶飲時間で推奨されているのはどれか。1つ選べ。
- a 30分
- b 2時間
- c 6時間
- d 12時間
- e 24時間

▶選択肢考察◀

×a、c、d、e、○b 成人の待機的全身麻酔下手術では、術前に経口摂取制限を行う。これにより、胃内容物の逆流や嘔吐による誤嚥性肺炎や窒息といった合併症を予防する。清澄水（クリアリキッド）は、水やお茶、果肉のないジュース、炭酸飲料などを指し、術前2時間前より制限する。

▶正 解◀ b

▶要 点◀
● 術前経口摂取制限時間

	麻酔導入前 最小絶飲絶食時間
清澄水	2時間
母 乳	4時間
人工乳	6時間
牛 乳	6時間
軽 食	6時間
脂肪を含んだ食事	8時間

※すべての年齢に適応する。

MEMO

Complete+ EX 第118回歯科国試解説

歯科医学総論Ⅳ：主要症候

29　腎機能の低下で低値を示すのはどれか。1つ選べ。
　　a　血　圧
　　b　尿　酸
　　c　尿素窒素
　　d　血清カリウム
　　e　クレアチニンクリアランス

▶選択肢考察◀
　腎機能は尿生成と内分泌に大別される。尿生成により、水分の出納による血液浸透圧の調節とナトリウム、カリウム、カルシウム、リン、クロールなどの排泄・再吸収による血中電解質の恒常性の維持、H^+、HCO_3^-の排泄・再吸収による血液pHの維持などを行うとともに、血中の老廃物や毒物の排泄が行われる。また、腎臓では内分泌器官として、レニン、エリスロポエチン〈EPO〉の産生・分泌、ビタミンD_3の活性化が行われる。
×a　腎機能が低下して尿生成が障害されると、血中の水分やナトリウムの排泄を十分行うことができず循環血液量が増加するため、血圧が上昇する。
×b、d　プリン体の最終代謝産物である尿酸やアミノ酸の最終代謝産物である尿素窒素は尿中に排泄されるため、腎機能が低下して尿生成が障害されると、血中濃度が高値を示す。
×c　食物から摂取されたり、細胞内液から血中に移行し、余剰となった血清カリウムは尿中に排泄されるため、腎機能が低下して尿生成が障害されると、血中濃度が高値を示す。
○e　クレアチニンクリアランス〈Ccr〉は尿量とクレアチニンの尿中濃度・血中濃度を用いて、糸球体濾過量〈GFR〉を評価するための検査である［基準範囲90〜110mL／min］。従って、腎機能が低下するとGFRが低下するため、Ccrは低値を示す。なお、クリアランスは血中の物質が糸球体から尿中に排泄されるのに必要な血液量を意味する。

▶正　解◀　e

要 点
● 腎障害による症状

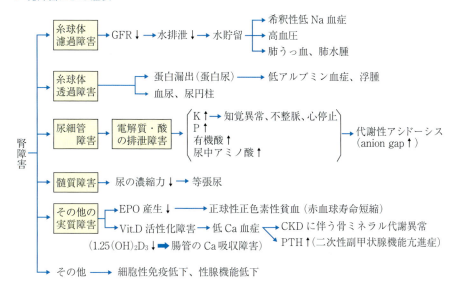

Complete⁺ EX 第118回歯科国試解説

> **歯科医学各論Ⅲ：顎・口腔領域の疾患**
>
> 30　80歳の女性。上顎右側歯肉の腫脹を主訴として来院した。2か月前から徐々に増大してきたという。15年前に脳梗塞を発症し、10年前から関節リウマチと骨粗鬆症で投薬を受けている。初診時の口腔内写真（**別冊** No. 7 A）、エックス線画像（**別冊** No. 7 B）、造影CT（**別冊** No. 7 C）、FDG-PET/CT（**別冊** No. 7 D）及び生検時のH-E染色病理組織像（**別冊** No. 7 E）を別に示す。
> 　病変の誘因と考えられるのはどれか。1つ選べ。
> 　　a　ニフェジピン
> 　　b　メトトレキサート
> 　　c　ワルファリンカリウム
> 　　d　ジクロフェナクナトリウム
> 　　e　アレンドロン酸ナトリウム水和物

▶正解へのアプローチ◀

年齢・性別：80歳の女性　　**主　訴**：上顎右側歯肉の腫脹
現病歴：2か月前から徐々に増大してきた。
既往歴：15年前に脳梗塞を発症、10年前から関節リウマチと骨粗鬆症で投薬治療
画像診断：(A) 上顎右側歯堤に腫瘤状の増殖がみられる。
　　　　　　(B) 上顎右側皮質骨に不整な骨吸収像がみられる。
　　　　　　(C) 上顎右側頬部の腫脹、軟組織の濃度上昇と皮質骨の吸収がみられる。
　　　　　　(D) 口腔内病変に一致した部位に集積がみられる。
　　　　　　(E) 多数のリンパ球の増殖がみられる。
診　断：メトトレキサート関連リンパ増殖性疾患（MTX-LPD）

▶選択肢考察◀

×a　ニフェジピンは、歯肉増殖をきたすことがあるが、腫瘤状の増殖はみられない。
○b　口腔内の腫瘤状の増殖、造影CTで軟組織の濃度上昇、FDG-PET/CTで集積が認められ、病理組織像でリンパ球の増殖等がみられることからMTX-LPDと考えられる。
×c　ワルファリンカリウムは、口腔内に腫瘤をきたすことはない。
×d　ジクロフェナクナトリウムでは、本症例のような口腔内症状はみられず、また、画像所見でも異常はみられない。
×e　アレンドロン酸ナトリウム水和物は、顎骨壊死をきたすことがあるが、本症例とは所見が異なり、病変の原因とは考えられない。

▶正　解◀　**b**

No. 7

A

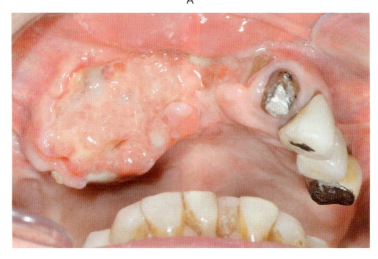

B

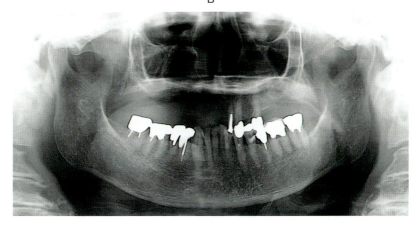

▶要 点◀
● メトトレキサート関連リンパ増殖性疾患（MTX－LPD）
　組織生検で診断を確定した後、メトトレキサートを投与中止し2週間の経過観察を行うことが治療の第一選択である。腫瘍の退縮を認める場合は追加治療を行わずに慎重に経過観察を行う。中止のみで寛解に至らなければ、組織型に応じた化学療法を行う。

Complete⁺ EX 第118回歯科国試解説

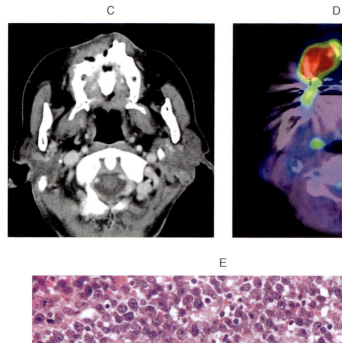

C

D

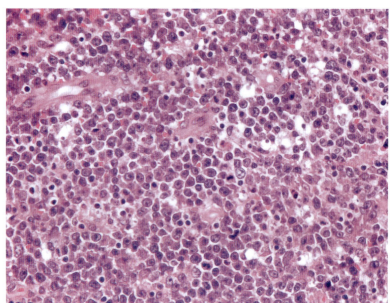

E

50

Complete⁺ EX 第118回歯科国試解説

歯科医学総論Ⅷ：歯科材料と歯科医療機器

31 インプラント用アバットメント材料であるジルコニアとチタンの物性で、チタンが大きな値を示すのはどれか。**2つ選べ**。
a 硬　さ
b 靱　性
c 密　度
d 弾性係数
e 熱伝導率

▶選択肢考察◀

× a 硬さは材料に外力を加えた場合の材料が示す抵抗値である。主に歯科ではビッカース硬さ、ヌープ硬さが用いられる。ジルコニアは1275HV、チタンは100〜150HVで、ジルコニアが大きい値を示す。

○ b 靱性は材料が破壊に対する抵抗力である。ジルコニアの破壊靱性は7〜8 MPa$\sqrt{m}$、純チタンは55〜65 MPa$\sqrt{m}$で、チタンが大きい値を示す。

× c 密度は材料の単位体積当たりの質量である。ジルコニアの密度は5.6 g/cm³、純チタンは4.5 g/cm³で、ジルコニアが大きい値を示す。

× d 弾性係数は材料が変形する際の剛性を示す物質量である。ジルコニアの弾性係数は200〜220GPa、純チタンは110〜120GPaで、ジルコニアが大きい値を示す。

○ e 熱伝導率は材料が熱をどの程度伝えやすいかを表す指標である。ジルコニアの熱伝導率は2〜3 W/m/k、純チタンは15〜22 W/m/kで、チタンが大きい値を示す。

▶正　解◀　**b、e**

Complete⁺ EX 第118回歯科国試解説

歯科医学各論Ⅱ：歯・歯髄・歯周組織の疾患

32　下顎左側第一大臼歯の口腔内写真（**別冊** No. 8A）とエックス線画像（**別冊** No. 8B）を別に示す。
　　治療方針で適切なのはどれか。**2つ選べ。**
　　a　GTR法
　　b　歯根分離
　　c　トンネリング
　　d　FGF-2製剤の応用
　　e　ファーケーションプラスティ

▶選択肢考察◀

　下顎左側第一大臼歯の根分岐部は明らかなエックス線透過像がみられるため、LindheとNymanの分類3度である。慢性歯周炎による骨吸収が進行しているが、近心根、遠心根とも根尖1/3〜1/2程度の骨が残存しているため、歯根は保存可能である。

×a　GTR法はLindheとNymanの分類2度が適応である。
○b　歯根分離はLindheとNymanの分類3度で、近心根、遠心根とも保存可能な場合が適応である。ただし、処置には抜髄が必要である。
○c　トンネリングはLindheとNymanの分類3度で、近心根、遠心根とも保存可能な場合が適応である。
×d　FGF-2製剤を利用した歯周組織再生療法が根分岐部病変に適応となるかは明記されていない。適応となる場合はLindheとNymanの分類2度が対象となる。
×e　ファーケーションプラスティは、根分岐部の形態修正であり、LindheとNymanの分類1度が適応である。

▶正　解◀　**b、c**

▶写真解説◀

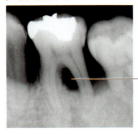

根分岐部に明らかなエックス線透過像がみられる。
→Lindheの根分岐部病変の分類3度

52

No. 8

A

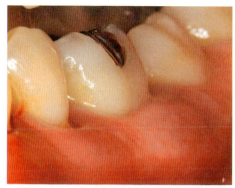

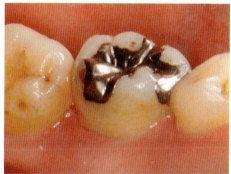

B

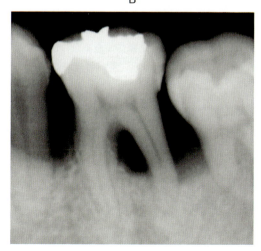

Complete⁺ EX 第118回歯科国試解説

歯科医学各論Ⅴ：高齢者等に関連した疾患・病態・予防ならびに歯科診療

33　80歳の女性。下顎歯肉癌切除後に食事がしにくいことを主訴として来院した。診察の結果、下顎右側は皮弁によって再建され、舌の可動域は制限されていた。初診時の口腔内写真（**別冊** No. 9A）と、ある操作を実施した上顎全部床義歯の写真（**別冊** No. 9B）を別に示す。
　　この操作によって改善が期待できる障害はどれか。**2つ選べ**。
　　a　嚥　下
　　b　開　口
　　c　構　音
　　d　審　美
　　e　味　覚

▶正解へのアプローチ◀
年齢・性別：80歳の女性
主　訴：下顎歯肉癌切除後に食事がしにくい。
既往歴：下顎歯肉癌切除後、下顎右側は皮弁によって再建されている。
診　断：下顎歯肉癌切除後の後遺症による舌の可動域不全

▶選択肢考察◀
〇a、c　上顎義歯床の口蓋部に厚みを増すことで、舌と口蓋の接触が起こりやすくなり、食塊の移送や構音障害を改善させることができる。
×b　上顎義歯に行った操作は、開口障害を改善するものではない。
×d、e　上顎義歯口蓋部研磨面に行った操作であるため、審美性を改善しようとするものではない。また、この操作によって味覚障害が改善されることもない。

▶正　解◀　**a、c**

▶写真解説◀
（A）上顎は無歯顎であり、顎堤吸収は軽度〜中等度である。下顎も無歯顎であるが、右側は皮弁により再建されている。
（B）上顎全部床義歯の口蓋部に白色の材料が貼付されている。

No. 9

A

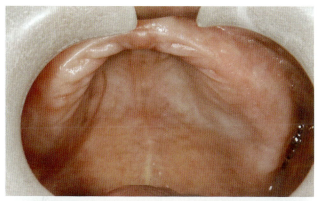

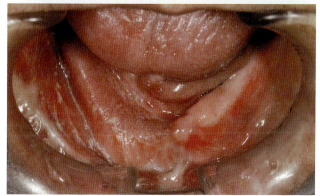

B

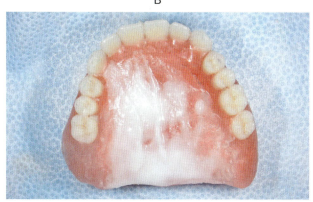

Complete+ EX 第118回歯科国試解説

> **歯科医学各論Ⅳ：歯質・歯・顎顔面欠損と機能障害**
>
> 34　フェイスボウを用いて半調節性咬合器に装着した研究用模型から得られる情報はどれか。**2つ選べ**。
>   a　安静空隙
>   b　Bennett 運動
>   c　習慣性開閉口運動路
>   d　偏心運動時のガイド
>   e　舌側から見た咬合接触状態

選択肢考察

　半調節性咬合器では下顎の運動経路は再現できないため、下顎安静位や最大開口位などの情報は得られない。また、模型を咬合器に付着しているため、口腔内では通常みられない「舌側からの咬合接触」を確認することが可能である。

×a　安静時空隙は開口筋と閉口筋の力が拮抗しており、上下顎の歯が接触していない状態である。下顎安静位で生じる空隙（通常2〜4mm）を示す。咬合器では下顎安静位は再現できない。
×b、c　半調節性咬合器ではベネット運動および習慣性開閉口運動は再現できない。
○d、e　半調節性咬合器では偏心運動時のガイドおよび舌側からみた咬合接触状態を確認できる。

正解　d、e

要点

　解剖学的咬合器には、平均値咬合器、半調節性咬合器、全調節性咬合器が存在する。半調節性咬合器は全調節性咬合器と比較して以下の特徴がある。

- **半調節性咬合器の特徴**
  - 顆路は直線で表される。（全調節性咬合器は曲線である）
  - 顆路角の再現はチェックバイトを用いる。（全調節性咬合器はパントグラフ、チューイン法である）
  - 作業側のベネット運動、平衡側のイミディエイトサイドシフトやプログレッシブサイドシフトの調整は不可である。
  - 平衡側のベネット角（側方顆路角）の調節は可能である。
  - 顆頭間距離の調節は不可である。（全調節性咬合器は可能である）

歯科医学総論Ⅵ：検査

35 歯髄疾患・根尖性歯周疾患の治療に必要な診療情報と検査の組合せで正しいのはどれか。**4つ選べ**。

　　a　根管数 ──────────── 歯科用コーンビームCT
　　b　咀嚼時痛 ─────────── 楔応力検査
　　c　持続性疼痛 ────────── 温度診
　　d　疼痛原因部位 ───────── 麻酔診
　　e　フェネストレーション ─── 偏心投影法

▶選択肢考察◀

○a　歯科用コーンビームCTは三次元的な観察が行えるため、複根歯の根管数、根管の走行状態、根尖病変の範囲やフェネストレーションの診断などに有効である。
○b　楔応力検査は割箸や専用の器具を咬ませることで生じる咀嚼時痛から、亀裂や破折がある歯の診断に有効である。
○c　温度診は歯に温熱刺激を与え歯髄の生死を判定するほか、生活歯の場合は刺激による疼痛の強さ、持続時間などが歯髄炎の状態把握に有効である。
○d　麻酔診は自発痛がある急性歯髄炎で、痛みの定位が悪く患歯の同定が困難な場合に有効である。
×e　偏心投影法は根管が重なる場合、近心または遠心から撮影する方法である。フェネストレーションの診断には歯科用コーンビームCTが有効である。

▶正　解◀　**a、b、c、d**

Complete⁺ EX 第118回歯科国試解説

歯科医学総論Ⅵ：検査

36 放射線量と細胞生存率曲線を図に示す。

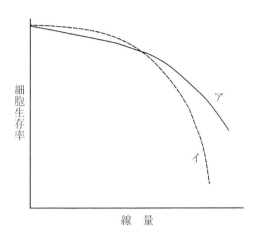

アのタイプの反応を示すのはどれか。**2つ選べ。**
a 肺
b 骨　髄
c 脊　髄
d 粘　膜
e 唾液腺

▶選択肢考察◀

　図は低LET放射線の生存率曲線を示したもので、アは早期組織反応、イは晩期組織反応である。
　「ア」の早期組織反応は細胞再生系組織で、骨髄や口腔粘膜がこれに相当する。
　「イ」の晩期組織反応の代表組織は、脊髄、肺、腎、唾液腺、下顎骨などである。
×a、c、e　肺・脊髄・唾液腺は、晩期反応組織である。
○b、d　骨髄・粘膜は、早期反応組織である。

▶正　解◀　**解なし（採点除外）**
問題として適切であるが、受験者レベルでは難しすぎるため、採点対象から除外する。

要　点

● 早期組織反応
- 回復が小さく、腫瘍細胞と類似
- 皮膚や粘膜の紅斑
- 造血機能抑制

● 晩期組織反応
- 回復が大きい。
- 瘢痕収縮
- 末梢血管拡張
- 脊　髄
- 腎　臓
- 肺

Complete⁺ EX 第118回歯科国試解説

歯科医学各論Ⅲ：顎・口腔領域の疾患

> 37　80歳の男性。右側下顎体部の腫脹と疼痛を主訴として来院した。5日前に硬固物を咀嚼した後から腫脹と右側オトガイ神経麻痺を認めたという。頸部に腫大したリンパ節は触れない。初診時の顔貌写真（**別冊** No. 10A）、口腔内写真（**別冊** No. 10B）、エックス線画像（**別冊** No. 10C）、造影CT（**別冊** No. 10D）、MRI 脂肪抑制T2強調像（**別冊** No. 10E）及び生検時のH-E染色病理組織像（**別冊** No. 10F）を別に示す。
>
> 　診断名はどれか。1つ選べ。
> 　a　骨肉腫
> 　b　腺様嚢胞癌
> 　c　扁平上皮癌
> 　d　悪性リンパ腫
> 　e　多発性骨髄腫

▶正解へのアプローチ◀

年齢・性別：80歳の男性
主　訴：右側下顎体部の腫脹と疼痛
画像診断：（A、B）下顎右側の著明な腫脹、上下無歯顎
　　　　　（C）右側下顎体部の骨折
　　　　　（D）右側下顎体部周囲は辺縁が強く造影されている。
　　　　　（E）造影CTと同部位がやや内部不均一な高信号を示す。
　　　　　（F）異型性を示す細胞が腫瘍胞巣を形成している。

▶選択肢考察◀

×a、b、d、e　骨肉腫、腺様嚢胞癌、悪性リンパ腫、多発性骨髄腫は画像所見、病理組織像が本症例とは異なる。
○c　画像所見および病理組織像から扁平上皮癌と診断できる。本症例は扁平上皮癌の顎骨浸潤により右側下顎骨体部に病的骨折が生じたものと考えられる。

▶正　解◀　c

No. 10

A

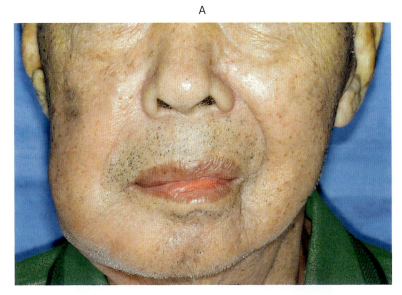

B

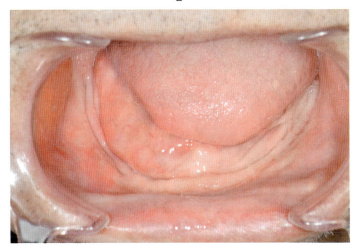

Complete⁺ EX 第118回歯科国試解説

C

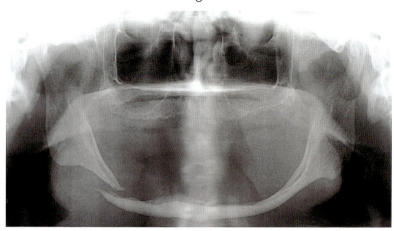

D

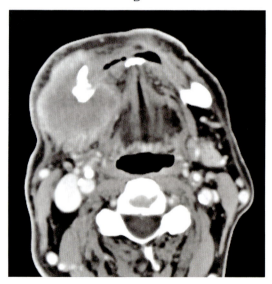

62

E

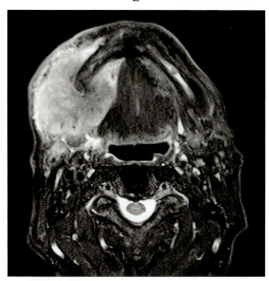

F

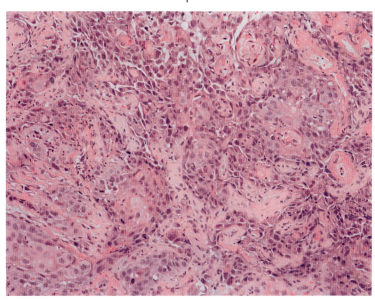

Complete+ EX 第118回歯科国試解説

歯科医学総論Ⅰ：保健・医療と健康増進

38 学校歯科健康診断におけるGOで正しい組合せはどれか。1つ選べ。

	歯肉炎	歯石の沈着	定期的な観察
a	なし	なし	不要
b	なし	なし	必要
c	あり	なし	不要
d	あり	なし	必要
e	あり	あり	必要

▶選択肢考察◀

GO（歯周疾患要観察者）とは、歯肉に軽度の炎症兆候が認められているが、歯石沈着は認められず、注意深いブラッシングを行うことによって炎症が消退する、定期的観察が必要な歯肉の保有者をいう。

×a、b、c、e、○d　▶要　点◀参照。

▶正　解◀　d

▶要　点◀

● 児童生徒健康診断票（歯・口腔）に記載する主な項目

歯　式		
永久歯	記号	評価
現在歯	一、／、＼	現在萌出している歯。過剰歯は数えず「その他の疾患および異常」欄に記載する。
要観察歯	CO	進行すると齲蝕になる歯。生活習慣の見直しと保健指導を必要とする。
むし歯、う蝕、未処置歯（D）	C	2次齲蝕も含む。確定診断ではないのでC_1、C_2、C_3はすべてC、治療途中の歯もCと記載する。治療を必要とする。
喪失歯（M）	△	齲蝕が原因で喪失した歯。乳歯は含まない。齲蝕以外が原因の喪失歯（矯正治療、外傷等）や先天性欠如歯は、DMFのMには含まない。
処置歯（F）	○	修復物や冠などが装着してある歯。
シーラント処置歯	☑（補助記号）	健全歯の扱い。必要があれば歯式に☑と記載する。
歯周疾患要観察者	GO	歯肉炎を認めるが歯石沈着のない者。生活習慣の見直しと保健指導で改善が望める者。
歯周疾患要処置者	G	精密検査や治療が必要な者。
歯石沈着	ZS（補助記号）	歯肉炎を認めないが歯石沈着のある者。GとせずⅠ学校歯科医所見」欄に歯石沈着またはZSと記載し受療を指示する。
乳　歯	記号	評価
現在歯	一、／、＼	現在萌出している歯。
要観察歯	CO	永久歯のCOに準じる。
むし歯、う歯、未処置歯（d）	C	永久歯のCに準じる。
処置歯（f）	○	永久歯の○に準じる。
要注意乳歯	×	抜歯の検討が必要な乳歯。
サホライド塗布歯	⊕（補助記号）	COと同じ扱いだが、治療が必要な場合はCと記載する。必要があれば歯式に⊕と記載する。
シーラント処置歯	☑（補助記号）	永久歯の☑に準じる。

歯科医学各論Ⅲ：顎・口腔領域の疾患

39 左側舌縁部に18×15mmの病変を認め、厚さは8mm、深達度は4mmであった。生検の結果、扁平上皮癌と診断した。画像検査で所属リンパ節〈領域リンパ節〉と他臓器への転移は認めない。
TNM分類（UICC 2017）におけるstage分類はどれか。1つ選べ。
a　Stage Ⅰ
b　Stage Ⅱ
c　Stage Ⅲ
d　Stage ⅣA
e　Stage ⅣB

▶選択肢考察◀

　口腔癌の約90%は扁平上皮癌で、発生部位別では舌癌が50%以上と最も多くを占める。TNM分類は腫瘍の解剖学的広がりをT：原発腫瘍の広がり、N：所属リンパ節への広がり、M：遠隔臓器への転移の有無と3つに分類して記載し、それぞれに数字を用いて広がりの程度を示す。Stage分類はTNM分類から病期（stage）を分類したものである。
○a、×b、c、d、e　左側舌縁部の病変は腫瘍最大径が2cm以下で、深達度は4mmであるためT分類はT1、所属リンパ節と他臓器への転移は認めないため、N分類及びM分類ともにN0、M0である。従って、Stage分類はStage Ⅰである。

▶正　解◀　a

Complete⁺ EX 第118回歯科国試解説

> 歯科医学総論Ⅰ：保健・医療と健康増進

40 日本で経口投与されるワクチンはどれか。1つ選べ。
　　a　水　痘
　　b　風　疹
　　c　麻　疹
　　d　日本脳炎
　　e　ロタウイルス

▶選択肢考察◀

×a、b、c、d　水痘、風疹、麻疹、日本脳炎は皮下に注射する。
○e　ロタウイルスワクチンは液体であり、経口投与による接種を行う。

▶正　解◀　e

要　点
● 予防接種法施行令に基づく定期予防接種を行う疾病及びその対象者

疾　病	定期の予防接種の対象者
ジフテリア[1]	① 生後2月から生後90月に至るまでの間にある者 ② 11歳以上13歳未満の者
百日せき[1]	生後2月から生後90月に至るまでの間にある者
急性灰白髄炎[1]	生後2月から生後90月に至るまでの間にある者
麻しん[2]	① 生後12月から生後24月に至るまでの間にある者 ② 5歳以上7歳未満の者であって、小学校就学の始期に達する日の1年前の日から当該始期に達する日の前日までの間にあるもの
風しん[2]	① 生後12月から生後24月に至るまでの間にある者 ② 5歳以上7歳未満の者であって、小学校就学の始期に達する日の1年前の日から当該始期に達する日の前日までの間にあるもの
日本脳炎	① 生後6月から生後90月に至るまでの間にある者 ② 9歳以上13歳未満の者
破傷風[1]	① 生後2月から生後90月に至るまでの間にある者 ② 11歳以上13歳未満の者
結　核	1歳に至るまでの間にある者
Hib[3]感染症	生後2月から生後60月に至るまでの間にある者
肺炎球菌感染症 （小児がかかるものに限る）	生後2月から生後60月に至るまでの間にある者
ヒトパピローマウイルス感染症	12歳となる日の属する年度の初日から16歳となる日の属する年度の末日までの間にある女子
水　痘	生後12月から生後36月に至るまでの間にある者
B型肝炎	1歳に至るまでの間にある者
ロタウイルス感染症	生後6週に至った日の翌日から、生後32週に至る日の翌日までの間で厚生労働省令で定めるワクチンの種類ごとに厚生労働省令で定める日までの間にある者
インフルエンザ[4]	① 65歳以上の者 ② 60歳以上65歳未満の者であって、心臓、腎臓若しくは呼吸器の機能又はヒト免疫不全ウイルスによる免疫の機能に障害を有するものとして厚生労働省令で定めるもの
肺炎球菌感染症[4] （高齢者がかかるものに限る）	① 65歳以上の者 ② 60歳以上65歳未満の者であって、心臓、腎臓若しくは呼吸器の機能又はヒト免疫不全ウイルスによる免疫の機能に障害を有するものとして厚生労働省令で定めるもの

[1] ジフテリア・百日せき・破傷風は併せて、3種混合ワクチン（DPTワクチン）があり、現在はこれに急性灰白髄炎＝ポリオ（不活化ポリオワクチン〈IPV〉）を併せた、4種混合ワクチン（DPT-IPVワクチン）を用いている。
[2] 現在は麻疹・風疹のMRワクチンを接種している。
[3] Hibはインフルエンザ菌（*Haemophilus influenzae*）b型の略。
[4] 予防接種法ではインフルエンザ、高齢者の肺炎球菌感染症以外をA類疾病（水痘、B肝は政令で定める疾患）とし、努力義務が課せられている。

Complete+ EX 第118回歯科国試解説

歯科医学総論Ⅰ：保健・医療と健康増進

41 口唇粘膜への触刺激の情報を統合し、触覚を生み出すのはどれか。1つ選べ。
 a 三叉神経節
 b Meissner 小体
 c 三叉神経主感覚核
 d 視床後内側腹側核
 e 大脳皮質一次体性感覚野

▶選択肢考察◀

× a 顔面および口腔粘膜の表在性感覚（触・圧覚、温度覚、痛覚）を支配している神経は、主に三叉神経である。その感覚情報は三叉神経の感覚枝を一次求心性線維として中枢に伝えられる。これら一次求心性線維の細胞体は三叉神経節に存在する。
× b Meissner 小体は、触覚を感知する受容器である。
× c 一次求心性神経中の感覚情報はいくつかのニューロンを経て大脳皮質に伝わる。三叉神経感覚核は、その伝導系の中で二次ニューロンへの伝達が行われる最初の中継核である。
× d 視床は大脳皮質への中継核で、顔面・口腔領域からの情報は視床後内側腹側核（VPM）を中継する。
◯ e VPM からの出力の大部分は大脳皮質一次体性感覚野に投射され、触覚や痛覚の受容部位など識別的側面に関与している。

▶正 解◀ e

MEMO

Complete⁺ EX 第118回歯科国試解説

> 歯科医学総論Ⅰ：保健・医療と健康増進
>
> **42** 歯肉のマッサージ効果が高いブラッシング法はどれか。**3つ選べ。**
> a　バス法
> b　フォーンズ法
> c　チャーターズ法
> d　スクラッビング法
> e　スティルマン改良法

▶選択肢考察◀

○a　バス法は、歯ブラシの毛先を使うブラッシング方法である。歯軸に対して45°の角度で毛先を歯肉縁下に入れて振動させるため、歯肉のマッサージ効果が高い。

×b　フォーンズ法は、歯ブラシの毛先を使うブラッシング方法である。上下歯面を一面とし、臼歯部から前歯部まで円を描くように歯ブラシを動かす。乳歯列期において小児自身が磨きやすい方法であるが、歯肉マッサージ効果は低い。

○c、e　チャーターズ法、スティルマン改良法は、歯ブラシの脇腹を使うブラッシング方法である。歯肉辺縁に加圧振動を与えるため、歯肉マッサージ効果が高い方法である。

×d　スクラッビング法は、歯ブラシの毛先を使うブラッシング方法である。操作は容易で歯頸部、歯間部、咬合面のプラーク除去効果は高いが、歯面を磨く方法で歯肉溝に毛先を入れないため、歯肉マッサージ効果は低い。

▶正　解◀　**a、c、e**

要点

	ブラッシング方法	歯面への刷毛部の当て方	歯ブラシの動かし方	主目的	特徴
毛先を用いる方法	横磨き（水平法）	歯面に対し直角	近遠心方向に大きく。	歯面清掃	操作が容易であるが、歯面の摩耗を生じやすく、磨き残しやすい。
	縦磨き（垂直法）		上下に大きく。	歯面清掃	
	フォーンズ法（描円法）		円を描くように。	歯面清掃	操作が容易小児に適応しやすい。
	スクラッビング法（スクラブ法）		近遠心方向に数ミリ程度の範囲で動かす。	歯面清掃	比較的操作が容易プラーク除去効果が高い。
	バス法	歯面に対し45度	毛先は固定したまま近遠心的に数ミリの範囲で振動させる。	歯肉溝の清掃	操作がむずかしい使用歯ブラシは軟毛に限られる。歯面のプラーク除去は、改良法においてもあまり期待できない。
毛先の脇腹を用いる方法	ローリング法（ロール法）	歯軸に対し平行	毛先を歯面に沿わせながら回転する。	歯面清掃	歯磨き体操として集団指導に用いられてきた方法手首の回転運動が必要なため、小児や高齢者には操作が困難であり、疲労を伴う。歯列不正がある場合、プラーク除去効果は落ちる。
	スティルマン法	歯軸に対し平行	加圧振動させる（スティルマン法）その後、ローリング法と同じように切端方向へ回転（改良法）	歯肉マッサージ	操作が困難である歯周疾患者に用いられてきた方法。
	スティルマン改良法			歯肉マッサージと歯面清掃	
	チャーターズ法	毛先を切端側に向ける。	切端側から根尖側へ移動させ、毛先が歯肉辺縁に当たったところで加圧振動させ、その後、根尖方向へ回転	歯肉マッサージ	歯肉マッサージ効果は高いが、操作がより困難。プラーク除去効果は期待できない。

Complete+ EX 第118回歯科国試解説

> 歯科医学各論Ⅳ：歯質・歯・顎顔面欠損と機能障害
>
> **43** 部分床義歯の構成要素で二次固定が得られるのはどれか。**2つ選べ。**
> a　パラタルバー
> b　リンガルバー
> c　Kennedy バー
> d　パラタルプレート
> e　リンガルプレート

▶選択肢考察◀

一次固定は歯と歯を接着剤や修復物・固定性の補綴物で直接固定するもので、二次固定は可撤性補綴装置により間接的に固定するものである。
×a、b、d、○c、e　Kennedy バー、リンガルプレートは歯と接触する大連結子であるため、二次固定が得られる。▶要 点◀参照。

▶正 解◀　c、e

▶要 点◀

二次固定は、義歯を装着している間は固定の効果があるが、義歯撤去後は固定の効果が失われる。また、部分床義歯の大連結子の中で二次固定の効果を有するのは歯と接触するタイプの大連結子である。

◉ **歯と接触するタイプの大連結子**
　上顎：ホースシューバー、パラタルプレート
　下顎：広義のリンガルプレート（狭義ではリンガルエプロン。狭義のリンガルプレートは該当しない。）、Kennedy バー

Complete+ EX 第118回歯科国試解説

歯科医学総論Ⅰ：保健・医療と健康増進

44 国民医療費に含まれるのはどれか。**2つ選べ**。
　a　医療扶助
　b　健康診断
　c　正常分娩
　d　薬局調剤
　e　予防接種

アプローチ

「国民医療費」は、当該年度内の医療機関等における保険診療の対象となり得る傷病の治療に要した費用を推計したものである。

国民医療費に含まれるものは、実際に医療保険によって支払われたもの（患者の一部負担分を含む。）、公費負担（生活保護における医療扶助など）によって支払われたもの（患者の一部負担分を含む。）によって構成される。保険診療の対象とならない評価療養（先進医療（高度医療を含む）等）、選定療養（入院時室料差額分、歯科差額分等）及び不妊治療における生殖補助医療などに要した費用は含んでいない。また、傷病の治療費に限っているため、(1) 正常な妊娠・分娩に要する費用、(2) 健康の維持・増進を目的とした健康診断・予防接種等に要する費用、(3) 固定した身体障害のために必要とする義眼や義肢等の費用も国民医療費には含まれない。

選択肢考察

○a、d、×b、c、e　アプローチ 参照。

正解　**a、d**

Complete⁺ EX 第118回歯科国試解説

歯科医学各論Ⅴ：高齢者等に関連した疾患・病態・予防ならびに歯科診療

45　76歳の女性。口や鼻から飲み物が漏れることを主訴として脳神経内科からの紹介で来院した。1年前に脳梗塞の診断を受けている。現在普通食を20分以内で全量摂取しており、咀嚼時の疲労感はなく、むせることはないが、飲水時に口や鼻から漏れることがあるという。口腔機能時の顔面写真（**別冊** No. 11 A）、口腔機能時の口腔内写真（**別冊** No. 11 B）及び液体の嚥下を記録した嚥下造影検査画像（**別冊** No. 11 C）を別に示す。
　　主訴に影響を与えていると考えられるのはどれか。**2つ選べ。**
　　a　咬　筋
　　b　口輪筋
　　c　口蓋帆挙筋
　　d　オトガイ舌筋
　　e　後輪状披裂筋

▶正解へのアプローチ◀

年齢・性別：76歳の女性　　**主　訴**：口や鼻から飲み物が漏れる。
現病歴：1年前に脳梗塞の診断を受けている。
既往歴：脳梗塞
画像診断：（A）安静時の口唇閉鎖不全がみられ、左側の口角が上手く引けていない。挺舌時の偏位は軽度である。
　　　　　　（B）「ア」発声時に口蓋垂がやや右側に偏位しており、咽頭収縮が少し弱いと考えられる。
　　　　　　（C）嚥下造影検査〈VF〉では誤嚥は認められない。

▶選択肢考察◀

×a　咬筋は閉口筋であり、口や鼻から飲み物が漏れることに影響を与えない。
○b　口腔機能時の顔面写真（A）より、脳梗塞によって口輪筋が麻痺し、口から飲み物が漏れる症状が生じたと考えられる。
○c　口腔機能時の口腔内写真（B）より、脳梗塞によって口蓋帆挙筋の機能が低下し、鼻から飲み物が漏れる症状が生じたと考えられる。
×d　オトガイ舌筋は、舌を前方および下方に動かす舌筋であり、挺舌時の動きが正常であることから、主訴に影響を与えているとは考えにくい。
×e　後輪状披裂筋は、声帯を外転させて声門を開く筋肉であり、主訴に影響を与えていない。

No. 11

A

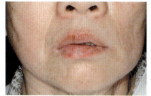
安静時

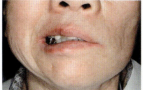
口角引き時

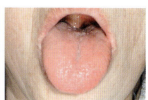
挺舌時

B

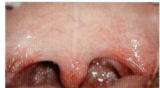
開口時

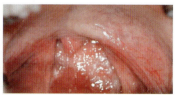
「ア」発声時

C

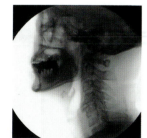
咽頭期開始前

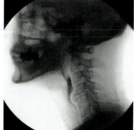
咽頭期

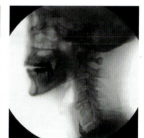
咽頭期終了後

▶正 解◀　b、c

▶要 点◀
　摂食嚥下と関連する筋肉の関係について良く留意しておく必要がある。

75

Complete+ EX 第118回歯科国試解説

> 歯科医学総論Ⅲ：病因、病態

46　ランパントカリエスは、（　①　）かつ広範囲に齲蝕が形成され、通常、齲
　蝕になりにくい（　②　）にも発生する。
　（　）に入る語句の組合せで正しいのはどれか。1つ選べ。
　　　　　　①　　　　　②
　a　緩　徐 ——— 上顎前歯
　b　緩　徐 ——— 下顎前歯
　c　急　速 ——— 上顎前歯
　d　急　速 ——— 上顎臼歯
　e　急　速 ——— 下顎前歯

▶選択肢考察◀

　ランパントカリエスは、突然に出現し、急速かつ広範囲に齲蝕が形成され、早期に歯髄感染を起こし、通常、齲蝕になりにくい下顎前歯にも発生するタイプの齲蝕と定義されている。

×a、b　ランパントカリエスは、急速かつ広範囲に齲蝕が形成される。
×c　最も齲蝕罹患率が低い歯は下顎前歯である。
×d　幼若永久歯の時期の歯種別齲蝕罹患状況では、下顎第一大臼歯が最も高い。
○e　最も齲蝕罹患率が低い歯は下顎中切歯、側切歯及び上下顎犬歯である。

▶正　解◀　e

歯科医学総論Ⅳ：主要症候

47 頸静脈孔を通過する神経の損傷によって生じるのはどれか。**2つ選べ**。
a 嗄声
b 嚥下障害
c 開口障害
d 咀嚼障害
e 舌前方2/3の知覚障害

▶選択肢考察◀

　頸静脈孔は側頭骨の頸静脈切痕と後頭骨の頸静脈切痕が合流し形成される裂隙で、舌咽神経（Ⅸ）、迷走神経（Ⅹ）、副神経（Ⅺ）と内頸静脈が通過する。
○a　嗄声は迷走神経（Ⅹ）の分枝である反回神経の障害により生じる。
○b　嚥下障害の原因は多岐にわたるが、舌咽神経（Ⅸ）および迷走神経（Ⅹ）の損傷により生じる。
×c、d　開口障害、咀嚼障害は舌咽神経（Ⅸ）、迷走神経（Ⅹ）、副神経（Ⅺ）の損傷により生じるものではない。
×e　舌前方2/3の知覚障害は下顎神経の分枝である舌神経の損傷により生じる。

▶正　解◀　**a、b**

Complete⁺ EX 第118回歯科国試解説

> 歯科医学各論Ⅲ：顎・口腔領域の疾患

> **48** 移植片対宿主病〈GVHD〉患者にみられる口腔症状はどれか。**2つ選べ。**
> a 口腔乾燥
> b 上皮下水疱
> c 穿掘性潰瘍
> d メラニン沈着
> e 扁平苔癬様病変〈口腔苔癬様病変〉

▶選択肢考察◀

○ a、e 移植後に生じる GVHD には、移植後 100 日以内に発症する急性 GVHD と移植後 100 日以降に発症する慢性 GVHD がある。慢性 GVHD では種々な症状がみられるが、口腔領域では Sjögren 症候群様の唾液腺腺房破壊と口腔乾燥、扁平苔癬様の口腔粘膜のびらん・発赤が生じる。

× b 上皮下水疱は、口腔領域では自己免疫疾患である類天疱瘡や薬物アレルギーに関連して生じる多形滲出性紅斑でみられる。

× c 穿掘性潰瘍は比較的深い潰瘍で、潰瘍辺縁の粘膜が隆起し、潰瘍が下掘れ状にみえるものをいう。口腔領域では結核に伴う潰瘍が知られる。

× d メラニン沈着は内因性色素沈着の代表例で、口腔領域でも種々な原因で生じる。疾患に伴って生じるものとして、Addison 病、Peutz-Jeghers 症候群、McCune-Albright 症候群、神経線維腫症Ⅰ型（von Recklinghausen 病）などが知られている。

▶正 解◀ a、e

要　点
◉ 移植片対宿主病〈GVHD〉
- 遅発性移植後合併症の1種で、ドナー（提供者）とレシピエント（被提供者）のHLAの組合せが問題となり発症する。遅延型過敏反応（Ⅳ型アレルギー）の1種で、発症に7〜14日要する。
- ドナー由来の移植片中に含まれる細胞傷害性T細胞が排除されず、活性化して、免疫応答によってレシピエントの組織を攻撃することで生じる。特に造血幹細胞移植後や輸血後のものが重要で、輸血後GVHDはほぼ全例が死亡する。
- 急性GVHD（移植後100日以内に発症）と慢性GVHD（輸血後100日以降に発症）がある。
- 急性GVHDでは高熱、紅斑が出現し、肝障害、下痢、下血などの症状が続いた後、最終的に骨髄無形成、汎血球減少、多臓器不全をきたし、致死率が非常に高い。
- 慢性GVHDでは種々の自己免疫疾患様の症状を呈するが、口腔領域ではSjögren症候群様の唾液腺腺房破壊と口腔乾燥、扁平苔癬様の口腔粘膜のびらん・発赤が生じる。
- GVHDの予防にはHLAマッチングの徹底（HLA8座一致の原則）、自己血輸血（HLAの相違がない）、輸血製剤に対する放射線照射（約15Gy照射）などがある。

Complete+ EX 第118回歯科国試解説

歯科医学各論Ⅲ：顎・口腔領域の疾患

49 無痛性の開口障害を生じるのはどれか。**3つ選べ。**
　a　顎関節強直症
　b　筋突起過長症
　c　顎関節リウマチ
　d　進行性下顎頭吸収
　e　咀嚼筋腱・腱膜過形成症

▶選択肢考察◀

○a　顎関節強直症は顎関節の関節面が線維性あるいは骨性に癒着し、可動域が著しく制限された状態である。慢性で無痛性の開口障害に加え、咀嚼、発音障害や顔貌の変形などがみられる。

○b　筋突起過長症は、過成長した筋突起が頰骨内面に接触することにより無痛性の開口障害を生じる。

×c　顎関節リウマチは、顎関節痛、開口障害、クレピタスなどの症状がみられる。進行すると下顎頭の吸収、破壊により下顎後退位となり開咬をきたすことがあるが、無痛性の開口障害は生じない。

×d　進行性下顎頭吸収（PCR）は、下顎頭の吸収から下顎後退位となり開咬を呈する。疼痛や開口障害は生じない。

○e　咀嚼筋腱・腱膜過形成症は、無痛性の開口障害を生じる。筋突起過長症と類似した臨床所見を呈するものもあるが、頰骨内面での骨の接触はみられない。

▶正　解◀　a、b、e

▪MEMO▪

Complete⁺ EX 第118回歯科国試解説

歯科医学各論Ⅳ：歯質・歯・顎顔面欠損と機能障害

次の文により50、51の問いに答えよ。
70歳の男性。下顎部分床義歯の不適合による咀嚼困難を主訴として来院した。診察の結果、義歯を製作することとした。作業用模型上の頰側歯槽部で検査中の写真（**別冊** No. 12 A）と検査に使用する器具の写真（**別冊** No. 12 B）を別に示す。

50 Aの操作で決定するのはどれか。**2つ選べ**。
 a 鉤腕の走行
 b 鉤尖部の位置
 c 隣接面板の幅
 d ビーディングの部位
 e アンダーカットの領域

51 Aの操作直後に使用するのはどれか。1つ選べ。
 a ア
 b イ
 c ウ
 d エ
 e オ

▶正解へのアプローチ◀

年齢・性別：70歳の男性
主　訴：下顎部分床義歯の不適合による咀嚼困難
画像診断：（A）サベイング実施中の模型である。カーボンマーカーによりサベイラインとブロックアウトラインが記載されている。
　　　　（B）サベイヤーに付属するインスツルメントの写真である。
　　　　　ア：アナライジングロッド
　　　　　イ：アンダーカットゲージ
　　　　　ウ：シース（鞘）
　　　　　エ：テーパーツール
　　　　　オ：ワックストリマー

No. 12
A

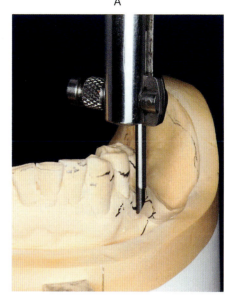

B

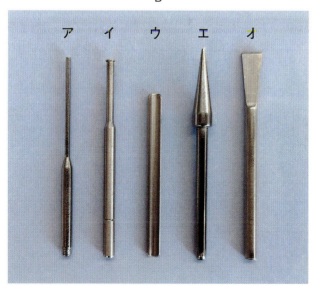

Complete⁺ EX 第118回歯科国試解説

▶選択肢考察◀

問 50
○ a　サベイラインの記載により鉤腕の走行が決定される。
× b　鉤尖部の位置はアンダーカットゲージを用いて決定する。
× c　隣接面板の幅はガイドプレーンの形態に依存する。
× d　ビーディングは上顎大連結子に設定され、サベイングとは無関係である。
○ e　アンダーカットの領域は、サベイラインとブロックアウトラインにより決定される。

問 51
× a　アは、アナライジングロッドであり、サベイラインを記載する前に使用する。
○ b　イは、アンダーカットゲージであり、サベイラインとブロックアウトラインを記載した直後に使用する。
× c　ウは、シースで、サベイラインを記載する際に使用する。
× d、e　エはテーパーツール、オはワックストリマーで、どちらもワックスアップへのガイドプレーンの形成に使用する。

▶正　解◀　問 50　**a、e**
　　　　　問 51　**b**

▶要　点◀
● サベイングに使用するインスツルメントと用途

アナライジングロッド	・着脱方向の決定 ・着脱方向線の記載 ・アンダーカットの程度の診査（測定は行えない） ・支台歯の平行性の診査
カーボンマーカーとシース（鞘）	・等高線の描記 ・サベイライン・ブロックアウトラインの描記
アンダーカットゲージ	・アンダーカット量の測定 ・鉤尖の位置決定
ワックストリマー	・ワックスアップへのガイドプレーンの形成 ・模型上に築盛したブロックアウト材の形態修正
テーパーツール	・ワックスアップへのガイドプレーンの形成 ・模型上に築盛したブロックアウト材の形態修正

MEMO

Complete⁺ EX 第118回歯科国試解説

歯科医学各論Ⅰ：成長発育に関連した疾患・病態

52 12歳の男児。歯の変色を主訴として来院した。萌出時は問題なかったが、次第に気になってきたという。初診時の口腔内写真（**別冊** No. 13）を別に示す。
変色の原因特定のために確認するのはどれか。1つ選べ。
　a　外傷の既往
　b　離乳の時期
　c　口呼吸の有無
　d　常用薬の有無
　e　摂取飲料の嗜好

▶正解へのアプローチ◀

年齢・性別：12歳の男児
主　訴：歯の変色
現病歴：萌出時は問題がなかったが、次第に気になってきた。
画像診断：2 1｜1 2 の歯頸部、3｜3 唇面、4｜頬側面などに、白濁を認める。上下顎歯肉は全体的に歯肉炎が生じており、口腔清掃不良が推測される。
診　断：口腔清掃不良による歯の脱灰

▶選択肢考察◀

　3｜3 の唇面の白濁は、萌出時は問題なかったと記載されているため、先天的なエナメル質形成不全は除外できる。また、上下顎全体に白濁が存在していることから、外傷によるエナメル質形成不全も考えにくい。従って、口腔清掃不良による歯の脱灰の可能性が高い。
×a　歯頸部の白濁は、外傷で生じることは考えられない。
×b　離乳の遅れによって、特に上顎唇面に白濁が生じるのは乳歯であり、本症例の当該歯は永久歯である。
×c　口呼吸そのものが、歯の白濁の原因にはならない。
×d　常用薬で歯の白濁が生じることはない。
○e　摂取飲料により、酸蝕症を発症している可能性があるため確認する必要がある。

▶正　解◀　e

No. 13

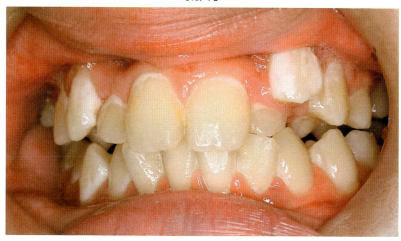

Complete+ EX 第118回歯科国試解説

歯科医学総論Ⅰ：保健・医療と健康増進

53 高齢者の転倒で骨折頻度が最も高いのはどれか。1つ選べ。
 a 鼻骨
 b 下顎骨
 c 肩甲骨
 d 大腿骨
 e 尾骨

▶選択肢考察◀

×a、b、c、e、〇d　高齢者の転倒で骨折頻度が最も高い部位は、大腿骨頸部である。高齢者に多い骨折は、大腿骨頸部骨折以外に脊椎圧迫骨折、前腕骨遠位端骨折、上腕骨頸部骨折があげられる。

▶正　解◀　**d**

Complete⁺ EX 第118回歯科国試解説

歯科医学各論Ⅰ：成長発育に関連した疾患・病態

54 片側性唇顎口蓋裂の裂隙閉鎖後に生じやすいのはどれか。**3つ選べ。**
 a 浅い口蓋
 b 上顎骨の過成長
 c 上顎切歯の舌側傾斜
 d 上顎歯列弓幅径の開大
 e 上下顎歯列正中線の不一致

▶選択肢考察◀
○a 手術の影響により、上顎骨は発育抑制の傾向があり、浅い口蓋（低口蓋）がみられやすい。
×b 片側性唇顎口蓋裂の手術瘢痕などにより、上顎骨の発育抑制が生じやすい。
○c、e 片側性唇顎口蓋裂の患児は、披裂側の側切歯が欠如していることが多い。口蓋形成術による上顎の発育抑制傾向も併せて、上顎切歯の舌側傾斜、上顎正中線のずれが生じやすい。
×d 片側性唇顎口蓋裂の裂隙閉鎖後に上顎歯列弓幅径は狭小化することはあるが、開大は考えられない。

▶正 解◀ a、c、e

歯科医学各論Ⅰ：成長発育に関連した疾患・病態

55 16歳の女子。顔の歪みを主訴として来院した。出生時に先天性疾患の診断を受けている。2̲|、|5̲ に欠如歯を認める。Arch length discrepancy は上顎−5mm、下顎−2mm であった。重度の顔面非対称と診断し、外科的矯正治療を行うこととした。上顎は Le Fort Ⅰ型骨切り術で咬合平面の傾きを是正し、下顎は右側に下顎枝矢状分割術、左側に骨延長術を行う予定とした。初診時の顔面写真（別冊 No. 14 A）、口腔内写真（別冊 No. 14 B）及び 3D-CT（別冊 No. 14 C）を別に示す。セファロ分析の結果を図に示す。

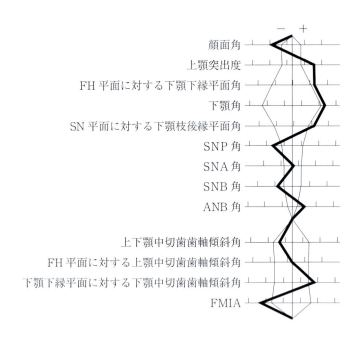

術前矯正治療で行うのはどれか。2つ選べ。
a 下顎右側臼歯の挺出
b 下顎左側臼歯の頰側傾斜
c 上顎右側臼歯の舌側傾斜
d 非抜歯による歯列のレベリング
e |4̲、|5̲ の抜歯による歯列のレベリング

No. 14

A

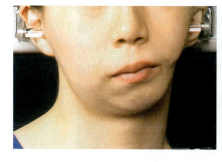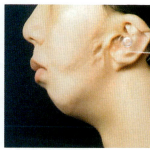

B

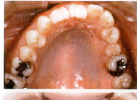
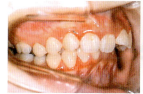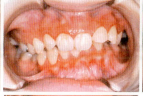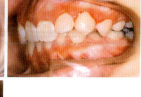
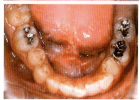

Complete⁺ EX 第118回歯科国試解説

C

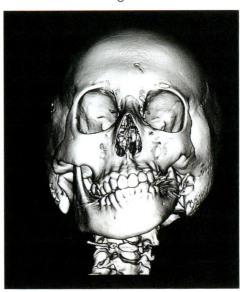

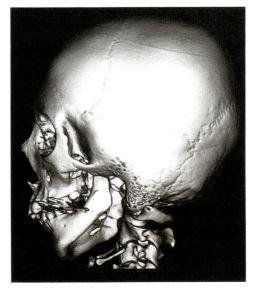

▌正解へのアプローチ▐

年齢・性別：16歳（晩期成長期）の女子
主　訴：顔の歪み
セファロ分析：骨格性の分析→SNA角は標準偏差内である。SNB角、SNP角が小さい。ANB角が大きい。上顎突出度は大きい。顔面角が小さい。垂直的にはハイアングルである。
　　　　　　　歯性の分析→下顎下縁平面に対する下顎中切歯歯軸傾斜角が大きく、FMIAは小さい。
画像診断：（A）側面写真より下顎の後退を認め、正面写真より下顎の左方偏位を認める。左側外耳奇形を認める。
　　　　　（B）臼歯関係は右側がAngle Ⅱ級、左側はAngle Ⅲ級である。$\frac{2|}{2|5}$ に先天欠如を認める。オーバーバイトは正常より大きい。上下顎共に歯の位置異常を認める。また顎骨が偏位しているため上顎右側臼歯部、下顎左側臼歯部は舌側傾斜し、下顎右側臼歯部、上顎左側臼歯部は頰側傾斜し、デンタルコンペンセーションを認める。
　　　　　（C）左側下顎頭に形態異常を認め、左側外耳道は閉鎖している。上顎咬合平面は左上がりしており、下顎骨は左方偏位している。
主な診断項目：第一第二鰓弓症候群、顎変形症、骨格性Ⅱ級、過蓋咬合、下顎骨左方偏位、正中線の偏位

▌選択肢考察▐

外科的矯正治療における術前矯正は手術後の咬合の安定を目的に行われる。マルチブラケット装置を装着し、歯軸の適正化（デンタルディコンペンセーション）、上下顎歯列弓の不調和の改善を行う。

×a　咬合平面の改善は外科的矯正手術にて行う。
○b　下顎左側臼歯は舌側傾斜しており、デンタルディコンペンセーションのため術前治療で改善を行う。
×c　上顎右側臼歯は舌側傾斜しており、デンタルディコンペンセーションのため頰側傾斜移動する必要がある。
×d、○e　上顎右側側切歯は先天欠如しており、上顎歯列正中を左方移動するため$|4$の抜歯を行う。また、下顎前歯は唇側傾斜しており$\overline{5|}$を抜歯して前歯を舌側移動する。

▌正　解▐　**解なし（採点除外）**

設問の状況設定が不十分で正解が得られないため、採点対象から除外する。

Complete+ EX 第118回歯科国試解説

> **歯科医学総論Ⅴ：診察**
>
> 56　小児の歯科治療時の行動分類（Franklの分類）で2度はどれか。**2つ選べ。**
>   a　拒　否
>   b　号　泣
>   c　慎　重
>   d　躊　躇
>   e　不協力

▶選択肢考察◀

　歯科治療に対する小児の適応度を、初診時に示す行動をもとに4群に分類したものとして、Franklの分類がある。1度および2度に含まれるのは不協力な態度や行動で、3度および4度に含まれるのは協力的な態度や行動である。
×a、b　治療の拒否、号泣は、明らかに負の反応で1度に相当する。
×c　慎重に指示に従う行動は、正の反応で3度に相当する。
○d、e　受診への躊躇、不協力は、負の反応で2度に相当する。

▶正　解◀　**解なし（採点除外）**
問題として適切であるが、受験者レベルでは難しすぎるため、採点対象から除外する。

▶要　点◀
● 小児患者の行動の分類

1度　明らかに負の反応	治療の拒否、号泣、恐がる、あるいはその他の極度の拒否行動を示す明らかな証拠がみられる。
2度　負の反応	受診への躊躇、不協力、何らかの拒否的な態度が示されるが、明らかではない場合である。たとえば不機嫌、引っ込み思案。
3度　正の反応	治療を受けられる。ときには慎重に、また進んで歯科医に従おうとし、歯科医の指示には協力的に従う。
4度　明らかに正の反応	歯科医師との良好なラポールがとられ、歯科的処置に興味を示し、笑いがあり、状況を楽しんでいる。

（Franklら、1962）

Complete⁺ EX 第118回歯科国試解説 A

歯科医学各論Ⅰ：成長発育に関連した疾患・病態

57 乳歯外傷の特徴はどれか。**2つ選べ**。
 a 受傷原因は衝突が最も多い。
 b 受傷年齢は1～3歳に多い。
 c 受傷頻度に性差はみられない。
 d 受傷様式は脱臼より破折が多い。
 e 受傷部位は上顎乳中切歯が最も多い。

▶選択肢考察◀
×a 乳歯の受傷原因は転倒が多く、次いで衝突、転落である。
○b 受傷年齢は1～3歳に多い。
×c 受傷性差として、男児の受傷が女児より多い。
×d 受傷様式は、脱臼や陥入が多い。
○e 受傷の好発部位は上顎乳中切歯が最も多く、7割以上を占める。

▶正　解◀　b、e

Complete⁺ EX 第118回歯科国試解説

歯科医学各論Ⅰ：成長発育に関連した疾患・病態

58 矯正歯科治療中の口腔内写真（**別冊** No. 15）を別に示す。
　上顎右側犬歯根尖部の歯周組織に生じる生体反応の組合せで正しいのはどれか。**2つ選べ。**
　　a　近心側 ──── 血流の亢進
　　b　近心側 ──── 破骨細胞の活性化
　　c　遠心側 ──── 歯根膜の硝子化
　　d　遠心側 ──── マクロファージの出現
　　e　遠心側 ────セメント芽細胞の活性化

▶選択肢考察◀

　上顎右側中切歯と上顎右側犬歯の間にオープンコイルが入っており、上顎右側犬歯は遠心傾斜する力がかかる。このとき根尖部近心側は圧迫側になり、根尖部遠心側は牽引側になる。
×a　近心側は圧迫側であり、血流の亢進は牽引側でおこる。
○b　近心側は圧迫側であり、破骨細胞の活性化がおこる。
×c　遠心側は牽引側であり、歯根膜の硝子化は圧迫側でおこる。
×d　遠心側は牽引側であり、マクロファージの出現は圧迫側でおこる。
○e　遠心側は牽引側であり、セメント芽細胞の活性化がおこる。

▶正　解◀　b、e

▶要　点◀
● 圧迫側、牽引側の生体反応
　【強い歯根膜の圧迫】
　・貧血帯
　・硝子様変性組織の形成
　・穿下性骨吸収
　・変性組織吸収

　【牽引側】
　・歯根膜の伸展・血流の亢進
　・線維芽細胞の増殖、活性化
　・骨芽細胞の増殖、活性化
　・セメント芽細胞の増殖、活性化

　【弱い歯根膜の圧迫】
　・充血帯
　・破骨細胞とマクロファージの出現
　・直接性骨吸収

No. 15

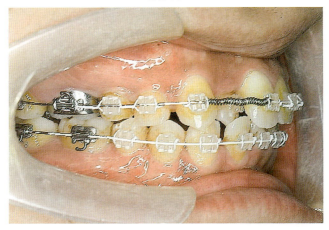

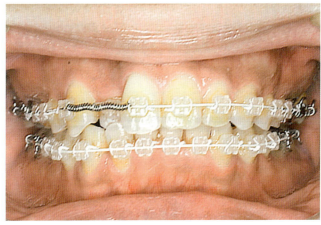

Complete⁺ EX 第118回歯科国試解説

歯科医学総論Ⅱ：正常構造と機能・発生・成長、発達、加齢

59 頸動脈三角に存在するのはどれか。**3つ選べ。**
　　a　舌動脈
　　b　外頸静脈
　　c　頸動脈洞
　　d　上喉頭神経
　　e　顎下リンパ節

▶選択肢考察◀

○a、c　頸動脈三角は、胸鎖乳突筋の前縁と顎二腹筋後腹、肩甲舌骨筋上腹で囲まれた領域である。総頸動脈、内頸静脈、迷走神経、上および中内深頸リンパ節がある。総頸動脈は、この三角内で内頸動脈と外頸動脈とに分岐し、この分岐部には動脈圧受容器である頸動脈洞、化学受容器である頸動脈小体が存在する。また、外頸動脈は、ここでさらに多くの枝（上甲状腺動脈、上行咽頭動脈、舌動脈、顔面動脈）を分岐する。

×b　外頸静脈は、後頭部・頸部の静脈血を集める浅在性の静脈（皮静脈）で、走行に個人差が大きいが概ね胸鎖乳突筋上の皮下を前上方から後下方に斜走し、鎖骨のほぼ中央の上方で内頸静脈や鎖骨下静脈に合流する。頸動脈三角を通過しない。

○d　上喉頭神経は、迷走神経の枝で、頸静脈孔直下にある下神経節から分岐し、上甲状腺動脈などと共に頸動脈三角を前下方に走行し、輪状甲状筋（外枝）や喉頭蓋・喉頭粘膜（内枝）に分布する。

×e　顎下リンパ節は、顎二腹筋前腹および後腹と下顎下縁に囲まれた顎下三角に存在する。

▶正　解◀　**解なし（採点除外）**
選択肢において正解を得ることが困難なため、採点対象から除外する。

要　点

● 前頸三角

　胸鎖乳突筋前縁と下顎下縁、前頸部の正中線に囲まれた領域で、種々の筋によりさらに以下の三角に分けられる。

　①　オトガイ下三角：左右の顎二腹筋の前腹と舌骨体、前頸部の正中線に囲まれた領域で、オトガイ下リンパ節が存在する。

　②　顎下三角：顎二腹筋の前腹および顎二腹筋の後腹と下顎骨下縁に囲まれた領域で、顎下腺と顎下リンパ節が存在し、顔面動脈、顔面静脈、舌下神経、舌神経のそれぞれ一部が通過する。

　③　頸動脈三角：胸鎖乳突筋の前縁と顎二腹筋後腹、肩甲舌骨筋上腹で囲まれた領域で、総頸動脈、内頸静脈、迷走神経が走行し、総頸動脈の内頸動脈と外頸動脈への分岐部、上および中内深頸リンパ節が存在する。また、外頸動脈はこの部で上甲状腺動脈、上行咽頭動脈、舌動脈、顔面動脈を分岐する。

　④　筋三角：胸鎖乳突筋の前縁と肩甲舌骨筋の上腹、舌骨から胸骨までの前頸部の正中線に囲まれた領域で、前頸静脈がほぼ垂直に下行し、舌骨下筋群（胸骨舌骨筋、胸骨甲状筋）、前頸部リンパ節、甲状腺（および副甲状腺）などが存在する。

Complete+ EX 第118回歯科国試解説

> 歯科医学各論Ⅲ：顎・口腔領域の疾患
>
> 60 23歳の女性。下顎右側智歯周囲歯肉の自発痛を主訴として来院した。診察の結果、8̅の抜歯を行うこととした。アドレナリン含有2％リドカイン塩酸塩で浸潤麻酔を行ったところ次第に意識レベルが低下した。このときの手指の写真（**別冊** No. 16）を別に示す。
> 意識レベル低下の原因はどれか。1つ選べ。
> a 脳血管収縮
> b 脈拍数減少
> c 心拍出量減少
> d 血管透過性亢進
> e 副交感神経活動の亢進

正解へのアプローチ

年齢・性別：23歳の女性
主　訴：下顎右側智歯周囲歯肉の自発痛
画像診断：助産師の手つき（carpal spasm）を認める。

選択肢考察

本症例は若年女性に対して浸潤麻酔を行った後、意識レベルが低下し、助産師の手つき（carpal spasm）がみられたことから、過換気症候群である。
○ a 過換気により二酸化炭素が過剰に排泄され、呼吸性アルカローシスの状態を呈する。動脈血二酸化炭素分圧の低下は、脳血管収縮、脳血流量減少を起こし、意識レベルが低下することがある。
× b 過換気により交感神経系が興奮し、脈拍数が増加することがある。
× c 過換気症候群によって、心拍出量が減少することはない。
× d アナフィラキシーショックの場合、血管透過性亢進により喉頭浮腫（上気道浮腫）を起こすが、手指の写真からアレルギー症状を認めない。
× e 血管迷走神経反射の場合、副交感神経活動が亢進し、血圧低下や徐脈、気分不快などの症状を認めるが、写真のような助産師の手つきはみられない。

正　解　a

No. 16

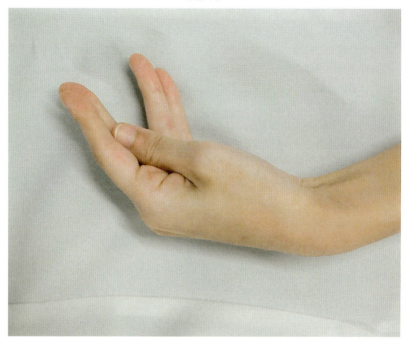

Complete⁺ EX 第118回歯科国試解説

> **歯科医学各論Ⅱ：歯・歯髄・歯周組織の疾患**
>
> 61　24歳の女性。歯の変色を主訴として来院した。数年前から気になっていたという。検査の結果、生活歯の漂白をオフィスブリーチで行うこととした。漂白操作過程の一部の口腔内写真（**別冊** No. 17 A、B、C）を別に示す。
> 　Cで用いた薬剤について正しいのはどれか。**2つ選べ**。
> 　a　光照射する。
> 　b　吸引によって除去する。
> 　c　塗布厚さを7〜8mmとする。
> 　d　歯面を強く擦るように塗布する。
> 　e　歯面を水分で濡らした後に塗布する。

▶正解へのアプローチ◀
年齢・性別：24歳の女性
主　訴：歯の変色
診　断：歯の変色による審美障害

▶選択肢考察◀
　本症例は、オフィスブリーチの過程を示している。Cで用いた薬剤は、赤い色素を含むジェルと35％過酸化水素をシリンジ内で練和し塗布したホワイトニング剤である。
〇a　塗布した薬剤へ光を照射して反応を促進する。
〇b　飛散による周囲組織への傷害を防ぐために、吸引除去する。
×c　厚さは0.5〜1mmに塗布する。
×d　練和した薬剤を歯面に塗布する際、歯面を強く擦る必要はない。
×e　漂白剤が十分な湿潤状態を持っているために、余剰な水分は不要である。

▶正　解◀　**a、b**

▶写真解説◀
（A）歯面全体に研磨清掃を行っている。
（B）歯肉保護レジンを歯肉縁に沿って塗布した状態である。
（C）ホワイトニング剤を0.5〜1.0mmの厚さで歯面に塗布している。

No. 17

A

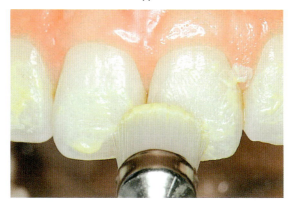

B

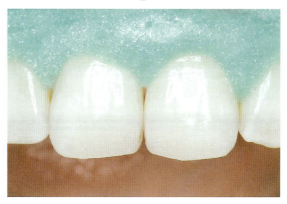

C

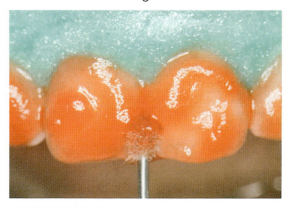

Complete+ EX 第118回歯科国試解説

要 点
● オフィスブリーチの手順

処置準備
- 歯面清掃を行う。

歯肉の保護
- 歯面全体、特に歯肉縁を洗浄した後、十分に乾燥させる。
- 歯肉保護レジンを歯肉上に歯肉縁に沿って塗布する。

漂白剤の塗布
- 漂白剤を0.5〜1.0mmの厚さで歯面に塗布する。
- 塗布後5分間経過した後に光照射する。
- ジェルの飛散を防ぐため、水を使用しないで吸引除去する。
- 歯科用インスツルメントを用いて歯肉保護レジンを除去する。

Complete+ EX 第118回歯科国試解説

歯科医学総論Ⅳ：主要症候

62　閉塞性睡眠時無呼吸症において、睡眠中に舌根が沈下すると生じるのはどれか。1つ選べ。
　　a　覚醒反応
　　b　心拍数の減少
　　c　横隔膜の活動停止
　　d　鼻呼吸流量の増加
　　e　血中酸素飽和度の上昇

選択肢考察
○a、×e　閉塞性睡眠時無呼吸症により睡眠中に舌根沈下が生じると、無呼吸もしくは低呼吸の状態となり、血中酸素飽和度が低下する。血中酸素飽和度が低下した状態が継続すると呼吸再開を伴う覚醒反応が生じる。
×b　閉塞性睡眠時無呼吸症では、低酸素血症の代償により心拍数が上昇する。
×c　閉塞性睡眠時無呼吸症では、睡眠中の舌根沈下により換気障害が生じる。このとき、横隔膜は常に活動し続け、呼吸運動自体は保たれている。
×d　舌根沈下により上気道閉塞が生じるため、口呼吸流量だけでなく鼻呼吸流量も低下する。

正解　a

Complete⁺ EX 第118回歯科国試解説

> **歯科医学各論Ⅰ：成長発育に関連した疾患・病態**
>
> 63　9歳の女児。前歯の歯並びが悪いことを主訴として来院した。初診時の口腔内写真（**別冊** No. 18 A）とエックス線画像（**別冊** No. 18 B）を別に示す。
> 　第一期治療として適切なのはどれか。1つ選べ。
> 　a　C⏋の抜歯
> 　b　⎿C の抜歯
> 　c　⎿4 の抜歯
> 　d　2⎿2 の補綴処置
> 　e　上顎右側臼歯の遠心移動

▶正解へのアプローチ◀

年齢・性別：9歳（成長期）の女児
主　訴：前歯の歯並びが悪い。
画像診断：（A）2⎿2 は矮小歯であり、上顎には正中離開を認める。3⎿3 の萌出が開始しておりHellmanの歯齢はⅢB期である。
　　　　　（B）⎿3 は ⎿2 の歯根に近接している。3⏋は先天欠如している。
主な診断項目：正中離開、2⎿2 矮小歯、3⏋の先天欠如、⎿3 の位置異常

▶選択肢考察◀

×a　後続永久歯がなく乳歯を保存する可能性があるため、C⏋の抜歯は適切でない。
○b　⎿3 は ⎿2 の歯根に近接しているため、⎿C の抜歯を行い萌出誘導を行う。
×c、d　現時点で永久歯の抜歯や補綴処置を行うことは望ましくない。
×e　3⏋は先天欠如しておりスペース不足となることはないため、現時点で臼歯の遠心移動を行う必要はない。

▶正　解◀　b

No. 18
A

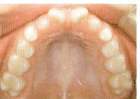
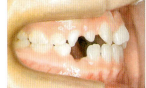
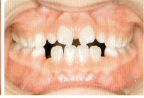
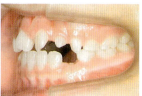
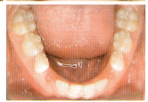

B

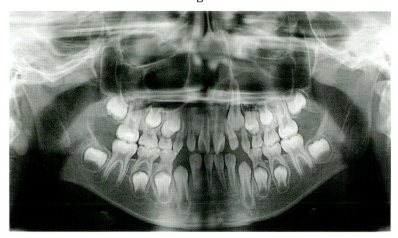

Complete⁺ EX 第118回歯科国試解説

歯科医学各論Ⅱ：歯・歯髄・歯周組織の疾患

64　41歳の女性。上顎左側前歯と小臼歯部の審美不良を主訴として来院した。6か月前から気付いていたがそのままにしていたという。角化歯肉の幅は上顎左側犬歯において1mm程度である。歯周基本治療後の再評価時の口腔内写真（**別冊** No. 19A）とエックス線画像（**別冊** No. 19B）を別に示す。歯周組織検査結果の一部を表に示す。

唇　側*	3	2	3	3	2	3	3	2	③
歯　種		|2			|3			|4
口蓋側*	3	2	3	3	2	3	3	2	3
動揺度**		0			0			0	

　　＊　：プロービング深さ（mm）
　　○印：プロービング時の出血
　　＊＊　：Millerの判定基準

適切な治療法はどれか。1つ選べ。
a　結合組織移植術
b　歯肉剝離搔爬術
c　遊離歯肉移植術
d　両側乳頭弁移動術
e　歯肉弁根尖側移動術

▶正解へのアプローチ◀

年齢・性別：41歳の女性
主　訴：上顎左側前歯と小臼歯部の審美不良
現病歴：6か月前から気付いていた。痛みなどの特記事項はない。
画像診断：|2 3 4 にフェストゥーンを伴う歯肉退縮がみられ、付着歯肉幅が非常に狭い。歯槽骨吸収は軽度である。
診　断：歯肉退縮による審美不良

No. 19

A

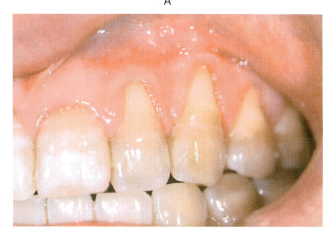

B

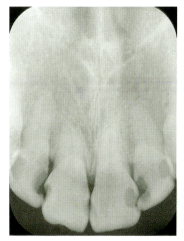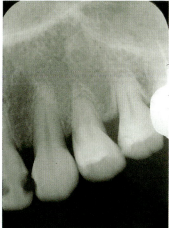

A Complete⁺ EX 第118回歯科国試解説

▶選択肢考察◀

- ○ a 結合組織移植術は、周囲歯肉との色調が調和した歯肉退縮の改善と付着歯肉幅の増大が可能である。
- × b 歯肉剝離掻爬術〈フラップ手術〉は、歯周基本治療後、4 mm 以上の歯周ポケットを改善するために行う。
- × c 遊離歯肉移植術は、歯肉退縮の改善と付着歯肉幅の増大が可能であるが、周囲歯肉との色調調和がとれず審美性が乏しくなる。
- × d 両側乳頭弁移動術は、1歯程度の歯肉退縮の改善が可能であり、付着歯肉幅の拡大はできない。
- × e 歯肉弁根尖側移動術は、付着歯肉幅の拡大と歯周ポケットの改善を目的としているが、歯肉退縮は大きくなる。

▶正　解◀　a

▶写真解説◀

フェストゥーン（歯肉辺縁のロール状の肥厚）を伴う歯肉退縮がみられる。
歯冠乳頭部の軟組織欠損はみられない。

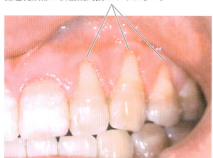

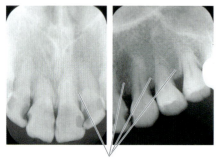

歯間部の著しい骨欠損はみられない。

MEMO

Complete+ EX 第118回歯科国試解説

```
歯科医学総論Ⅵ：検査
```

65 口腔機能低下症の診断のために、口腔清掃状態不良の検査に用いる指標はどれか。1つ選べ。

　　a　PlI〈plaque index〉
　　b　OHI〈oral hygiene index〉
　　c　PCR〈plaque control record〉
　　d　PHP〈patient hygiene performance〉
　　e　TCI〈tongue coating index〉

▶選択肢考察◀
×a、b、c、d　PlI〈plaque index〉やOHI〈oral hygiene index〉、PCR〈plaque control record〉、PHP〈patient hygiene performance〉は、どれも歯面のプラークの付着状態により口腔清掃状態を評価する指標である。これらは、口腔機能低下症の診断項目である「口腔清掃状態不良（口腔不潔）」の評価には用いない。
○e　TCI〈tongue coating index〉は、舌表面に存在する舌苔の付着状態によって、口腔清掃状態を評価する指標である。TCIは、口腔機能低下症の診断項目である「口腔清掃状態不良（口腔不潔）」の評価に用いる。

▶正　解◀　e

▶要　点◀
● 口腔機能低下症の検査項目
　〈口腔内環境の評価〉
　　・口腔清掃状態不良（口腔不潔）
　　・口腔乾燥
　〈個別的機能の評価〉
　　・咬合力低下
　　・舌口唇運動機能低下
　　・低舌圧
　〈総合的機能の評価〉
　　・咀嚼機能低下
　　・嚥下機能低下

歯科医学総論Ⅵ：検査

66 ガドリニウム造影剤の使用に際し、最も注意すべきなのはどれか。1つ選べ。
 a 高血圧
 b 腎障害
 c 糖尿病
 d 間質性肺炎
 e 甲状腺疾患

▶選択肢考察◀
× a、c、e 高血圧、糖尿病、甲状腺疾患はヨード造影剤の使用で注意を要する疾患である。
○ b ガドリニウム造影剤はMRIで使用される造影剤である。造影剤投与数日から数か月後、時に数年後に生じる遅発性有害事象として腎性全身性線維症が知られている。皮膚の結合組織の過形成を特徴とする疾患で、皮膚の腫脹や硬化、疼痛などが生じ、進行すると四肢関節の拘縮を生じることもある。
× d 薬剤による遅発性有害事象として間質性肺炎が生じることがある。抗悪性腫瘍薬（分子標的薬・免疫チェックポイント阻害薬など）、抗リウマチ薬、消炎鎮痛薬や抗菌薬など多数の薬剤が原因となる。

▶正解◀ b

▶要点◀
● 造影剤の有害事象
 多くの場合、投与中〜投与後数分以内に生じる（急性副作用）。代表的な症状としては、皮膚症状、呼吸器症状、循環器症状、アレルギー様症状、アナフィラキシー等があげられる。
 ヨード造影剤：遅発性副作用として投与後1時間〜1週間後に現れる有害事象もある。
 ガドリニウム造影剤：ヨード造影剤と比較して、有害事象が生じる割合は低い。重大な遅発性有害事象として腎性全身性線維症がある。

Complete+ EX 第118回歯科国試解説

歯科医学各論Ⅴ：高齢者等に関連した疾患・病態・予防ならびに歯科診療

67　75歳の男性。下顎左側臼歯部の疼痛を主訴として来院した。3か月前に自覚し、徐々に増悪してきたという。10年前に人工弁置換術を受けており、5年前から血液透析を受けているという。ワルファリンカリウムを服用している。診察の結果、下顎左側第一大臼歯の抜去を行うこととした。初診時の腕の写真（**別冊** No. 20 A）とエックス線画像（**別冊** No. 20 B）を別に示す。

　　適切な対応はどれか。**2つ選べ。**

　　a　PT-INRの確認
　　b　透析翌日の抜歯
　　c　左上腕での血圧測定
　　d　ワルファリンカリウムの休薬指示
　　e　抜歯後からのアモキシシリン水和物投与

▶正解へのアプローチ◀

年齢・性別：75歳の男性
主　訴：下顎左側臼歯部の疼痛
現病歴：3か月前に自覚し、徐々に憎悪してきた。
既往歴：10年前に人工弁置換術、5年前から血液透析を受けている。そのため、ワルファリンカリウムを服用中である。
画像診断：（A）左前腕に血液透析のための内シャント手術がみられる。
　　　　　（B）$\overline{6}$ に歯周炎によると思われる著しい骨吸収像が認められる。
診　断：$\overline{6}$ の慢性歯周炎の憎悪による疼痛

▶選択肢考察◀

○a　抜去のような観血的処置を行う場合には、PT-INRを必ず確認する必要がある。
○b　通常、透析は週3回行われるのが一般的で、全身状態が最も安定する透析翌日に抜歯を行うことが望ましい。
×c　血圧測定は透析シャント手術を受けている左上腕でなく、右上腕で行うのが適切である。
×d　抜去の際はワルファリンカリウムの投与は継続し、確実な局所止血を行う。
×e　抜去後だけでなく抜去前の前投薬も行うことが理想であるが、抗菌薬のほとんどは副作用として腎不全があるため、投薬には十分注意する必要がある。

▶正　解◀　**a、b**

No. 20

A

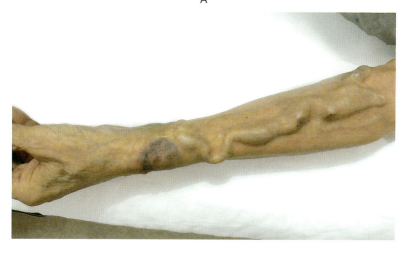

B

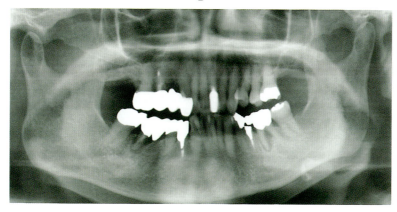

▶要 点◀
　血液透析を受けている患者の観血的処置は、可能な限り縮小するか行わないことが望ましい。

Complete⁺ EX 第118回歯科国試解説

歯科医学各論Ⅰ：成長発育に関連した疾患・病態

68　4歳の女児。上顎右側乳臼歯部の激しい疼痛を主訴として来院した。3か月前にD̲のコンポジットレジンの脱離に気付いていたが、症状がないためそのままにしていたところ、昨晩から痛みが続いているという。D̲に打診痛を認める。初診時の口腔内写真（**別冊** No. 21 A）とエックス線画像（**別冊** No. 21 B）を別に示す。

　　適切な処置はどれか。1つ選べ。
　　a　コンポジットレジン修復
　　b　生活歯髄切断
　　c　抜　髄
　　d　感染根管治療
　　e　抜　歯

▶正解へのアプローチ◀

年齢・性別：4歳の女児
主　訴：上顎右側乳臼歯部の激しい疼痛
現病歴：3か月前にD̲のコンポジットレジンの脱離に気付いていたが、症状がないためそのままにしていた。昨晩から痛みが続き、D̲に打診痛を認める。
画像診断：(A) D̲遠心に隣接面におよぶ実質欠損を認める。
　　　　　(B) D̲齲窩は歯髄腔に近接し、一部露髄を疑う。
診　断：急性全部性歯髄炎
処置方針：抜髄

▶選択肢考察◀

×a　全部性歯髄炎にコンポジットレジン修復を行うと、内圧が高まり症状が悪化する。
×b　全部性歯髄炎では歯根部歯髄にまで炎症が及んでいるため、生活歯髄切断の適応ではない。
○c　昨晩から自発痛が続いていることから、既に全部性の歯髄炎を生じているものと考えられ、抜髄が必要である。
×d　患歯は全部性歯髄炎の状態であり、感染根管治療の適応ではない。
×e　歯周組織に病巣または歯根吸収は見られず、抜歯の適応ではない。

▶正　解◀　c

No. 21

A

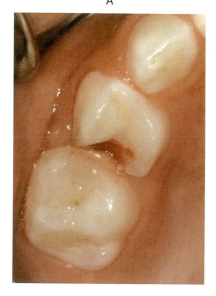

B

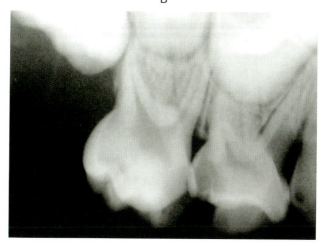

Complete⁺ EX 第118回歯科国試解説

▶要　点
● 歯髄疾患の転帰

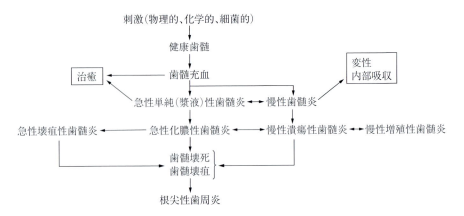

● 主な歯髄疾患と根尖性歯周疾患の臨床診断

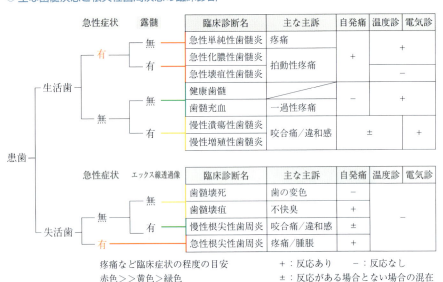

歯科医学各論Ⅰ：成長発育に関連した疾患・病態

69 永久歯列期の正中離開の原因として考えられるのはどれか。**3つ選べ。**
   a　咬爪癖
   b　正中埋伏過剰歯
   c　側切歯の矮小化
   d　乳歯列期の空隙歯列
   e　第二小臼歯の先天欠如

選択肢考察

○a　咬爪癖は口腔習癖の一つで、前歯部で爪を咬むため摩耗や正中離開が生じやすい。

○b、c　正中離開の原因には、正中埋伏過剰歯、側切歯の欠如、側切歯の矮小化、上唇小帯付着異常や他の永久歯の萌出方向異常などが考えられる。

×d、e　乳歯列期の空隙歯列、第二小臼歯の先天欠如は、永久歯列期の正中離開の原因とはならない。

正　解　　a、b、c

Complete+ EX 第118回歯科国試解説

> 歯科医学総論Ⅵ：検査

> 70 顎下部の疼痛を主訴とする患者のエックス線画像（**別冊** No. 22 A、B）を別に示す。
> 追加する画像検査と目的の組合せで正しいのはどれか。1つ選べ。
> a CT ――――――――――― 病変の位置確認
> b PET/CT ――――――――― 転移性腫瘍の診断
> c 超音波検査 ――――――― 血流速度の評価
> d 唾液腺造影撮影 ――――― 唾液腺機能の診断
> e 唾液腺シンチグラフィ ――― 悪性腫瘍の鑑別

▶選択肢考察◀

右側舌下部に不透過像がみられ、顎下腺管内唾石が疑われる。
○a CTを使用し、唾石と解剖学的な構造の三次元的な位置関係を確認する。
×b PET/CTで転移性腫瘍の診断は可能だが、咬合法の画像から転移性腫瘍は考えにくい。
×c 超音波検査により唾石の有無や唾液腺の炎症の評価は可能だが、唾石の位置の評価や手術法の選択においてはCTのほうが有用である。
×d 唾液腺造影撮影では唾石の有無を評価することは可能だが、唾液腺機能の診断は行えない。
×e 咬合法の画像から腫瘍性疾患は考えられない。また、唾液腺シンチグラフィで悪性腫瘍の鑑別は行えない。

▶正 解◀ a

No. 22

A

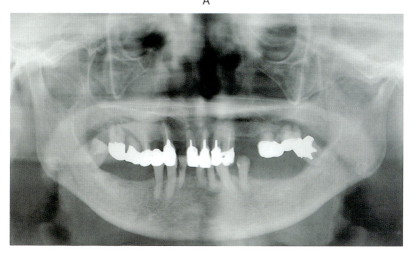

B

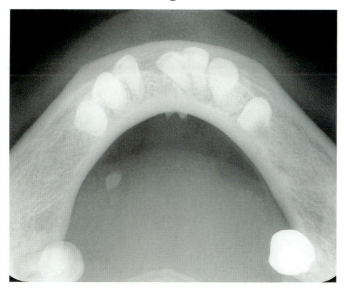

Complete⁺ EX 第118回歯科国試解説

歯科医学総論Ⅲ：病因、病態

71 間葉性歯原性腫瘍の由来はどれか。**2つ選べ**。
　　a　歯　堤
　　b　歯小囊
　　c　歯乳頭
　　d　唇溝堤
　　e　エナメル器

▶選択肢考察◀

　良性歯原性腫瘍は、良性上皮性歯原性腫瘍、良性上皮間葉混合性歯原性腫瘍、良性間葉性歯原性腫瘍に大別されている。歯の発生において、歯胚の上皮性要素をエナメル器、周囲に密集した間葉組織を歯乳頭、さらにそれらを囲む間葉組織を歯小囊という。
×ａ、ｄ、ｅ　歯堤、唇溝堤、エナメル器は、歯胚の上皮性要素である。
○ｂ、ｃ　間葉性歯原性腫瘍は、歯小囊および歯乳頭に由来する。

▶正　解◀　**ｂ、ｃ**

Complete+ EX 第118回歯科国試解説

歯科医学総論Ⅷ：歯科材料と歯科医療機器

72 歯質と歯冠修復材料の機械的性質を表に示す。

材料	ビッカース硬さ (HV)	弾性係数 (GPa)	曲げ強さ (MPa)	破壊靱性値 (MPa・m$^{1/2}$)
ア	68〜70	12〜19	125〜270	N.D.
イ	580〜600	90〜100	360〜440	2.5〜3.0
ウ	1,250〜1,275	200〜250	1,110〜1,272	5.8〜7.7
エ	64〜148	9.6〜18.0	170〜240	N.D.
オ	270〜366	40〜90	80〜90	0.8〜0.9

N.D.：計測値なし

ウはどれか。1つ選べ。
ただし、ア〜オはa〜eのいずれかに該当する。

a 象牙質
b エナメル質
c ジルコニア
d 二ケイ酸リチウム
e コンポジットレジン

▶選択肢考察◀

×a 象牙質は「ア」である。有機質が多いため、硬さや弾性係数が小さい。また、柔らかい材料であるため、破壊靱性が測定不能であると推察される。

×b エナメル質は「イ」である。エナメル質は無機質が多いため、ジルコニア、二ケイ酸リチウムガラスに次ぐ硬さや曲げ強さを有する。

○c ジルコニアは「ウ」である。歯科材料の中で最も大きい硬さの値を示し、破壊靱性も大きくなる。

×d 二ケイ酸リチウムは「オ」である。無機材料の中でジルコニアに次ぐ硬さを有し、ガラスセラミックス特有の低い破壊靱性を有する。

×e コンポジットレジンは「エ」である。有機材料が含有されていることから、弾性係数が比較的小さいのが特徴である。

▶正解◀ c

Complete⁺ EX 第118回歯科国試解説

歯科医学総論Ⅲ：病因、病態

73　早期死体現象はどれか。**2つ選べ。**
　　a　死　斑
　　b　腐敗網
　　c　自家融解
　　d　死体硬直
　　e　皮下出血

▶選択肢考察◀
○a、d　死斑、死体硬直は早期死体現象である。
×b、c　腐敗網、自家融解は晩期死体現象である。
×e　皮下出血は皮下の出血に伴う生体反応で、死体現象ではない。死斑との鑑別が必要である。

▶正　解◀　**a、d**

▶要　点◀
● 早期死体現象・晩期死体現象
- 早期死体現象は、死亡直後から概ね死後2日頃までに死体に生じる変化をいい、臨床的には死の確徴（蘇生行為を行っても無意味）として解される。
- 早期死体現象として、血液就下および死斑、死体硬直（死後硬直）、体温冷却、角膜混濁などがある。
- 晩期死体現象は、死後に死体が分解・崩壊、最終的に白骨化する過程をいい、死後数日後から徐々に進行する。主として腐敗、自家融解、昆虫などの動物による蚕食などによる変化である。

MEMO

Complete⁺ EX 第118回歯科国試解説

歯科医学各論Ⅲ：顎・口腔領域の疾患

74　62歳の男性。上顎右側臼歯部歯肉からの出血を主訴として来院した。2か月前からブラッシング時の出血を自覚していたが、自然に止血するためそのままにしていたところ、昨夜のブラッシング後からの出血が止まらないという。3年前から降圧薬を服用し、3か月前から全身倦怠感を自覚している。体温37.5℃、脈拍100／分、血圧130／88mmHgであった。初診時の口腔内写真（**別冊** No. 23）を別に示す。血液検査の結果を表に示す。

白血球数	：1,400／μL
白血球分画	
好中球	：24％
単球	：2％
リンパ球	：72％
赤血球数	：245万／μL
網赤血球	：0.4％（基準値0.5〜2.0％）
ヘモグロビン	：9.8g／dL
ヘマトクリット	：22.1％
血小板数	：7.7万／μL
MCV	：92fL（基準値80〜100fL）
MCH	：29pg（基準値27〜31pg）
MCHC	：32％（基準値30〜35％）
AST	：42U／L
ALT	：40U／L
PT	：11秒（基準値10〜12秒）
APTT	：34.4秒（基準値24〜39秒）
血漿フィブリノゲン	：288mg／dL（基準値200〜400mg／dL）
CRP	：1.08mg／dL
血清FDP	：4μg／mL（基準値15μg／mL 未満）
Dダイマー	：0.8μg／mL（基準値1.0μg／mL 未満）
血清鉄	：120μg／dL（基準値70〜160μg／dL）
ビタミンB₁₂	：320pg／mL（基準値180〜914pg／mL）

考えられるのはどれか。1つ選べ。

a　再生不良性貧血
b　von Willebrand 病
c　血小板減少性紫斑病
d　発熱性好中球減少症
e　播種性血管内凝固症候群

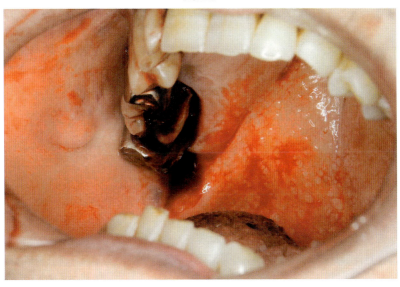

▶正解へのアプローチ◀

年齢・性別：62歳の男性
主　　訴：上顎右側臼歯部歯肉からの出血
現 病 歴：2か月前からブラッシング時の出血を自覚していたが、自然に止血するためそのままにしていたところ、昨夜のブラッシング後からの出血が止まらない。
既 往 歴：3年前から降圧薬を服用し、3か月前から全身倦怠感を自覚している。
現　　症：体温37.5℃、脈拍100／分、血圧130／88mmHg
画像診断：口腔内写真より上顎右側臼歯舌側歯肉部より出血を認める。
血液検査所見：白血球数減少（1,400／μL）、白血球分画で好中球割合低下（24％）、リンパ球割合上昇（72％）、赤血球数減少（245万／μL）、網赤血球割合低下（0.4％）、ヘモグロビン減少（9.8g／dL）、ヘマトクリット低下（22.1％）、血小板数減少（7.7万／μL）、AST・ALT増加（42U／L、40U／L）、CRP増加（1.08mg／dL）。
診　　断：降圧薬の副作用による再生不良性貧血の疑い

Complete+ EX 第118回歯科国試解説

選択肢考察

○ a　チアジド系降圧薬であるトリクロルメチアジドなどの内服による重大な副作用で、再生不良性貧血を生じる可能性があることが、添付文書に記載されている。本症例では、降圧薬を3年前から内服し3か月前から全身倦怠感を自覚しており、止血困難な歯肉出血を認める。また、血液検査所見で汎血球減少を認め、凝固時間が基準値内であることから矛盾がない。

× b　von Willebrand病は、一般に血小板数正常かつAPTT延長を認めるため、本症例の所見と異なる。

× c　血小板減少性紫斑病は、一般に血小板以外の汎血球の減少を認めないため、本症例の所見と異なる。

× d　発熱性好中球減少症は、主に抗悪性腫瘍薬などの内服により生じる副作用であることと、診断基準である「腋窩温37.5℃以上であり、好中球数が500/μL、あるいは1,000/μL未満で48時間以内に500μ/L未満に減少すると予測される状態」に合致せず、発症要因としては考えにくい。

× e　播種性血管内凝固症候群は、一般にPT・APTT延長、血漿フィブリノゲン減少、血清FDP増加、Dダイマー増加を認めるため、本症例の所見と異なる。

正解　a

要点

薬剤によって引き起こされる再生不良性貧血は、本症例のような降圧薬の他にも、クロラムフェニコール、フェニトイン、カルバマゼピンなどでも発症することが知られている。

写真解説

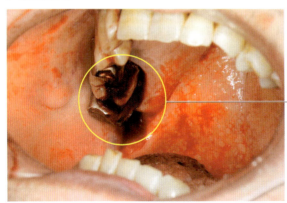

出血部位

歯科医学総論Ⅰ：保健・医療と健康増進

75 費用対効果の最も高い齲蝕予防法はどれか。1つ選べ。
 a　フッ化物洗口
 b　ブラッシング
 c　フロッシング
 d　フッ化物歯面塗布
 e　フッ化物配合歯磨剤の使用

▶選択肢考察◀

　費用対効果とは、予防を行う上に必要とした費用に対して得られた効果を示した指標である。
×a　フッ化物洗口は、集団での応用が可能であるため、費用対効果が高い。しかしながら、集団洗口に用いるフッ化物は医薬品であり、専門家による管理が必要であるため、人的コストを要する。また、フッ化物洗口を実施する際にも、歯磨剤を使用したブラッシングを継続する必要がある。
×b、c　ブラッシングやフロッシングによる歯垢除去は齲蝕予防のエビデンスが乏しいため、費用対効果が低い。
×d　フッ化物歯面塗布は歯科専門家が直接管理して実施する必要があるため、人的コストを要する。
○e　フッ化物配合歯磨剤は集団で応用でき、医薬部外品であるため、歯科専門家の管理を必要とせず、費用対効果が高い。また、フッ化物配合歯磨剤を使用しても費用の上昇は少ない。

▶正　解◀　e

Complete+ EX 第118回歯科国試解説

歯科医学各論Ⅳ：歯質・歯・顎顔面欠損と機能障害

76 右側上顎癌切除後の患者に顎義歯を製作することとした。口腔内写真（**別冊 No. 24**）を別に示す。
顎義歯の製作について正しいのはどれか。**3つ選べ**。
a 栓塞部は充実型とする。
b 右側の咬合を緊密にする。
c 残存顎堤と緊密に適合させる。
d 顎欠損側にも人工歯を排列する。
e 欠損腔のアンダーカットを維持に用いる。

▶選択肢考察◀

上顎悪性腫瘍の術後で、骨欠損により口腔と鼻腔が交通している患者の顎義歯を作製する上で考慮するべきことを問う問題である。
×a 栓塞部は重量を軽量化するため、中空型あるいは天蓋開放型とする。
×b 右側の咬合を緊密にすると、義歯の転覆をもたらしやすくなる。
○c 存在する顎堤と床との適合は、義歯の安定に重要である。
○d 顎堤欠損部への人工歯排列は、審美的にも必要である。
○e 栓塞子の縁に軟質の材料を貼付することにより、アンダーカットを維持源として活用する。

▶正 解◀ c、d、e

▶写真解説◀

無歯顎顎堤であり、右側口蓋穿孔が生じており、口腔と鼻腔が交通している。

No. 24

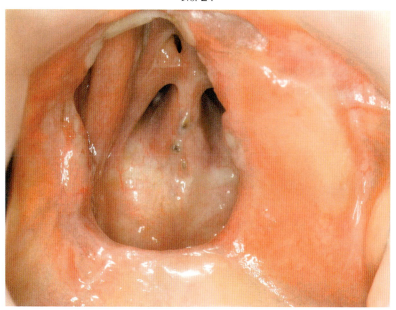

▶要　点◀
- 口蓋穿孔の問題点
  ① 構音・発音障害：話すときに口の中に空気を保つことができず、鼻に漏れる状態。話し言葉が聞きづらく、はっきり聞きとりにくい発声になる。これを特に開鼻声・開鼻音という。
  ② 嚥下障害：口腔内を陰圧にできないことによる嚥下障害、口に含んだ物の鼻腔からの漏れなど。
- 顎義歯の目的：顎顔面領域の実質欠損を補綴処置により回復し、失われた（不足している）機能と見た目を回復する。
- 回復が期待される機能：咬合咀嚼機能障害・嚥下機能障害・構音（発音）障害・口腔鼻腔遮断不全の改善（鼻腔と口腔を分離する）等。ただし、義歯を支える口蓋部の骨に欠損があり、義歯の安定が悪いことから、咬合機能に関しては完全に回復できないことが多い（咬合すると転覆するため）。

131

歯科医学各論Ⅰ：成長発育に関連した疾患・病態

77 22歳の女性。上顎の歯並びが悪いことを主訴として来院した。診断の結果、抜歯を伴うマルチブラケット装置を用いた矯正歯科治療を行うこととした。初診時の顔面写真（**別冊** No. 25 A）、口腔内写真（**別冊** No. 25 B）及びエックス線画像（**別冊** No. 25 C）を別に示す。セファロ分析の結果を図に示す。

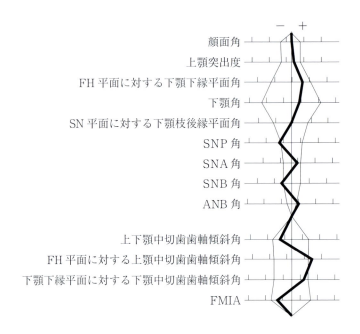

適切な抜歯部位（智歯を除く）はどれか。1つ選べ。

a 2│2
b 4│4
c 5│5
d 4│4 / 4│4
e 5│5 / 4│4

No. 25

A

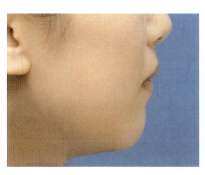

B

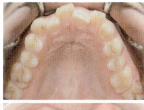

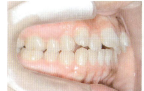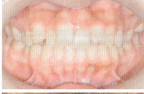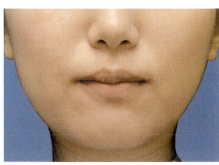

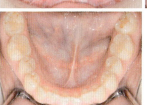

A Complete+ EX 第118回歯科国試解説

C

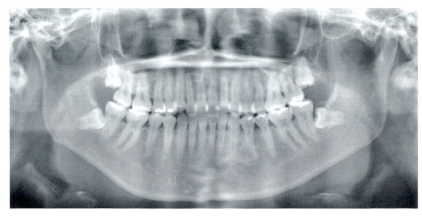

▶正解へのアプローチ◀

年齢・性別：21歳（成人）の女性
主　訴：上顎の歯並びが悪い。
セファロ分析：骨格性の分析→SNA角は標準偏差内である。SNB角、SNP角は小さい。
　　　　　　　　　　　　ANB角が大きい。垂直的な問題は認められない。
　　　　　　歯性の分析→FH平面に対する上顎中切歯歯軸傾斜角が大きい、下顎前
　　　　　　　　　　　　歯の歯軸は標準偏差内である。
画像診断：(A) 口元の突出感は認められず、左右は対称である。
　　　　　(B) 上顎前歯部に叢生を認める。下顎は叢生を認めない。大臼歯関係は両側
　　　　　　　共にAngle Ⅱ級である。
　　　　　(C) 上下顎両側第三大臼歯は埋伏歯である。
主な診断項目：叢生、骨格性Ⅱ級、歯性上顎前突

▶選択肢考察◀

×a、c、d、e、○b　下顎前歯の歯軸は良好で、下顎歯列にアーチレングスディス
クレパンシーを認めないことから、下顎は非抜歯で配列を行う。上顎は前歯部の叢
生と前歯の唇側傾斜を認めるため、4│4 を抜歯し、AngleⅡ級の咬合を目指す。

▶正　解◀　b

Complete+ EX 第118回歯科国試解説

▶要 点◀
● 臼歯関係による代表的な抜歯部位の考え方

Angle Ⅰ級
軽度な叢生、U1L1の唇側位なし　→　非抜歯
重度な叢生、U1L1の唇側位あり　→　4|4 、4̄|4̄ 抜歯

Angle Ⅱ級
U1L1の唇側位なし（軽度なⅡ級）　→　非抜歯
U1の唇側位あり、L1の唇側位なし　→　4|4 抜歯
U1L1の唇側位あり　→　4|4 、5|5 or (4̄|4̄) 抜歯
ANB角が著しく大きい　→　Ope（前歯歯軸により抜歯考慮）

Angle Ⅲ級
U1L1の唇側位なし（軽度なⅢ級）　→　非抜歯
U1の唇側位なし、L1の唇側位あり　→　4̄|4̄ 抜歯
U1L1の唇側位あり　→　5|5 or (4|4) 、4̄|4̄ 抜歯
ANB角が著しく大きい　→　Ope（前歯歯軸により抜歯考慮）

（U1：上顎中切歯　L1：下顎中切歯）

135

歯科医学各論Ⅱ：歯・歯髄・歯周組織の疾患

78 80歳の男性。下顎前歯部の動揺を主訴として来院した。5か月前から自覚し、1か月前から動揺が強くなり、前歯で咬みづらくなったがそのままにしていたという。初診時の口腔内写真（**別冊 No. 26 A**）とエックス線画像（**別冊 No. 26 B**）を別に示す。歯周組織検査結果の一部を表に示す。

舌　側*	③	3	③	3	③	4	④	3	④	3	④	3	④	3	④	3	3
歯　種		3̄			2̄			1̄			1̲			2̲		3̲	
唇　側*	③	3	3	③	3	④	④	3	③	③	③	④	④	③	3	3	4
動揺度**		0			1			1			2			2		1	

*　：プロービング深さ（mm）
○印：プロービング時の出血
**　：Miller の判定基準

適切な対応はどれか。**3つ選べ。**

a　咬合調整
b　暫間固定
c　口腔清掃指導
d　オーラルスクリーンの使用
e　局所薬物配送システム〈LDDS〉

▶正解へのアプローチ◀

年齢・性別：80歳の男性
主　訴：下顎前歯部の動揺
現病歴：5か月前から動揺を自覚し、1か月前から動揺が強くなり、前歯で咬みづらくなった。
画像診断：(A) 上下顎前歯部とも唇側に傾斜している。
　　　　　(B) 下顎前歯部は水平性骨吸収がみられる。
診　断：慢性歯周炎による歯の動揺

No. 26
A

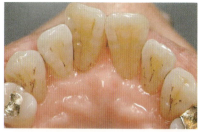
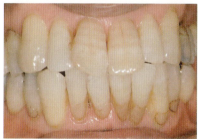
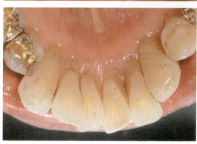

B

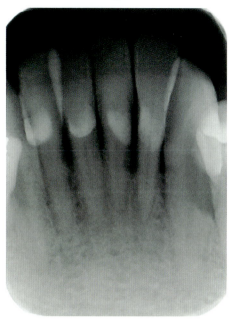

▶選択肢考察◀
○a、b　下顎前歯部は1〜2度の動揺が認められるため、暫間固定し、咬合調整を行う。
○c　BOP（+）の歯周ポケットが認められるため、口腔清掃指導を行う。
×d　オーラルスクリーンは、口呼吸予防のために用いる。
×e　急性炎症症状はみられないため、局所薬物配送システム〈LDDS〉は不要である。

▶正　解◀　**a、b、c**

137

歯科医学各論Ⅲ：顎・口腔領域の疾患

79 24歳の女性。乳歯の残存を主訴として来院した。中学生のころから自覚し、矯正歯科治療を希望した際に精査を勧められたという。歯肉に異常所見はない。初診時のエックス線画像（**別冊** No. 27 A）とCT（**別冊** No. 27 B）を別に示す。
疑われるのはどれか。1つ選べ。
a 大理石骨病
b 骨形成線維腫
c 線維性異形成症
d 慢性硬化性骨髄炎
e セメント質骨性異形成症

No. 27
A

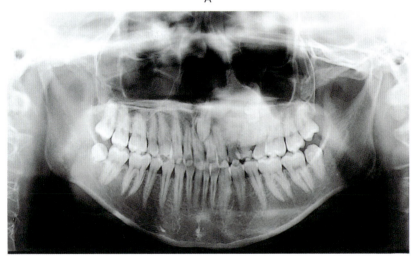

▶正解へのアプローチ◀
年齢・性別：24歳の女性
主　訴：乳歯の残存
診　断：線維性異形成症

A

B

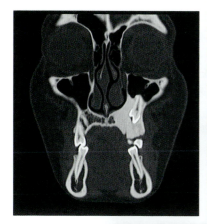
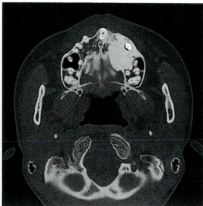
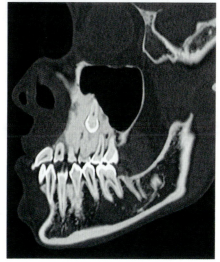

Complete⁺ EX 第118回歯科国試解説

▶選択肢考察◀
- ×a 大理石骨病は、骨全体に硬化性変化を生じる。
- ×b 骨形成線維腫は、境界明瞭なエックス線透過像内に硬組織の形成量に応じた不透過像を認める。
- 〇c すりガラス状の不透過像および骨膨隆を認めるため、線維性異形成症が疑われる。
- ×d 慢性硬化性骨髄炎は、境界不明瞭な不透過像を呈するが、本症例の画像とは所見が異なる。
- ×e セメント質骨性異形成症は、エックス線透過像内に塊状の不透過像を認める。

▶正　解◀　c

▶写真解説◀
（A）上顎左側正中部から第一大臼歯部にかけてやや境界不明瞭な不透過像が認められる。左側上顎洞底は挙上されており、内部はいわゆるすりガラス状を呈している。|3 が正中部付近、|4 が上方に移動し、いずれも埋伏している。
（B）同部にやや境界明瞭な高吸収像が認められ、頬舌的な膨隆および洞底部の挙上がみられる。

Complete⁺ EX 第118回歯科国試解説 A

歯科医学総論Ⅷ：歯科材料と歯科医療機器

80 石膏の硬化が遅延するのはどれか。**2つ選べ。**
    a   混水比の低下
    b   冷水による練和
    c   練和時間の短縮
    d   スラリー液の使用
    e   2%塩化ナトリウム水溶液の使用

▶**選択肢考察**◀
× a   混水比の低下により、硬化速度は促進（短縮）する。
○ b   冷水による練和で、硬化速度は遅延する。
○ c   練和時間の短縮により、硬化速度は遅延する。
× d   スラリー液の使用は、硬化速度を促進（短縮）させる。
× e   5%までの塩化ナトリウム水溶液の使用は、硬化速度を促進させる。

▶**正　解**◀   **b、c**

▶**要　点**◀
　石膏は混水比を小さくすると、結晶核の間隔が小さくなり針状結晶が緻密になるため硬化時間は短くなる。練和時の練和回数や練和時間を増加させると硬化時間が短くなるが、過度に行うと逆効果になる。また少量の二水石膏を半水石膏に添加すると、結晶核が増加するため、硬化時間は著明に速くなる。水温が高くなると反応速度は増加する一方で、半水石膏の溶解度は減少する。従って、硬化時間は10℃～40℃付近までの水温であれば短くなるが、それ以上では長くなる。

Complete⁺ EX 第118回歯科国試解説

> **歯科医学各論Ⅱ：歯・歯髄・歯周組織の疾患**
>
> 81 10歳の女児。上顎左側第一大臼歯の摂食時の違和感を主訴として来院した。1か月前から自覚していたが、痛みがないためそのままにしていたという。誘発痛はなく歯髄電気診に生活反応を示した。検査の結果、従来型グラスアイオノマーセメント修復を行うこととした。初診時の口腔内写真（**別冊** No. 28 A）とエックス線画像（**別冊** No. 28 B）を別に示す。
> 　窩洞形態で正しいのはどれか。1つ選べ。
> 　a　起始点の付与
> 　b　咬頭隆線の保存
> 　c　窩底部凹凸の整理
> 　d　アンダーカットの付与
> 　e　ラウンドベベルの付与

▶正解へのアプローチ◀

年齢・性別：10歳の女児
主　訴：6⏌の摂食時の違和感
現病歴：1か月前から自覚していたが、痛みがないためそのままにしていた。
画像診断：（A）6⏌咬合面に着色と浅い欠損が見られる。
　　　　　（B）6⏌咬合面に齲蝕様の透過像がみられ、歯髄腔との近接は認められない。

▶選択肢考察◀

×a　起始点は最初の金箔を窩底隅角に填塞して、填塞のきっかけとする手法であり直接金修復に用いる。
○b　咬頭隆線の保存は、初期齲蝕の修復の基本である。
×c、d　窩底部の凹凸の整理、アンダーカットの付与は、グラスアイオノマーセメント修復に用いられない。
×e　ラウンドベベルは接着性材料を適用する窩洞のエナメル質窩縁の保護のために、ラウンド状のダイヤモンドポイントを用いて、コンケイブ状の填塞を行う手法であり、コンポジットレジン修復で用いられる。

▶正　解◀　b

No. 28

A

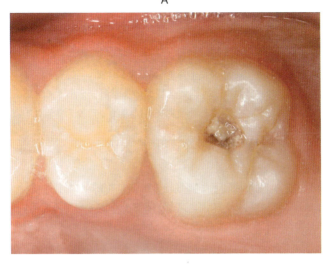

B

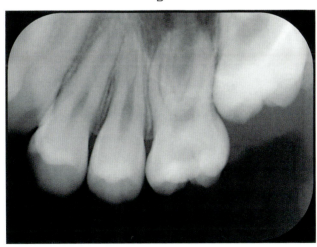

Complete+ EX 第118回歯科国試解説

> 歯科医学総論Ⅷ：歯科材料と歯科医療機器
>
> **82** Gracey型キュレットの操作法で正しいのはどれか。**2つ選べ。**
>   a ハンドルを執筆状に把持する。
>   b 歯根面へのフェイスの接触角を30度にする。
>   c 第1シャンクと歯軸のなす角度を70度にする。
>   d ポケット挿入時はフェイスと歯根面のなす角度を小さくする。
>   e カッティングエッジ中央部を歯根面に適合してストロークする。

▶選択肢考察◀
○a　ハンドルは、第1指、第2指、第3指の指先で執筆状に把持する。
×b、c　Gracey型キュレットは、オフセットブレードを有するため、第1シャンクと歯軸を平行にして操作することで、歯根面へのフェイスの接触角が70度となる。
○d　ポケット挿入時はフェイス（内面）と歯根面のなす角度を小さくすることで、歯周ポケット内面を傷つけないように設計されている。
×e　カッティングエッジ先端を歯根面に適合してストロークする。

▶正　解◀　**a、d**

▶要　点◀
　Gracey型キュレットは、刃部（シャンク）の先端が丸く片刃である。第1シャンクに対してフェイスが70度に傾斜するオフセットブレードを有する手用スケーラーである。全歯面に適合できるよう、部位特異的な設計がなされており、形と角度が異なる14種類がある。

歯科医学各論Ⅳ：歯質・歯・顎顔面欠損と機能障害

83 診断用ワックスアップが役立つのはどれか。**すべて選べ。**
 a 治療計画の立案
 b 支台歯の動揺度の確認
 c 最終補綴装置の色調の模索
 d 患者とのコミュニケーションの円滑化
 e プロビジョナルレストレーションの製作

▶選択肢考察◀
　診断用ワックスアップは、研究用模型上で今後の治療計画を立案するために模型上にワックスにて歯の形態や咬合関係を再現する作業である。
○a　治療計画の立案は、診断用ワックスアップの主な目的である。
×b　支台歯の動揺度の確認は、口腔内で行う。
×c　最終補綴装置の色調の模索は、シェードガイドで行う。
○d、e　患者とのコミュニケーションの円滑化およびプロビジョナルレストレーションの製作に役立つ。

▶正　解◀　a、d、e

▶要　点◀
● 診断用ワックスアップ
- 患者との治療のシミュレーションに使用する。
- 技工士との連携に使用する。
- 咬合や機能的問題の確認を行う。
- シリコーンコアを採得することで、支台歯形成量を確認することができる。
- シリコーンコアを採得することで、プロビジョナルレストレーションの製作に役立つ。

Complete⁺ EX 第118回歯科国試解説

歯科医学各論Ⅳ：歯質・歯・顎顔面欠損と機能障害

84　76歳の女性。義歯の維持安定不良を主訴として来院した。診察の結果、全部床義歯を新製することとした。ある術式の過程の一部の写真（**別冊** No. 29）を別に示す。
　　この術式で決定されるのはどれか。**2つ選べ。**
　　a　舌房の範囲
　　b　水平的顎間関係
　　c　義歯床後縁の位置
　　d　義歯床研磨面の形態
　　e　前歯部人工歯の形態

▶正解へのアプローチ◀
年齢・性別：76歳の女性
主　　訴：義歯の維持安定不良
画像診断：フレンジテクニックの手順を示している。トーチや温水を用いて青色のソフトプレートワックスを軟化させたのち、口腔内に挿入して機能運動を行わせる。

▶選択肢考察◀
○a、d　フレンジテクニックは、ニュートラルゾーンテクニックともいう。義歯の外側に存在する口唇・頰からの圧と、義歯の内側に存在する舌からの圧が均衡になるニュートラルゾーン（筋圧中立帯）に義歯床と人工歯を配置するため、青色のソフトプレートワックスを用いて機能運動を行わせる。この操作により、義歯床と人工歯を配置するべき位置が判明するとともに、義歯床の研磨面形態も決定される。
×b、c、e　水平的顎間関係、義歯床後縁の位置、前歯部人工歯の形態はこの術式と関係しない。

▶正　解◀　**a、d**

Complete⁺ EX 第118回歯科国試解説 A

No. 29

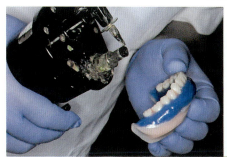

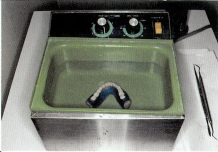

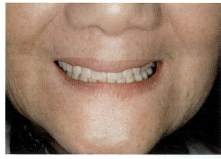

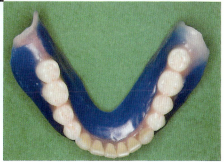

Complete⁺ EX 第118回歯科国試解説

歯科医学総論Ⅱ：正常構造と機能・発生・成長、発達、加齢

85 定型発達児の情動で、「心配」が出現する時期に分化するのはどれか。2つ選べ。
 a 愛　情
 b 怒　り
 c 失　望
 d 嫉　妬
 e 不満足

▶選択肢考察◀

「心配」が出現するのは5歳ころである。5歳までに主要な情動が出現する。
× a　8か月ころから大人に対する相互的な愛情を示すようになり、1歳ころになると自発的な大人に対する愛情が出現する。
× b　4か月ころから怒りが出現する。
○ c、e　失望、不満足は神経系が発達する5歳ころに分化する。
× d　1歳6か月ころから嫉妬が出現する。

▶正　解◀　c、e

要 点
◉ 運動、情緒、言語の発達状況

	運 動	情 緒	言 語
3か月	首がすわる	快、不快の分化	喃 語
6か月	寝返り	怒り、恐れの分化	
7か月	おすわり		
9か月	つかまり立ち		
1 歳	ひとり立ち	愛情、得意の分化	1語文
1歳2か月	ひとり歩き		
1歳6か月		予期しないものへの不安	
2 歳	歩行の熟達	喜びの分化	2語文
2歳6か月			時称、主文、従属文
3 歳	階段の昇り降りができる ボタンをかける 三輪車に乗る	第1次反抗期	約1,000語 説明ができる
5 歳	両足で交互にはねる	想像物への恐れ	理由をたずねる
6 歳		想像物への恐れが増す 自分を抑えることができる	

Complete⁺ EX 第118回歯科国試解説

歯科医学各論Ⅳ：歯質・歯・顎顔面欠損と機能障害

86　47歳の女性。上顎左側側切歯の欠損による審美不良を主訴として来院した。診察の結果、ブリッジによる補綴処置を行うこととした。完成したブリッジの写真（**別冊** No. 30 A）、装着直前に行ったある操作の写真（**別冊** No. 30 B）及びブリッジ装着後の口腔内写真（**別冊** No. 30 C）を別に示す。
　　Bの操作直後にブリッジに対して行うのはどれか。1つ選べ。
　　a　研　磨
　　b　咬合調整
　　c　隣接面接触調整
　　d　リン酸エッチング
　　e　メタルプライマーの塗布

▶正解へのアプローチ◀

年齢・性別：47歳の女性
主　訴：|2 の欠損による審美障害
画像診断：（A）作業用模型上に接着ブリッジが製作されている。
　　　　　（B）アルミナサンドブラスト処理が行われている。

▶選択肢考察◀

　Bからアルミナサンドブラスト処理が行われていることがわかる。次に行うのはメタルプライマー処理である。使用金属が金銀パラジウム合金のような貴金属である場合は、硫黄含有モノマーのVBATDT、10 - MDDT、MTU - 6などを使用し、Co - Crなどの非貴金属合金である場合は、各種酸性モノマーを使用する。
× a　接着操作に移行しているため、研磨はすでに終了している。
× b　咬合調整はすでに終了している。
× c　接着ブリッジであるため、隣接面の接触調整は行えない。
× d　リン酸エッチング処理は歯面に対して行う。
○ e　アルミナサンドブラスト処理後はメタルプライマー処理を行い、その後、接着性レジンセメントにて接着する。

▶正解◀　e

No. 30

A

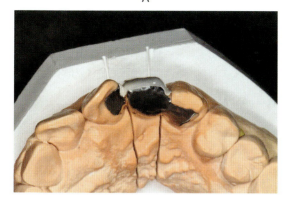

B

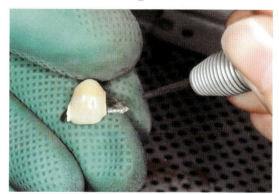

C

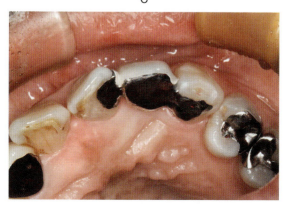

Complete⁺ EX 第118回歯科国試解説

▶要 点◀
◉ 接着ブリッジの特徴
- 支台歯は生活歯である。
- 舌側面を形成し、接着性レジンセメントにて装着する。
- 前歯部の場合はコの字に形成し、臼歯部の場合はL字、D字形成をする。
- エナメル質のみ限局して切削するため、浸潤麻酔は原則不要である。
- 歯肉縁上にフィニッシュラインを設定する。

歯科医学各論Ⅲ：顎・口腔領域の疾患

87 CT（**別冊** No. 31）を別に示す。
矢印で示すのはどれか。1つ選べ。
a 静脈石
b 扁桃結石
c 顎下腺管内唾石
d 茎状突起の過長
e 頸動脈の石灰化

No. 31

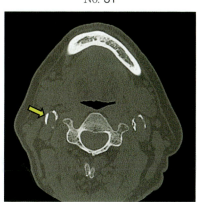

▶選択肢考察◀

矢印で示すのは環状の形態で石灰化物が疑われる。
×a、b、c、d 静脈石、扁桃結石、唾石、茎状突起は、水平断のCT画像において塊状の石灰化物として描出される。また扁桃結石や顎下腺管内唾石は部位が異なる。
○e 動脈壁に沈着した石灰化物が描出されている。

▶正　解◀　e

▶要　点◀

動脈硬化性疾患は、動脈壁にプラークが付着し、動脈壁の硬化・狭窄をきたす疾患である。プラークの一部が剝離し、脳梗塞や虚血性心疾患をきたすリスクが上昇する。動脈硬化の進行によって動脈壁に沈着したプラークに、カルシウムが沈着することによって、動脈の石灰化が見られることがある。頸動脈のほかにも大動脈や冠動脈などにみられる場合もある。

歯科医学各論Ⅰ：成長発育に関連した疾患・病態

88 7歳の男児。前歯の歯並びが悪いことを主訴として来院した。初診時の口腔内写真（**別冊** No. 32 A）、下顎後退位の口腔内写真（**別冊** No. 32 B）及びエックス線画像（**別冊** No. 32 C）を別に示す。セファロ分析の結果を図に示す。

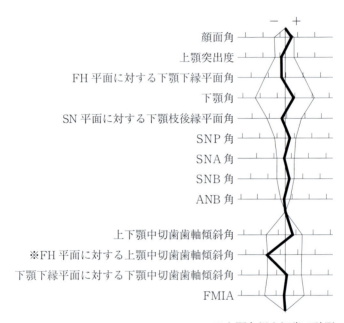

適切な対応はどれか。**3つ選べ**。
a 咬合挙上板の装着
b リンガルアーチの装着
c 上顎左側過剰歯の抜去
d 上顎前方牽引装置の装着
e 上顎右側埋伏過剰歯の抜去

No. 32

A

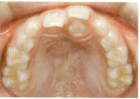
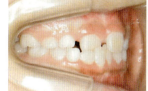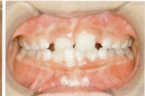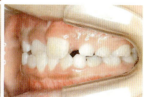
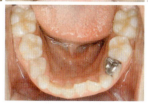

B

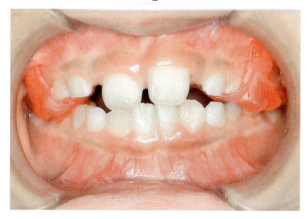

Complete⁺ EX 第118回歯科国試解説

C

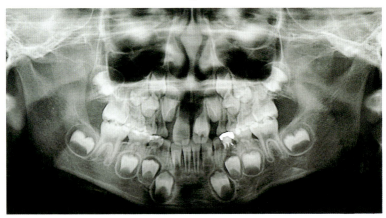

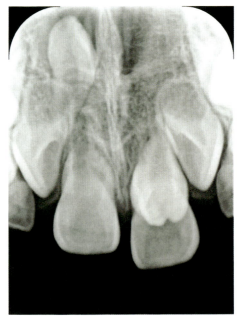

Complete⁺ EX 第118回歯科国試解説 A

▶正解へのアプローチ◀

年齢・性別：7歳（成長期）の男児

主　訴：前歯の歯並びが悪い。

セファロ分析：骨格性の分析→SNA角、SNB角は標準偏差内である。垂直的な問題は認められない。

　　　　　　　歯性の分析→FH平面に対する上顎中切歯歯軸傾斜角が小さい。下顎前歯の歯軸は標準偏差内である。

画像診断：（A）上顎右側中切歯は舌側傾斜しておりクロスバイトを呈している。上顎左側中切歯舌側に過剰歯の萌出を認める。

　　　　　　（B）ファンクショナルワックスバイト法を行っており早期接触を認める。

　　　　　　（C）歯数に異常は認められない。1│1 に過剰歯を認める。

主な診断項目：叢生、クロスバイト、早期接触、過剰歯

▶選択肢考察◀

×a　オーバーバイトは正常範囲であると考えられるため、咬合挙上を行う必要はない。
○b　上顎右側中切歯の舌側傾斜を改善するためにリンガルアーチを装着する。
○c、e　歯の移動の障害にならないよう、過剰歯の抜去を行う。
×d　骨格的な異常を認めないため、上顎前方牽引装置は装着しない。

▶正　解◀　b、c、e

Complete⁺ EX 第118回歯科国試解説

歯科医学各論Ⅳ：歯質・歯・顎顔面欠損と機能障害

89 バーアタッチメントを用いた可撤性インプラント上部構造を製作することとした。口腔内写真（**別冊** No. 33）を別に示す。
オープントレー法の印象操作を実施の順番に並べよ。

解答：①→②→③→④→⑤→印象体の撤去

a　トレーの圧接
b　ヒーリングアバットメントの除去
c　印象用コーピング同士のレジンでの連結
d　印象用コーピング固定用スクリューの除去
e　インプラント体への印象用コーピングの固定

▶選択肢考察◀
a　トレーの圧接は4番目に行う。
b　ヒーリングアバットメントの除去は最初に行う。
c　印象用コーピング同士のレジンでの連結は3番目に行う。
d　印象用コーピング固定用スクリューの除去は5番目に行う
e　インプラント体への印象用コーピングの固定は2番目に行う。

▶正　解◀　①b　②e　③c　④a　⑤d　▶要　点◀参照。

Complete+ EX 第118回歯科国試解説

No. 33

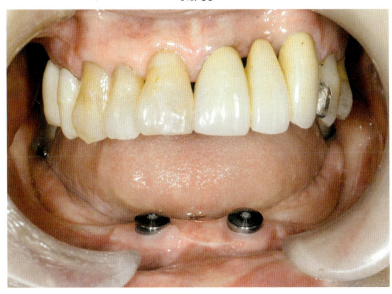

▶要 点◀

　インプラントの印象手順の問題である。以下に、オープントレー法を用いた印象採得の手順を示す。
　①口腔内よりヒーリングアバットメントの除去（b）
　②フィクスチャーにインプレッションコーピングを固定用スクリューにて用いて締結（e）
　　（フィクスチャーが2本以上ある場合はコーピング同士を連結（c））
　③個人トレーの試適
　④個人トレー内面に接着剤の塗布、その後印象材の盛り上げ
　⑤印象トレーの圧接（a）
　⑥完全硬化後に固定用スクリューの撤去（d）
　⑦ピックアップ印象
　⑧ヒーリングアバットメントの復位

　その後、ラボサイドにてインプレッションコーピングにインプラントアナログを装着し、ガム付きシリコーンを注入する。ボクシングを行い、石膏模型を完成させる。

159

Complete⁺ EX 第118回歯科国試解説

> **歯科医学総論Ⅰ：保健・医療と健康増進**
>
> 90 ある地域において、肺癌の死亡率（10万人年あたり）が喫煙者で20、非喫煙者で11であった。
> この地域の肺癌死亡に対する喫煙の寄与危険度（10万人年あたり）を求めよ。
> ただし、小数点以下第2位の数値が得られた場合は四捨五入すること。
>
> 解答： ① . ②
>
> | ① | ② |
> |---|---|
> | 0 | 0 |
> | 1 | 1 |
> | 2 | 2 |
> | 3 | 3 |
> | 4 | 4 |
> | 5 | 5 |
> | 6 | 6 |
> | 7 | 7 |
> | 8 | 8 |
> | 9 | 9 |

▶正解へのアプローチ◀
　本設問では、特定要因のある群での発生頻度は 20/10万人、特定要因の無い群での発生頻度は 11/10万人であるため、寄与危険度は 20/10万人 − 11/10万人 = 9/10万人と算出される。

▶正　解◀　①**9**　②**0**

▶要　点◀
　疾患の特定因子の寄与を表すには、相対危険度や寄与危険度が用いられる。相対危険度は特定要因のある群とない群とでの罹患リスクの比率を示したものであり、寄与危険度は特定の要因による疾病の発生頻度の差を指す。

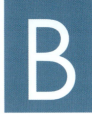

B

必修の基本的事項
歯科医学総論
歯科医学各論

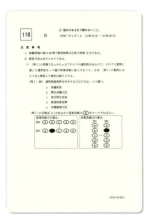

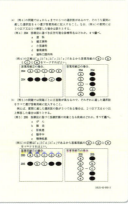

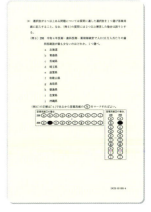

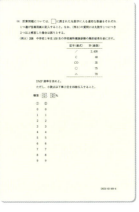

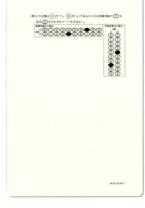

B Complete⁺ EX 第118回歯科国試解説

必修の基本的事項：初期救急

1 一次救命処置〈BLS〉はどれか。1つ選べ。
a 胸骨圧迫
b 静脈路の確保
c 人工呼吸器の使用
d 輪状甲状靱帯切開
e 生体情報モニタ装着

▶選択肢考察◀

○a 一次救命処置〈BLS〉は、突然の心停止に陥った傷病者に対して、特殊な医療器具や医薬品を用いず、胸骨圧迫や気道確保、人工呼吸、自動体外式除細動器〈AED〉による除細動などの救急蘇生を行うことである。

×b、c、e 静脈路の確保、人工呼吸器の使用、生体情報モニタ装着は、二次救命処置〈ALS〉に含まれる。

×d 輪状甲状靱帯切開は、BLS、ALS のいずれにも含まれない。

▶正 解◀ a

Complete⁺ EX 第118回歯科国試解説 **B**

必修の基本的事項：治療の基礎・基本手技

> **2** 連用によって身体依存を生じるのはどれか。1つ選べ。
> a チアラミド塩酸塩
> b リドカイン塩酸塩
> c アセトアミノフェン
> d フェンタニルクエン酸塩
> e ロキソプロフェンナトリウム水和物

▌選択肢考察◀

×a チアラミド塩酸塩は、塩基性非ステロイド性抗炎症薬である。依存性薬物には分類されない。

×b リドカイン塩酸塩は、アミド型局所麻酔薬である。依存性薬物には分類されない。

×c アセトアミノフェンは解熱性鎮痛薬であり、依存性薬物には分類されない。

○d フェンタニルクエン酸塩は、オピオイド系薬物である。麻薬性鎮痛薬に分類される。薬物依存は身体依存と精神依存に大別されるが、すべての依存性薬物が身体依存を形成するわけではない。身体依存はアルコールやオピオイド系薬物、バルビツール酸誘導体、ベンゾジアゼピン誘導体などで形成される。

×e ロキソプロフェンナトリウム水和物は、酸性非ステロイド性抗炎症薬である。依存性薬物には分類されない。

▌正 解◀ d

163

B Complete⁺ EX 第118回歯科国試解説

必修の基本的事項：検査・臨床判断の基本

---

3 エックス線画像で判明せず、MRI で判明する顎関節の症候はどれか。1つ
選べ。

    a   顎関節痛障害

    b   関節円板障害

    c   関節突起骨折

    d   変形性顎関節症

    e   進行性下顎頭吸収

▶選択肢考察◀

× a 顎関節痛障害は、画像検査で診断はできない。触診や機能運動時の疼痛により診
断を行う。

○ b 関節円板の位置を評価するために MRI を行う。関節円板障害の確定診断となる。

× c 関節突起骨折の評価は、エックス線画像もしくは CT で行う。

× d 変形性顎関節症は、エックス線画像で骨変形の評価が可能である。CT もしくは
MRI を行った場合、これが確定診断となる。

× e 進行性下顎頭吸収は、エックス線画像で下顎頭形態の評価が可能である。

▶正　解◀　**b**

MEMO

B Complete⁺ EX 第118回歯科国試解説

必修の基本的事項：検査・臨床判断の基本

> **4** 深部静脈血栓症のリスク評価に用いられるのはどれか。1つ選べ。
>
> a ALP
>
> b BUN
>
> c CRP
>
> d Dダイマー
>
> e γ‐GTP

▶**選択肢考察**◀

　深部静脈血栓症〈DVT〉は、深部静脈系に血栓を生じ静脈閉塞をきたすものをいい、下肢に発生することが多い。下肢においては、血栓症の部位によって膝窩静脈から中枢側の中枢型と末梢側の末梢型に分類される。形成された血栓が原因となり、肺血栓塞栓症〈PTE〉を合併することも少なくない。いわゆるVirchowの3徴［① 血流停滞（長期臥床、長時間の坐位、妊娠など）、② 静脈壁障害（カテーテル留置、手術など）、③ 血液凝固亢進（悪性腫瘍、血栓性素因、ピル服用など）］を成因として生じ、特に長時間の飛行機移動や大規模災害時の「とりあえず避難」に伴う車中泊などを誘因として発症するDVTおよびPTEはエコノミークラス症候群（旅行者血栓症、災害関連DVT）として広く知られている。静脈エコーや造影CTを用いた画像検査が確定診断に用いられる。

×a　ALP（アルカリホスファターゼ）は、主に肝臓（特に胆道系）、小腸、骨に存在する酵素である。肝・胆道系疾患（特に胆汁排泄障害）や骨新生の亢進などを反映して高値を示すため、これらの疾患の指標として評価される。DVTのリスク評価には用いられない。

×b　BUN（尿素窒素）は、蛋白質（アミノ酸）代謝の最終代謝産物である。尿中に排泄される物質であるため、主に腎機能の指標として評価される。DVTのリスク評価には用いられない。

×c　CRP（C反応性蛋白）は、重症感染症などの急性炎症時に炎症性サイトカイン（IL-1やIL-6など）の刺激により肝臓での産生が亢進する急性期蛋白質の1種で、炎症のマーカーとして評価される。DVTのリスク評価には用いられない。

○d　Dダイマーは安定化フィブリンがプラスミンにより分解されたときに生じる分解産物である。二次線溶亢進（血栓形成に伴う線溶の亢進）のマーカーとして用いられる。DVTの診断では画像診断に先立ってスクリーニングとして評価される。また、大規模災害時には避難所における災害関連DVTの予防およびリスク評価を目的に、巡回検診でDダイマー測定が行われることがある。

×e　γ-GTP（γ-グルタミルトランスフェラーゼ）は主に肝細胞のミクロソーム分画や肝臓の胆管系に分布する酵素である。アルコール摂取によりミクロソーム酵素として誘導されるため、肝・胆道系疾患を反映すると共にアルコール性肝障害とそれ以外の肝障害の鑑別に用いられる。DVTのリスク評価には用いられない。

正解　d

要点
● 深部静脈血栓症〈DVT〉の診断手順と治療法選択

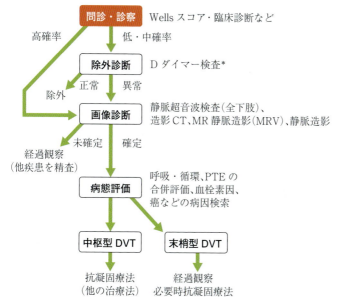

＊：Dダイマーが使用できない場合は画像診断を行う

肺血栓塞栓症および深部静脈血栓症の診断，治療，予防に関するガイドライン（2017年改訂版）、
日本循環器学会などの合同研究班編より引用改変

B Complete⁺ EX 第118回歯科国試解説

必修の基本的事項：主要な疾患と障害の病因・病態

5 正常細胞と比較したがん細胞の特徴はどれか。**2つ選べ。**

a 浸潤能の獲得

b 増殖能の低下

c 遺伝子異常の蓄積

d アポトーシスの促進

e テロメラーゼ活性の低下

▶**選択肢考察**◀

　腫瘍（新生物）とは、身体の構成細胞や組織が種々の要因によって、遺伝子異常を背景に正常な生物学的性格を変え、自律性に不可逆的で過剰な発育を示すものをいう。また、周囲の組織に浸潤したり、遠隔臓器に転移したりして、宿主の生命に重篤な影響を与えるものを悪性腫瘍（がん、悪性新生物）という。

○a　がん細胞は周囲の組織との境界を越え浸潤する性格をもつ。

×b　がん細胞は増殖シグナルの産生を維持すると共に、増殖抑制シグナルを回避することで、増殖能が低下せず、自律的に過剰に増殖する。

○c　がん細胞および腫瘍細胞は正常細胞における遺伝子（ゲノム）異常が蓄積した結果、発生すると考えられている。

×d、e　がん細胞では遺伝子異常の結果、アポトーシスの抑制、テロメラーゼ（テロメアの合成酵素）の活性化がみられ、細胞が不死化する。

▶**正　解**◀　**a、c**

168

▶要 点◀

● がん細胞の性質

① Sustaining proliferative signaling：増殖シグナルの維持

② Evading growth suppressors：増殖抑制の回避

③ Enabling replicative immortality：無制限な複製による不死化

④ Resisting cell death：細胞死への抵抗性

⑤ Angiogenesis：永続的な血管新生

⑥ Activating of invasion and metastasis：浸潤能および転移能の活性化

⑦ Reprogramming energy metabolism：エネルギー代謝のリプログラミング

⑧ Avoiding immune destruction：免疫による攻撃からの逃避

⑨ Tumor-promoting inflammation：炎症の促進（腫瘍誘導性炎症の惹起）

⑩ Genome instability and mutation：ゲノムの不安定化と変異

Hanahan、Weinberg による Hallmarks of Cancer（がんの特質）[2000／2011／2022] に基づく

● がん細胞の生化学的特徴

- アノイキス抵抗性：細胞接着喪失による細胞死の回避
- Warburg 効果：嫌気的解糖の亢進（グルコース取込亢進）
- *Bcl-2* 遺伝子の活性化：アポトーシスの抑制、細胞の不死化
- テロメラーゼの活性化：細胞の不死化
- PD-L1 の高発現：（細胞傷害性）T 細胞の抑制（免疫チェックポイント）
- 血管内皮細胞増殖因子〈VEGF〉の発現亢進：永続的な血管形成、易出血性
  などがある。

B **Complete⁺ EX** 第118回歯科国試解説

必修の基本的事項：検査・臨床判断の基本

> 6 咬頭干渉が検出できるのはどれか。1つ選べ。
> a 嚥下機能検査
> b 構音機能検査
> c 引き抜き試験
> d 歯間離開度検査
> e ゴシックアーチ描記法

▶ **選択肢考察**

× a 嚥下機能検査は機能検査の一つである。スクリーニング検査として反復唾液嚥下テストや水飲みテスト、さらに診断のための嚥下造影検査や嚥下内視鏡検査がある。また口腔機能低下症の評価には EAT‐10 などの質問紙法などが用いられる。

× b 構音機能検査は機能検査の一つで、音声言語による方法やパラトグラムがある。

○ c 引き抜き試験は、上下顎歯の咬合接触の強さを検査する方法である。咬合紙やストリップスを咬ませて引き抜くことで、咬合接触の有無、接触の強さを把握することができる。

× d 歯間離開度検査は、隣接歯間の接触強さをコンタクトゲージを用いて評価する方法である。

× e ゴシックアーチ描記法は、水平的顎位の決定に利用する方法である。

▶ **正 解** ◀ **c**

Complete⁺ EX 第118回歯科国試解説 B

必修の基本的事項：主要な疾患と障害の病因・病態

7 口腔内写真（**別冊** No. 1）を別に示す。
　この歯列弓形態の原因となるのはどれか。1つ選べ。
　a　過剰歯
　b　口呼吸
　c　低位舌
　d　舌突出癖
　e　乳歯早期脱落

No. 1

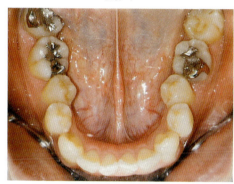

▶選択肢考察◀

　口腔内写真は、7̄+7̄ まで萌出している。7̄6̄|6̄7̄ に歯冠修復がなされていることから、萌出時期の12〜13歳から2〜3年以上経過していると考えられる。5̄|5̄ は舌側に転位しており、舌側への傾斜も認められる。この歯列弓形態の生じる経緯として以下のような状況が考えられる。① Ē|Ē が早期脱落し、6̄|6̄ が近心位に萌出したため、5̄|5̄ がスペースロスから舌側に転位・傾斜して萌出した。② Ē|Ē が重度齲蝕のため早期に抜去され、保隙が適切になされなかった。いずれにしても Ē|Ē の早期脱落が原因と考えられる。

×a、b　過剰歯や口呼吸によって、5̄|5̄ の舌側転位が生じることは考えられない。
×c　低位舌では、舌の形態に沿うように歯列が影響を受けるが、1歯のみ歯列弓から突出するような事はない。
×d　舌突出癖で生じるのは開咬である。
○e　Ē|Ē の早期喪失が原因で鞍状歯列弓の状態になったと考えられる。

▶正　解◀　e

B Complete⁺ EX 第118回歯科国試解説

必修の基本的事項：医と倫理と歯科医師のプロフェッショナリズム

8 医療法で定める都道府県の業務はどれか。1つ選べ。
a 特殊健康診断の実施
b 一般介護予防事業の実施
c 医療費適正化計画の立案
d 終末期医療を担う病院の配置
e 救急医療に関する医療計画の策定

アプローチ》

　医療法は、医療を受ける者による医療に関する適切な選択を支援するために必要な事項、医療の安全を確保するために必要な事項、病院、診療所および助産所の開設・管理整備・広告に関し必要な事項並びに医療提供施設相互間の機能の分担および業務の連携を推進するために必要な事項を定めること等により、医療を受ける者の利益の保護および良質かつ適切な医療を効率的に提供する体制の確保を図り、もって国民の健康の保持に寄与することを目的としている。

▶選択肢考察◀

× a 特殊健康診断は労働安全衛生法に基づいて事業者が実施する。

× b 一般介護予防事業は介護保険法に基づいて市町村が実施する。

× c 医療費適正化計画の立案は高齢者の確保に関する法律に基づいて都道府県が実施する。

× d 終末期医療を担う病院の配置は行政の業務ではない。

○ e 都道府県は、医療連携体制の構築について、医療計画の記載事項として、がん、脳卒中、急性心筋梗塞、糖尿病、精神疾患の5疾患、救急医療、災害時における医療、へき地の医療、周産期医療および小児医療（小児救急医療を含む。）、新興感染症等の感染拡大時における医療の6事業並びに在宅医療に係る医療提供施設相互間の機能の分担及び業務の連携を確保するための体制（医療連携体制）に関する事項を医療計画に定めると医療法において規定される。

▶正　解◀　e

Complete⁺ EX 第118回歯科国試解説 B

必修の基本的事項：主要な症候

9　Angle Ⅱ級 1 類で生じやすいのはどれか。1 つ選べ。

a　下唇の過緊張

b　下顎骨の過成長

c　下顎切歯の破折

d　上顎切歯の舌側傾斜

e　上唇小帯の高位付着

▶選択肢考察◀

○ a　Angle Ⅱ級 1 類は、下顎遠心咬合で上顎前歯の唇側傾斜がみられる。オーバージェットが大きく、上下口唇の閉鎖が困難で口呼吸を伴う。下口唇の過緊張など筋機能の異常がみられることがある。

× b　下顎骨の過成長は、不正咬合の骨格分類第 3 級にみられる。

× c　下顎切歯の破折は、不正咬合の分類とは関係がない。

× d　上顎切歯の舌側傾斜は、Angle Ⅱ級 2 類でみられる。

× e　上唇小帯の高位付着は、正中離開の原因となることがある。

▶正　解◀　a

B

Complete⁺ EX 第118回歯科国試解説

必修の基本的事項：主要な疾患と障害の病因・病態

---

10 Quincke 浮腫の原因はどれか。1つ選べ。

    a 外 傷

    b 貧 血

    c 動脈硬化

    d アレルギー

    e ウイルス感染

▶**選択肢考察**◀

× a、b、c、e 外傷、貧血、動脈硬化、ウイルス感染は、Quincke 浮腫の発症と関係しない。

○ d Quincke 浮腫（血管神経性浮腫）は、限局性・非対称性・深在性に生じる突発性の蕁麻疹と考えられており、口唇や眼瞼に好発し、痒みは伴わないことが多い。非遺伝性のものと遺伝性のものがあり、非遺伝性のものは特発性に生じるもの、寒冷などの物理的刺激や薬剤・食物に対するアレルギー、発汗刺激、ストレスなどが原因となって生じるもの（刺激誘発型）、ブラジキニン起因性に生じるものに大別される。遺伝性のものとして C1-INH 欠損症に伴う補体活性化の亢進により生じるものが知られる。

▶**正　解**◀ **d**

▶**要　点**◀

● **C1 インヒビター〈C1-INH〉欠損症**

- C1-INH は補体インヒビターの1種で、C1r を阻害することで補体活性化の古典経路の制御因子として機能する。

- C1-INH には、C1 阻害のほか、プラスミン、キニン産生酵素、血液凝固因子の Hageman 因子（第XII因子）及び第XI因子を不活化する機能がある。

- C1-INH 欠損症では、C1qrs の活性化に続き C4、C2 の分解促進が生じて補体系が活性化すると共に血管透過性が亢進するため、遺伝性血管神経性浮腫（hereditaryangioneurotic edema〈HAE〉）が生じる。

Complete⁺ EX 第118回歯科国試解説 **B**

必修の基本的事項：医と倫理と歯科医師のプロフェッショナリズム

11 患者の自己決定権の行使を促進するのはどれか。1つ選べ。
- a 医師の裁量権の拡大
- b パターナリズムの推進
- c 医療提供の効率性の確保
- d インフォームド・コンセントの取得
- e コミュニティ・オーガナイゼーションの実践

アプローチ≫

　インフォームド・コンセントとは、判断能力を有する患者が誰にも強制されない状態で十分な医療上の情報公開を受け、それを理解した上で自分自身にとって最善と判断した診療プランに同意することである。患者自身の意思を尊重する手段（自己決定権を行使する手段）としてインフォームド・コンセントがある。

▶選択肢考察◀
- ×a 医師の裁量権とは、医師が患者のために最も有効だと判断した医療行為を医師の判断において実施することができる権利である。
- ×b パターナリズムとは、強い立場にある者が弱い立場の者の意志に反して、弱い立場の者の利益になるというスタンスで、その行動に介入、干渉したりすることである。父権主義などと訳される。パターナリズムと相反するものとしてインフォームド・コンセントの原則がある。
- ×c 患者の自己決定権の行使とは無関係である。
- ○d 患者自身の意思を尊重する手段（自己決定権を行使する手段）としてインフォームド・コンセントがある。
- ×e コミュニティ・オーガナイゼーションとは、コミュニティの中で、その構成メンバーが共通の課題を認識し、その解決に向けて一緒に取り組むプロセスのことである。このプロセスを通じて、コミュニティの中での連帯感が高まり、ソーシャルキャピタルの醸成につながる。

▶正　解◀　d

B Complete⁺ EX 第118回歯科国試解説

必修の基本的事項：人体の発生・成長・発達・加齢

12 1歳を過ぎてもみられる原始反射はどれか。1つ選べ。

a　口唇反射

b　把握反射

c　舌挺出反射

d　Babinski 反射

e　非対称性緊張性頸反射

▶選択肢考察◀

　原始反射とは、新生児がさまざまな刺激に対して無意識的に起こす反応で、生まれつき備わっている反射である。一般的に脳の発達に伴い、生後4〜6か月程度で原始反射は消失していくが、1歳を過ぎてもみられる原始反射もある。

×a　口唇（補足）反射は口唇の触刺激に対して、上下口唇を突出させ、刺激の元を捉えようとする反射で、生後半年程度で消失する。

×b　把握反射には手掌と足底がある。手掌把握反射は生後3〜4か月、足底把握反射は9か月ころに消失する。

×c　舌挺出反射は、固形物が舌に触れると、舌でそれを押し返そうとする反射である。生後4か月程度で消失し、この反射の消失は離乳開始の目安ともされている。

○d　Babinski 反射は足底の外側を踵から指方向に擦ると、親指が反り返り、その他の指は扇状に広がる反射で、1〜2歳ころまでみられることがある。

×e　非対称性緊張性頸反射は仰臥位で顔を一方に向けると、向けた側の手足は伸展し、反対側の手足は屈曲する反射である。一般的に生後3〜6か月程度で消失する。

▶正　解◀　**d**

Complete⁺ EX 第118回歯科国試解説 **B**

必修の基本的事項：社会と歯科医療

13 医療従事者がN95マスクを着用すべき対象疾患はどれか。1つ選べ。
a 結核
b 梅毒
c 淋病
d 破傷風
e マラリア

選択肢考察
　N95マスクを着用する必要があるのは、空気感染予防策である。

○ a　結核は空気感染する。

× b、c　梅毒、淋病は性行為感染する。医療現場においては標準感染予防策にて対応する。

× d　破傷風は破傷風菌（*Clostridium tetani*）とそれが産生するテタノスパスミンが原因で、水平感染（ヒト–ヒト感染）はしないため、医療現場においては標準感染予防策にて対応する。

× e　マラリアはハマダラカを媒介とした感染症で、水平感染（ヒト–ヒト感染）はしないため、医療現場においては標準感染予防策にて対応する。

正　解　**a**

要　点
● 空気感染予防策
- 感染経路別予防策の1つで、標準予防策に加えて対策を実施する。
- 空気感染は、病原体が付着した粒径5μm以下の微小な飛沫核が、感染力を維持したまま空気中を長時間浮遊・拡散し感染が広範に伝播する。
- 対象となる主な病原体は、結核菌、麻疹ウイルス、水痘–帯状疱疹ウイルスである。
- 医療従事者はN95マスクを着用し、ユーザーシールチェックを実施した上で患者対応する。
- 患者にはサージカルマスクを着用させ、移動を制限し、飛沫核の飛散を最小限にする。また、患者を陰圧個室で隔離・管理する必要がある。
- 麻疹および水痘の場合はワクチン接種済みあるいは抗体保有職員が対応することも考慮される。

177

B Complete⁺ EX 第118回歯科国試解説

必修の基本的事項：診察の基本

---

14 高齢者の脱水を疑う臨床所見はどれか。1つ選べ。

    a 徐 脈

    b 血圧上昇

    c 尿量増加

    d 頸静脈怒張

    e 皮膚緊張度低下

▶選択肢考察◀

×a、b　高齢者の脱水では頻脈、血圧低下がみられる。

×c　高齢者の脱水の症状として尿量減少は特に要注意である。

×d　高齢者の脱水では頸静脈の怒張はみられない。

○e　高齢者の脱水では皮膚の緊張度が低下しているため、つまんだ皮膚を離しても、すぐには元の状態に戻らない。

▶正　解◀　**e**

▶要　点◀

　脱水症は、経口摂取不足（嚥下障害も関係する）や発汗などが原因で、体液量が減少・欠乏した状態であり、ほとんどが Na 喪失を伴う。生命維持の観点からも、緊急の補液または水分の経口摂取が優先される。また、脱水が高度でショック状態に陥っている場合は、酸素投与などの処置が必要な場合もある。

178

Complete⁺ EX 第118回歯科国試解説 **B**

必修の基本的事項：治療の基礎・基本手技

15 寒天印象材のゲル化に寄与するのはどれか。1つ選べ。
a 共有結合
b 金属結合
c 配位結合
d 分子間力
e イオン結合

▶**選択肢考察**◀

物質の結合様式には、強固な結合の一次結合と弱い二次結合が存在する。一次結合には、非金属元素同士で電子を共有することで結合するイオン結合、陽イオンと陰イオンの静電引力で結合するイオン結合、金属原子同士の金属結合がある。また、二次結合は分子間力内で働く弱い結合である。例えば、水素結合やファンデルワールス力がこれにあたる。寒天印象材は温度によってゾル-ゲル反応を示す。

× a 共有結合は、シリコーンゴム印象材の硬化機構に寄与する。

× b 金属結合は、合金などの硬化機構に寄与する。

× c 寒天印象材は、配位結合で硬化しない。

○ d 寒天印象材は、加熱により水素結合が切れ、寒天分子が水中で分散しゾル状態になる。冷却により水素結合が再び分子間でおこり、ゲル状態となる。

× e イオン結合は、酸化亜鉛ユージノール印象材などの硬化機構に寄与する。

▶**正 解**◀ **d**

179

B Complete+ EX 第118回歯科国試解説

必修の基本的事項：人体の正常構造・機能

16 健常者で組織から毛細血管内に水分が移動する圧力を生むのはどれか。1つ
選べ。

 a　アルブミン

 b　グルコース

 c　ヒスタミン

 d　フィブリノゲン

 e　ナトリウムイオン

▶選択肢考察◀

○a　血液の浸透圧は主としてNa^+と血液量に依存するが、血漿と間質液では無機イオンの組成は類似している。一方、血漿タンパク質（アルブミン）濃度は、血漿に比べ間質液で少なく、そのため血管をはさんで膠質浸透圧に差が生じる。膠質浸透圧は、血漿と間質液間での体液移動に寄与している。

×b　健常者のグルコース濃度では、水分が移動する浸透圧の差は生じない。

×c　ヒスタミンは肥満細胞から脱顆粒により放出されるケミカルメディエーターで、水分の移動には関与しない。

×d　フィブリノゲンは血液凝固因子であり、水分の移動には関与しない。

×e　血液の浸透圧は、主としてNa^+と血液量に依存するが、血漿と間質液では無機イオンの組成は類似しており、水分が移動するほどの圧力は生じない。

▶正　解◀　**a**

Complete⁺ EX 第118回歯科国試解説 **B**

必修の基本的事項：予防と健康管理・増進

> **17** 労働衛生の３管理における作業管理の目的はどれか。１つ選べ。
> a　有害物の隔離
> b　有害物の除去
> c　有害物侵入の抑制
> d　有害物発生の抑制
> e　有害物による障害の予防

▶選択肢考察◀

× a、b　有害物の隔離や除去は作業環境に関する事項で、作業環境管理に分類される。

○ c　有害物侵入の抑制は作業中での有害物質のばく露の防止であり、作業管理に分類される。

× d　有害物発生の抑制は作業環境に関する事項で、作業環境管理に分類される。

× e　有害物による障害の予防は、健康管理に分類される。

▶正　解◀ **c**

▶要　点◀

◉労働衛生の３管理

1）作業環境管理：作業環境中の有害因子の状態を把握して、良好な状態で管理すること。

2）作業管理：環境を汚染させないような作業方法や、有害要因のばく露や作業負荷を軽減するような作業方法を定めて、適切に実施するように管理すること。

3）健康管理：労働者の健康の状態を健康診断によりチェックし、健康の異常を早期に発見したり、その進行や増悪を防止すること。

181

B Complete⁺ EX 第118回歯科国試解説

必修の基本的事項：検査・臨床判断の基本

---

18 男性での放射線障害で、しきい線量が最も低いのはどれか。1つ選べ。

a 白内障

b 皮膚発赤

c 一時的脱毛

d 一時的不妊

e 造血能低下

▶**選択肢考察**◀

本設問は放射線による男性への影響を聞いている。女性を含めた成人における放射線障害では、白内障、造血能の低下が最も低い線量で生じる組織反応（確定的影響）である。

× a 白内障のしきい線量は、約0.5Gy である。

× b 皮膚発赤のしきい線量は、3〜6Gy である。

× c 一時的脱毛のしきい線量は、約4Gy である。

○ d 精巣に対する一時不妊のしきい線量は、約0.1Gy であり、最も低い。

× e 造血能低下のしきい線量は、約0.5Gy である。

▶**正　解**◀　**d**

問題として適切であるが、受験者レベルでは難しすぎるため、正解した受験者については採点対象に含め、不正解の受験者については採点対象から除外する。

▶**要　点**◀

組織反応（確定的影響）におけるしきい線量とは、被曝した集団のおよそ1％の人に症状が現れる線量と定義されている。100mGy（0.1Gy）よりも低い低線量の被曝は成人または小児においても重篤な反応は起こらない。

Complete⁺ EX 第118回歯科国試解説 B

必修の基本的事項：人体の正常構造・機能

19 エリスロポエチンを最も多く産生するのはどれか。1つ選べ。

　　a　肺

　　b　骨　髄

　　c　心　臓

　　d　腎　臓

　　e　脾　臓

▶選択肢考察◀

×a　肺は呼吸器の一つで、ガス交換に関与する臓器である。

×b　骨髄は、あらゆる血液細胞（赤血球、白血球、血小板など）に分化できる造血幹細胞が存在する造血器官である。

×c　心臓は収縮と弛緩を周期的に繰り返し、血液を排出するポンプの役割をもつ臓器である。心臓から分泌されるホルモンには心房性ナトリウム利尿ペプチドがあり、利尿が促進され循環血液量が減少する。

○d　エリスロポエチンは大部分が腎臓で生成され、一部は肝臓などで生成されるペプチドホルモンである。骨髄の造血幹細胞に作用して赤血球分化を促進させる造血因子である。貧血が高度になると、エリスロポエチン産生が活発化する。一方、エリスロポエチン産生臓器である腎組織に広範囲な崩壊があると、エリスロポエチン産生は低下し貧血の原因となる。

×e　脾臓は造血・リンパ器官で、血液循環路中に介在する血液の濾過装置としての役割がある。また古くなった赤血球が破壊されるとともに、生体防御器官として機能している。

▶正　解◀　**d**

183

B **Complete⁺ EX** 第118回歯科国試解説

必修の基本的事項：診察の基本

20　3歳児の歯科診療における医療面接で正しいのはどれか。**2つ選べ。**
　　a　開放的な環境で行う。
　　b　患児の発育状況を尋ねる。
　　c　開かれた質問を用いない。
　　d　保護者と患児を分離する。
　　e　患児と視線を合わせて会話する。

アプローチ 》》

　小児に対する医療面接では、小児の協力を得られるように、面接者は対応に工夫が必要である。やさしい話しかけや問いかけの導入や代用語を使用した小児に分かりやすい説明、恐怖心を感じない環境、プライバシーへの配慮は患児の不安や緊張の解消に有効である。

　また、医療面接、診療時には、成長に個人差のある小児では治療への協力状態は一概に歴齢では測れないため、協力状態によって対応法を変えることが必要である。また、小児だけでなく保護者からの情報も非常に重要となるので保護者に対しても、内容はわかりやすいように、難しい専門用語などは避けるようにする。

▶選択肢考察◀

×a　プライバシーに十分に配慮し、開放的な場所での面接は避ける。

○b　小児では成長に個人差があるため治療への協力状態は一概に歴齢では測れないため、協力状態によって対応法を変えることが必要である。

×c　小児は勿論のこと、保護者に対しても、わかりやすい言葉で開かれた質問を中心に面接を行う。

×d　十分な情報を得るためには、小児だけでなく、保護者にも協力を得ることが必要である。

○e　医療面接では対象者の属性に関わらず、正面に回り、目線を合わせてから話しかけることが必要である。

▶正　解◀　**b、e**

Complete⁺ EX 第118回歯科国試解説 B

歯科医学各論Ⅲ：顎・口腔領域の疾患

21 疾患と原因療法の組合せで正しいのはどれか。**3つ選べ。**

a 内歯瘻 ——————————— 感染根管治療

b 褥瘡性潰瘍 ——————————— 外科的切除

c 頸部蜂窩織炎 ——————————— アモキシシリン水和物投与

d 口腔扁平苔癬 ——————————— ビタミン B₁₂ 製剤投与

e Ramsay Hunt 症候群 ——————— アシクロビル投与

▶選択肢考察◀

○ a 内歯瘻は根尖性歯周炎の慢性化により、根尖病変から口腔粘膜に形成された交通路である。内歯瘻の原因療法は、感染根管治療である。

× b 褥瘡性潰瘍は、慢性的な機械的刺激により生じる潰瘍をいう。原因療法は、機械的刺激の除去である。

○ c 頸部蜂窩織炎は、化膿性炎症が疎性結合組織の間隙に広がった状態をいう。原因療法は、アモキシシリン水和物等の広域スペクトルの抗菌薬投与である。

× d 口腔扁平苔癬は口腔粘膜にみられる角化を伴う原因不明の慢性炎症性疾患である。ビタミン B₁₂ 製剤投与は原因療法ではない。

○ e Ramsay Hunt 症候群は、顔面神経膝神経節に潜伏感染した VZV が再活性化することにより生じる。原因療法は、VZV に対する抗ウイルス薬（アシクロビル）の投与である。

▶正 解◀ **a、c、e**

185

B Complete⁺ EX 第118回歯科国試解説

歯科医学各論Ⅰ：成長発育に関連した疾患・病態

> **22** 永久歯が生えてこないことを主訴として来院した15歳の女子。初診時の口
> 腔内写真（**別冊** No. 2A）とエックス線画像（**別冊** No. 2B）を別に示す。
>
> 正しい所見はどれか。**3つ選べ。**
>
> a　右側 Angle Ⅱ級の臼歯関係
>
> b　 2| 先天欠如
>
> c　|D 晩期残存
>
> d　|4 5 先天欠如
>
> e　D| 晩期残存

▶正解へのアプローチ◀

年齢・性別：15歳（晩期成長期）の女子

主 訴：永久歯が生えてこない。

画像診断：（A） $\dfrac{4\ 2|2\quad\ \ 5}{5\ \ |\ 4\ 5}$ が認められない。 $\dfrac{\quad|C\ E}{E\ |\ E}$ は晩期残存している。

臼歯関係は右側が Angle Ⅱ級、左側は Angle Ⅰ級を呈している。

（B）埋伏歯は認めず、口腔内所見と同様の部位に欠損を認める。

主な診断項目：多数歯先天欠如、乳歯晩期残存、叢生、過蓋咬合

▶選択肢考察◀

○a、b、d　口腔内写真より、右側 Angle Ⅱ級の臼歯関係であり、 2| の先天欠如、
|4 5 の先天欠如も認められる。

×c、e　|D の晩期残存ではなく、|E の晩期残存がみられる。また、D| の晩期残存で
はなく、E| の晩期残存がみられる。

▶正　解◀　**a、b、d**

No. 2

A

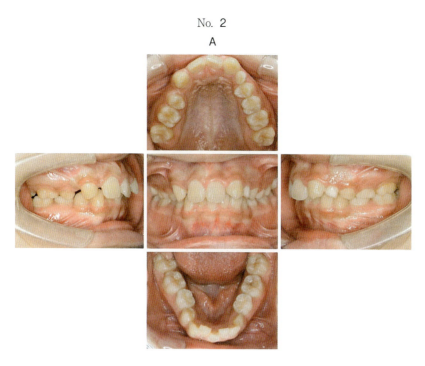

B

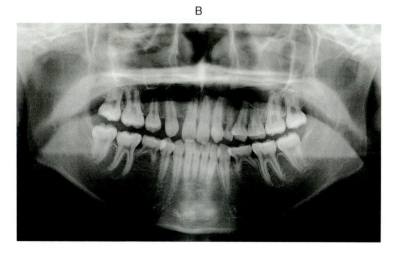

B Complete+ EX 第118回歯科国試解説

歯科医学各論Ⅱ：歯・歯髄・歯周組織の疾患

23 54歳の女性。下顎左側第二大臼歯の動揺を主訴として来院した。1か月前から気付いていたが痛みがないのでそのままにしていたという。初診時の口腔内写真（**別冊** No. 3A）とエックス線画像（**別冊** No. 3B）を別に示す。再評価時の歯周組織検査結果の一部を表に示す。

舌　側*	⑥ 3 4	4 ⑥ ⑨
歯　種	⌐6	⌐7
頬　側*	4 3 4	4 3 4
根分岐部病変**	1度	－
動揺度***	0	1

* ：プロービング深さ（mm）

○印：プロービング時の出血

** ：Lindhe と Nyman の分類（－は根分岐部病変がないことを示す）

*** ：Miller の判定基準

歯周基本治療後、⌐7 に行う治療法で適切なのはどれか。**2つ選べ。**
a GTR法
b 新付着術
c FGF-2製剤の応用
d 歯周ポケット掻爬術
e 歯肉弁根尖側移動術

▶正解へのアプローチ◀

年齢・性別：54歳の女性

主　訴：⌐7 の動揺

現病歴：1か月前に ⌐7 の動揺に気付いていたが、痛みはなかった。

画像診断：⌐7 遠心にBOPを伴う9mmの深い歯周ポケットと垂直性骨吸収がみられる。

診　断：慢性歯周炎

No. 3
A

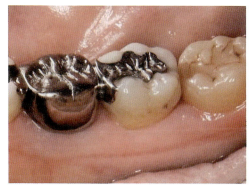

(ミラー像)

B

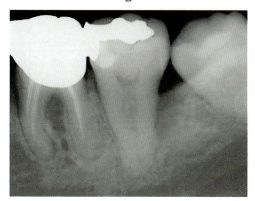

▶選択肢考察◀

- ◯ a 垂直性骨吸収に対して、歯周組織再生療法である GTR 法を行う。
- × b 新付着術は浅い骨縁上ポケットが適応である。
- ◯ c 垂直性骨吸収に対して、歯周組織再生療法として FGF-2 製剤を応用する。
- × d 歯周ポケット掻爬術は、骨縁上ポケットが適応である。
- × e 歯肉弁根尖側移動術は、付着歯肉幅の狭い深い歯周ポケットのある部位が適応である。

▶正 解◀　a、c

▶写真解説◀

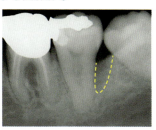

7̄ 遠心に垂直性骨吸収がみられる。

B Complete⁺ EX 第118回歯科国試解説

歯科医学各論Ⅳ：歯質・歯・顎顔面欠損と機能障害

24 部分床義歯の清掃方法で適切なのはどれか。1つ選べ。
a 塩素系漂白剤の使用
b 研磨剤を含む歯磨剤の使用
c 超音波洗浄器と義歯洗浄剤の併用
d 紙やすりによる歯石様沈着物の除去
e 化学的清掃後の義歯用ブラシによる機械的清掃

▶選択肢考察◀
× a 塩素系漂白剤の使用は適切ではない。
× b 研磨剤を含む歯磨剤の使用は、義歯床を傷つけるため使用しない。
○ c 部分床義歯の清掃方法は、超音波洗浄器によって洗浄する機械的清掃と、義歯洗浄剤による化学的清掃を併用する。
× d 歯石様沈着物の除去は酸性溶液を使用する。
× e 化学的清掃は、義歯用ブラシによる機械的清掃後に義歯洗浄剤を用いて行う。

▶正　解◀　c

▶要　点◀
　部分床義歯の清掃方法は、機械的清掃と化学的清掃を行う。部分床義歯はクラスプやバーのような金属の構成要素も含むため、特に食物残渣やプラークを取り除く機械的清掃には注意が必要である。

190

Complete⁺ EX 第118回歯科国試解説 **B**

歯科医学総論Ⅰ：保健・医療と健康増進

---

25 法令に定められた業務を歯科医師が指示できる職種はどれか。**2つ選べ。**
　　a　保健師
　　b　救急救命士
　　c　公認心理師
　　d　作業療法士
　　e　臨床検査技師

アプローチ》》

　医事法制上、医療行為（当該行為を行うに当たり、医師または歯科医師の医学的判断及び技術をもってするのでなければ人体に危害を及ぼし、又は危害を及ぼすおそれのある行為）について、自身の判断により主体的に実施することができるのは原則医師、歯科医師に限定されている。

　それぞれの資格を規定する法令に医師の指示、歯科医師の指示または両方の指示によりその業務を行うことが可能か定められている。

▶選択肢考察◀

○a　保健師とは、保健師助産師看護師法に基づき、厚生労働大臣の免許を受けて、保健師の名称を用いて、保健指導に従事することを業とする者をいう。保健師助産師看護師法では保健師は、傷病者の療養上の指導を行うに当たって主治の医師または歯科医師があるときは、その指示を受けなければならないと規定している。

×b　救急救命士とは、厚生労働大臣の免許を受けて、救急救命士の名称を用いて、医師の指示の下に、救急救命処置を行うことを業とする者をいう。

×c　公認心理師とは、公認心理師法に基づき、公認心理師の名称を用いて、保健医療、福祉、教育その他の分野において、心理学に関する専門的知識及び技術をもって、法に定められた行為を行うことを業とする者をいう。

×d　作業療法士とは、理学療法士及び作業療法士法に基づき、厚生労働大臣の免許を受けて、作業療法士の名称を用いて、医師の指示の下に、作業療法を行なうことを業とする者をいう。

○e　臨床検査技師とは、臨床検査技師等に関する法律に基づき、厚生労働大臣の免許を受けて、臨床検査技師の名称を用いて、医師または歯科医師の指示の下に、微生物学的検査、血清学的検査、血液学的検査、病理学的検査、寄生虫学的検査、生化学的検査及び厚生労働省令で定める生理学的検査を行うことを業とする者をいう。

▶正　解◀　a、e

191

B Complete⁺ EX 第118回歯科国試解説

歯科医学各論Ⅴ：高齢者等に関連した疾患・病態・予防ならびに歯科診療

26 要介護高齢者への歯周治療を行う際に優先するのはどれか。**3つ選べ。**
a 内服薬の確認
b 根面齲蝕の予防
c セルフケアの励行
d 歯周外科治療の実施
e 清掃性の高い口腔内環境の構築

▌選択肢考察▐

歯周病と全身性疾患は密接に関連し、全身疾患を管理する際に歯周治療は重要である。しかし、歯周治療が重大な侵襲となることも考えられる。従って、歯周治療の開始前に、全身疾患や内服薬を医療面接で把握し、万全の体制を整えることが必要である。

○a 歯周治療の開始前に、患者の全身疾患とその合併症、内服薬などの確認を行うことが重要である。

○b 高齢者の歯は、歯肉退縮によって、歯根が露出している頻度が高い。その結果、根面齲蝕が起こりやすいため、根面齲蝕の予防は優先すべき項目である。

×c 要介護の度合いにもよるが、介護度が上がると自身でセルフケアを行うことが困難になる。従って、可能であればセルフケアを行うべきだが、他の選択肢を優先すべきである。

×d 要介護の度合いにもよるが、介護度が上がると患者の歯科治療に耐えられる時間が短くなる。よって、むやみな歯周外科治療の実施は避けるべきである。

○e 要介護高齢者への歯周治療を行うために、清掃性の高い口腔内環境を作り上げることは重要である。

▌正 解▐ **a、b、e**

MEMO

B Complete⁺ EX 第118回歯科国試解説

歯科医学各論Ⅰ：成長発育に関連した疾患・病態

27 10歳の男児。上顎前歯部の疼痛を主訴として来院した。1時間前に転倒し
顔面を強打したという。1⌋の動揺度は1度で軽度の打診痛を認める。初診時
の口腔内写真（**別冊** No. 4A、B）とエックス線画像（**別冊** No. 4C）を別に示す。
　適切な処置はどれか。1つ選べ。
　　a　整復固定
　　b　コンポジットレジン修復
　　c　直接覆髄
　　d　生活歯髄切断
　　e　抜　歯

▶**正解へのアプローチ**◀

年齢・性別：10歳の男児

主　訴：上顎前歯部の疼痛

現病歴：1時間前に転倒し顔面を強打した。1⌋の動揺度は1度で軽度の打診痛を認める。

画像診断：（A）1⌋切縁部に歯冠破折を認める。

　　　　　（B）露髄はみられない。

　　　　　（C）破折線は歯髄腔に達していない。

診　断：転倒による 1⌋の歯冠部破折

▶**選択肢考察**◀

×a　エックス線画像では 1⌋の歯根膜腔が拡大しており亜脱臼が疑われる。しかし、臨
　　床的には動揺度が1度であるため、治療方針として、整復固定は優先されない。

○b　破折部分をコンポジットレジンで修復し予後を観察する。

×c、d　露髄はみられないため、歯髄処置は行わない。

×e　エックス線画像から破折線は歯髄腔に達していないため、抜歯の適応ではない。

▶**正　解**◀　**b**

No. 4
A

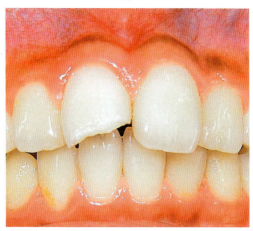

B

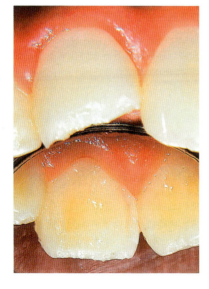

C

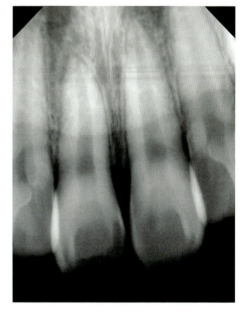

歯科医学各論Ⅴ：高齢者等に関連した疾患・病態・予防ならびに歯科診療

28 片麻痺があり、咽頭残留や誤嚥のリスクが高い摂食嚥下障害患者への食事時の指導で正しいのはどれか。**3つ選べ。**
- a 頸部を健側に向ける。
- b 体幹は健側を下にする。
- c 複数回嚥下を心がける。
- d 液体にはとろみをつける。
- e ペースを早めて食事時間を短くする。

▶**選択肢考察**◀

×a 嚥下時に頸部を回旋することで、回旋側の梨状窩を狭くし、非回旋側の梨状窩に食塊を誘導する。従って、麻痺側である患側に頸部を向けることが望ましい。

○b 通常、体幹が患側に倒れていると、食塊が患側に誘導されやすい。従って、体幹は健側を下にする。

○c 咽頭残留や誤嚥のリスクが高い患者には、複数回の嚥下を行うよう指示することで、肺炎のリスクを軽減させる。

○d 誤嚥のリスクが高い患者には、誤嚥防止のため、液体にとろみを付与することがある。

×e 食事時間は長ければ良いわけではないが、ペースを早めることで誤嚥のリスクが高くなる。

▶**正 解**◀ **b、c、d**

▶**要 点**◀

脳卒中などにより、麻痺が生じ、咽頭残留や誤嚥の危険性がある患者には、食形態を調整し、液体にはとろみをつけるなどの対応を行う。同時に、スクリーニング検査を行い、場合により嚥下造影や嚥下内視鏡検査を併用する。また、摂食嚥下障害の患者には、間接訓練や直接訓練を行うことも重要である。

MEMO

B Complete⁺ EX 第118回歯科国試解説

歯科医学各論Ⅳ：歯質・歯・顎顔面欠損と機能障害

---

29 45歳の男性。下顎右側第一大臼歯欠損による咀嚼困難を主訴として来院した。診察の結果、⑦6⑤ブリッジによる補綴処置を行うこととした。仮着時の口腔内写真（**別冊** No. 5A）と2週後のプラーク染め出し後のブリッジの写真（**別冊** No. 5B）を別に示す。

口腔清掃指導時に特に配慮するのはどれか。**2つ選べ**。

a 洗口剤の使用

b 歯磨剤の薬用成分

c 歯間ブラシのサイズ

d 歯ブラシの毛の材質

e スポンジ状フロスの使用

▶正解へのアプローチ◀

年齢・性別：45歳の男性
主 訴：下顎右側第一大臼歯欠損による咀嚼困難

▶選択肢考察◀

ポンティックは船底型であり、プラーク染め出し液により基底面が染色されている。

×a 洗口剤の使用では、プラークを除去することができない。

×b 磨き残しに対して、歯磨剤の薬用成分は関係ない。

○c、e ポンティック基底面の清掃は、スポンジ状フロス（スレッダー付きフロス）を利用して清掃することが推奨される。また、歯冠形態に適合したサイズの歯間ブラシを使用することで磨き残しが減少する。

×d 歯ブラシの毛の材質は、ポンティック部の磨き残しとは関係ない。

▶正 解◀ **c、e**

No. 5

A

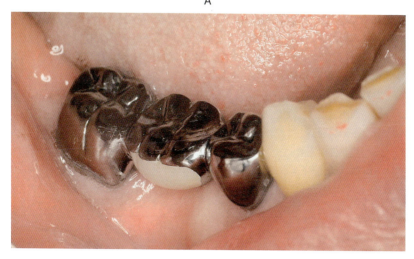

B

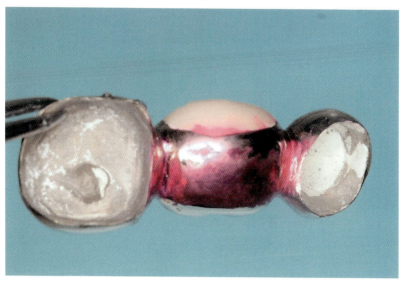

B Complete⁺ EX 第118回歯科国試解説

歯科医学各論Ⅲ：顎・口腔領域の疾患

30 36歳の男性。舌の腫脹を主訴として来院した。6か月前から気付いていたが、痛みがないためそのままにしていたところ、徐々に増大してきたという。初診時の口腔内写真（**別冊** No. 6A）、MRI（**別冊** No. 6B）及び摘出物のH-E染色病理組織像（**別冊** No. 6C）を別に示す。

診断名はどれか。1つ選べ。

a 脂肪腫
b 多形腺腫
c 膿原性肉芽腫
d 血管腫〈静脈奇形〉
e リンパ管腫〈リンパ管奇形〉

No. 6
A

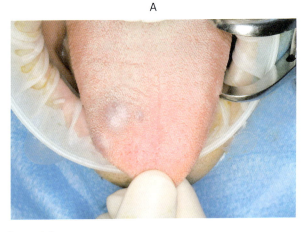

▶正解へのアプローチ◀

年齢・性別：36歳の男性　　**主　訴**：舌の腫脹

現病歴：6か月前から気付いていたが、痛みがないためそのままにしていたところ、徐々に増大してきた。

画像診断：(A) 右側舌背部から同側舌側部にかけて拇指頭大の暗赤色の腫瘤を認める。
　　　　　　(B) 同部にT1強調像でやや低信号、T2強調像で境界明瞭かつ均一な高信号を呈する。
　　　　　　(C) 不規則に拡張し増生した血管を認め、血管壁に不規則に増殖する平滑筋を認める。

B

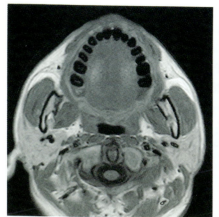
T1 強調像

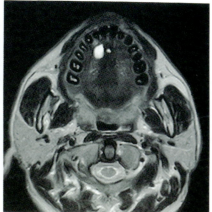
T2 強調像

C

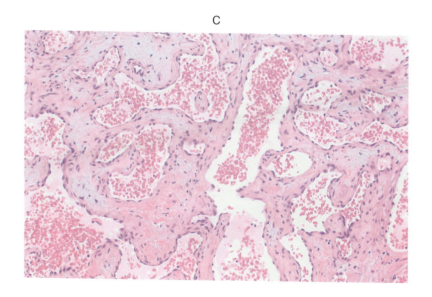

B Complete⁺ EX 第118回歯科国試解説

▶選択肢考察◀

× a 脂肪腫は、MRI T1強調像およびT2強調像で高信号を呈する。また、本症例の病理組織像では、脂肪組織はみられず、脂肪腫の所見と矛盾する。

× b 本症例の病理組織像では、腺上皮細胞および腫瘍性筋上皮細胞からなる二相性腺管構造を認めず、多形腺腫の所見と矛盾する。

× c 本症例の病理組織像では炎症性細胞浸潤はみられず、膠原性肉芽腫の所見と矛盾する。

○ d 画像所見より血管腫〈静脈奇形〉が考えられる。

× e 本症例の病理組織像では拡張したリンパ管はみられず、リンパ管腫〈リンパ管奇形〉の所見と矛盾する。

▶正　解◀　d

写真解説

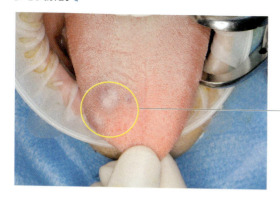

暗赤色の腫瘤

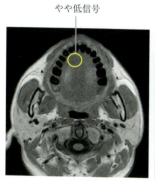

やや低信号

T1強調像

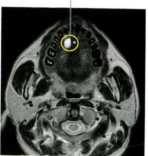

高信号

T2強調像

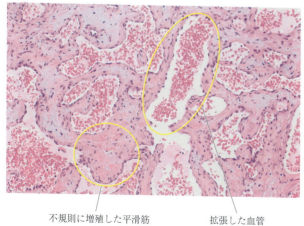

不規則に増殖した平滑筋　　拡張した血管

B Complete⁺ EX 第118回歯科国試解説

歯科医学各論Ⅲ：顎・口腔領域の疾患

31 Cushing 病で特徴的なのはどれか。1つ選べ。

   a 眼球突出

   b 骨粗鬆症

   c 多発性顎囊胞

   d 永久歯萌出遅延

   e エナメル質形成不全

▶選択肢考察◀

コルチゾールの慢性的過剰により特徴的な症候と代謝異常を呈する病態を Cushing 症候群という。このうち下垂体腺腫（ACTH 産生腺腫）に続発するものを Cushing 病という。

×a、c、d、e、○b Cushing 病（下垂体性 ACTH 分泌亢進症）は、中心性肥満、満月様顔貌、骨粗鬆症、高血圧、高血糖、易感染傾向などがみられる。

▶正　解◀ **b**

要点

Cushing 病（下垂体性 ACTH 分泌亢進症）

- 下垂体腺腫から過剰な副腎皮質刺激ホルモン（ACTH）が分泌され、副腎が肥大しコルチゾールおよび副腎アンドロゲンの過剰症状を呈する。
- 副腎から慢性的にコルチゾールが過剰分泌されると、ネガティブ・フィードバックによる抑制がかかるが、腺腫は ACTH を自律性に分泌しているため抑制されない。

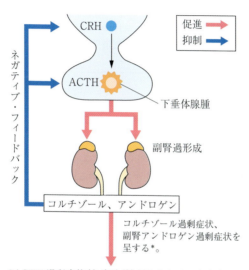

＊ACTH 過剰症状（色素沈着）がみられることもある。

B Complete⁺ EX 第118回歯科国試解説

歯科医学各論Ⅲ：顎・口腔領域の疾患

32 疾患と歯科治療中に配慮すべきことの組合せで正しいのはどれか。**2つ選べ。**

- a 骨形成不全症 ——————— 易骨折性
- b 軟骨無形成症 ——————— 皮膚乾燥
- c 鎖骨頭蓋骨異形成症 ——— 開口障害
- d 低ホスファターゼ症 ——— 体温調節
- e Treacher Collins 症候群 ——— 気道閉塞

▶選択肢考察◀

○ a 骨形成不全症は、Ⅰ型コラーゲン遺伝子（*COL1A1*、*COL1A2*）の変異が原因で、Ⅰ～Ⅳ型においては常染色体顕性（優性）遺伝であり、Ⅴ～Ⅶ型では常染色体潜性（劣性）遺伝を示す。造骨機能不全による骨有機質形成障害のために骨が脆弱化し、易骨折性や進行性の骨変形を呈する疾患である。このため歯科治療中は、開口器や抑制具の使用は避ける必要がある。▶要 点◀参照。

× b 軟骨無形成症は、*FGFR3* 遺伝子の変異が原因で、常染色体顕性（優性）遺伝を示す。四肢短縮性低身長を呈し、低身長、特徴的な顔貌として前額部の突出、鼻根部の陥凹や三尖手などを呈する疾患である。上気道閉塞により口呼吸や睡眠時無呼吸が高頻度にみられるが、歯科治療は通常の健常児と同様に行える。

× c 鎖骨頭蓋骨異形成症は、*RUNX2* の変異が原因で、常染色体顕性（優性）遺伝を示す。頭蓋骨や鎖骨の発育不全または形成不全や上顎劣成長、乳歯の晩期残存と多数歯埋伏を呈する疾患である。

× d 低ホスファターゼ症は、アルカリホスファターゼ（ALP）の活性の低下が原因で、多くは常染色体潜性（劣性）遺伝を示すが、軽症例の中には常染色体顕性遺伝（優性）性を示す家系も存在する。骨の低石灰や歯が早期に喪失するため、高度の歯槽骨吸収がみられる。

○ e Treacher Collins 症候群は、*TCOF1* 遺伝子の変異が原因で、主に常染色体顕性遺伝（優性）性を示す。第一第二鰓弓由来の組織が両側性に発育異常をきたし、下顎骨形成不全による小下顎症を呈する疾患である。このため歯科治療中は気道閉塞を生じることがあり、呼吸管理が必要である。▶要 点◀参照。

▶正 解◀ **a、e**

Complete⁺ EX 第118回歯科国試解説 B

▶要 点◀

◉ 骨形成不全症

全身的所見
• 易骨折性、骨変形
• 青色強膜（鞏膜）、伝音性難聴
• 心血管異常、血小板機能障害による出血傾向
• 低身長

歯科的所見
• 象牙質形成不全症（Shields Ⅰ型）
• オパール様光沢。歯根は細く、短小である。
• 咬耗

歯科治療上の問題点と注意点
• 積極的な歯質保護が必要である。
• 歯髄腔は早期に閉鎖するため、歯内療法が困難である。
• ごく簡単な抜歯でも歯槽骨骨折や下顎骨骨折を起こしやすい。
• 易骨折性のため、開口器や抑制具を避ける。
• 治療にビスホスホネート製剤が使用されることがあり、顎骨の感染巣の処置や抜歯の際に医科への対診が必要である。

◉ Treacher – Collins 症候群

全身的所見
• 小顎症による呼吸障害
• 頬骨の低形成眼瞼裂斜下、下眼瞼欠損
• 耳介変形、小耳症、難聴
• 先天性疾患
• 知的能力障害

歯科的所見
• 下顎骨の低形成、下顎枝および下顎骨体は短く、下顎は後退しており、鳥様顔貌である。
• 左右対称性の関節突起の形成不全
• 開咬、狭窄歯列による叢生
• 口蓋裂、口唇裂、口蓋垂裂、横顔裂

歯科治療上の問題点と注意点
• 下顎後退による気道閉塞
• 齲蝕と不潔性歯肉炎
• 狭窄歯列に対する矯正歯科治療が必要である。

207

B Complete⁺ EX 第118回歯科国試解説

歯科医学各論Ⅰ：成長発育に関連した疾患・病態

> 33 矯正歯科治療における永久歯の抜去で考慮するのはどれか。**3つ選べ。**
> a Spee彎曲
> b ターミナルプレーン
> c セファリックインデックス
> d ヘッドプレートコレクション
> e アーチレングスディスクレパンシー

▶選択肢考察◀

　矯正治療において歯と顎の大きさに不調和がある場合や上下顎の顎間関係に前後的な不調和がある場合に、抜歯を併用した治療が考慮される。また、Tweedによって抜歯基準が提唱されており、トータルディスクレパンシーが−4.0mmを超える場合、抜歯が必要であるとされている。

○a、d、e　Spee彎曲、ヘッドプレートコレクション、アーチレングスディスクレパンシーは、トータルディスクレパンシーを算出する際に必要な項目である。

×b　ターミナルプレーンは第二乳臼歯の咬合関係を表すものであり、トータルディスクレパンシーの算出には用いない。

×c　セファリックインデックス（頭長幅指数）は頭長に対する頭幅の百分率であり、トータルディスクレパンシーの算出には用いない。

▶正　解◀　**a、d、e**

▶要　点◀
● トータルディスクレパンシー

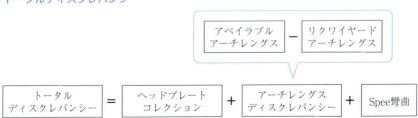

歯科医学総論Ⅲ：病因、病態

34 顎骨内に発生した囊胞のH-E染色病理組織像（**別冊** No. 7）を別に示す。
診断名はどれか。1つ選べ。
　a　歯根囊胞
　b　単純性骨囊胞
　c　鼻口蓋管囊胞
　d　腺性歯原性囊胞
　e　正角化性歯原性囊胞

No. 7

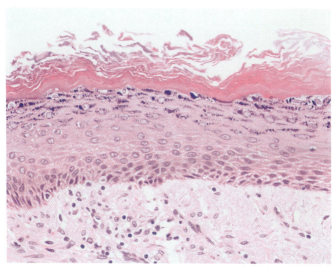

▶選択肢考察◀

　正角化性歯原性囊胞は、囊胞壁が正角化重層扁平上皮に裏装された発育性歯原性囊胞である。
×a、b、c、d　歯根囊胞、単純性骨囊胞、鼻口蓋管囊胞、腺性歯原性囊胞は、H-E染色病理組織像の所見が異なる。
○e　H-E染色病理組織像では、囊胞壁は顆粒層を伴う正角化重層扁平上皮に裏装されており、上皮下は線維性結合組織で構成されている。また、囊胞腔には多量の角化物がみられる。従って正角化性歯原性囊胞と診断できる。

▶正　解◀　e

B Complete+ EX 第118回歯科国試解説

> 歯科医学各論Ⅱ：歯・歯髄・歯周組織の疾患

35 44歳の女性。下顎右側第二大臼歯の動揺を主訴として来院した。1か月前から気付いていたが痛みがないのでそのままにしていたという。初診時の口腔内写真（**別冊** No. 8 A）とエックス線画像（**別冊** No. 8 B）を別に示す。初診時の歯周組織検査結果の一部を表に示す。

舌　側*		⑧	⑤	3
歯　種			7⌐	
頬　側*		5	3	3
根分岐部病変**		2度		
動揺度***		2		

*　：プロービング深さ（mm）

○印：プロービング時の出血

**　：Lindhe と Nyman の分類

***：Miller の判定基準

処置方針の決定に必要なのはどれか。**2つ選べ。**

a　切削診

b　歯髄電気診

c　咬合接触検査

d　ボーンサウンディング

e　歯科用コーンビームCT

▶正解へのアプローチ◀

年齢・性別：44歳の女性

主　訴：7⌐ の動揺

現病歴：1か月前から気付いていたが痛みはなかった。

画像診断：（A）7⌐ の遠心歯槽骨辺縁から根尖周囲に至る歯槽骨吸収がみられる。

　　　　　（B）7⌐ 遠心舌側には深い歯周ポケットがみられる。

診　断：慢性歯周炎、二次性咬合性外傷

No. 8

A   B

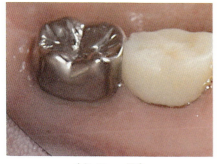

（ミラー像）

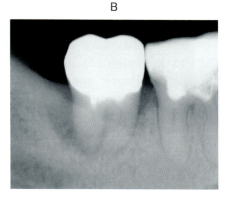

▶選択肢考察◀

- ×a 切削診は歯髄の診査で患歯の特定が困難な場合に歯を直接切削し、痛みの原因となる歯を特定する診査である。
- ×b 歯髄電気診は、歯髄の生死を判断するために行う。7⏌は全部鋳造冠が装着されていることから歯髄電気診を行うことができない。また、エックス線画像で根管充填はなされていないが、支台築造がされていることから既に失活歯であると判断ができる。
- ○c 7⏌に垂直性骨吸収と歯の動揺がみられることから、咬合の関与を疑い咬合接触検査を行う。
- ×d ボーンサウンディングは局所麻酔下で骨欠損形態を歯周プローブや麻酔針を用いて探索することで、主に歯周外科治療時の切開線を決める際に行う。
- ○e 遠心舌側のみにプロービングポケットデプス（PPD）8 mm の深いポケットがみられる。処置方針決定のため、エックス線画像では判断できない観察を目的とし、歯科用コーンビーム CT 撮影を追加する。

▶正　解◀ 解なし（採点除外）

設問の状況設定が不十分で正解が得られないため、採点対象から除外する。

▶写真解説◀

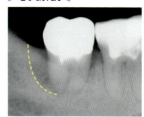

7⏌遠心に根尖に及ぶ垂直性骨吸収がみられる。

B Complete⁺ EX 第118回歯科国試解説

> 歯科医学各論Ⅱ：歯・歯髄・歯周組織の疾患

36 42歳の男性。下顎左側第一小臼歯の着色を主訴として来院した。1年前に気付いたが強い痛みがないためそのままにしていたという。自発痛と打診痛はないが、冷刺激による一過性の疼痛を認める。修復処置を行うこととした。初診時の口腔内写真（**別冊** No. 9A）とエックス線画像（**別冊** No. 9B）を別に示す。
修復材料と必要な器材の組合せで正しいのはどれか。1つ選べ。
a コンポジットレジン ──────── 圧排糸
b コンポジットレジン ──────── マトリックスバンド
c コンポジットレジン ──────── リング状リテーナー
d グラスアイオノマーセメント ─── ウェッジ
e グラスアイオノマーセメント ─── クラウンフォーム

▶**正解へのアプローチ**◀

年齢・性別：42歳の男性
主　訴：下顎左側第一小臼歯の着色
現病歴：1年前に気付いたが強い痛みがないためそのままにしていた。
画像診断：（B）下顎左側第一小臼歯に明らかな脱灰像は認められない。
診　断：4̲ 頬側歯頸部の齲蝕による実質欠損

▶**選択肢考察**◀

○a、×b、c、d、e　修復材料として審美性を考慮し、グラスアイオノマーセメントよりもコンポジットレジン修復が望ましい。齲蝕が歯頸部歯肉に近接しているため、歯肉溝からの唾液や滲出液の吸収、排除を行う圧排糸が必要である。

▶**正　解**◀　**a**

▶**要　点**◀

プラスチックからなる歯肉圧排器具（ガムリトラクター）なども広く用いられる。

No. 9

A

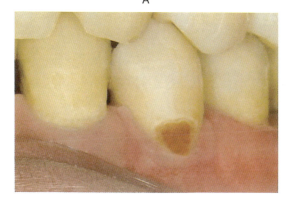

B

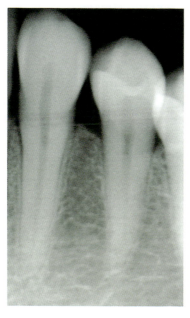

B Complete⁺ EX 第118回歯科国試解説

歯科医学各論Ⅴ：高齢者等に関連した疾患・病態・予防ならびに歯科診療

37 筋緊張の強い身体障害者への行動調整はどれか。1つ選べ。

a モデリング

b 応用行動分析

c シェイピング

d 反射抑制体位

e オペラント条件付け

アプローチ≫

　筋緊張亢進（筋緊張が強くなること）は、下顎や舌根の後退による咽頭狭窄、喉頭部の狭窄、気管狭窄の悪化（気管軟化症の場合）などをきたし、また、緊張により胸廓の動きが抑えられ、呼吸の障害を招く。呼吸の障害と緊張亢進は、胃食道逆流とそれによる逆流性食道炎という問題を生じさせ、この食道炎による刺激感が、筋緊張亢進をさらに悪化させたり、摂食を低下させる要因となる。これらの問題がさらに睡眠障害の原因となり、睡眠障害はてんかん発作をおこしやすくする要因となる。

　歯科診療におけるストレスや不安などの心理的要因や歯科診療時の痛みによって、筋緊張や不随意運動が亢進してしまうことがあげられる。

▶選択肢考察◀

× a モデリングとは模倣学習や動画を見せたり、上手に治療されている子を見学させる方法である。

× b 応用行動分析（ABA：Applied Behavior Analysis）とは、行動分析学の一部である。ABA は、行動の科学であり、行動の原則を理解し、それを応用して社会や生活の問題を解決する方法を提供するもので、特に自閉症スペクトラム障害（ASD）の治療や教育に広く利用されている。

× c シェイピングとは目標とされる行動をいきなり獲得させるのではなく、最終的な目標行動に至るまでの行動を、容易にできるものから順にスモール・ステップで段階的に分割し、その行動が生じたら強化を行うことで、徐々に目標行動の獲得へ近づけていく方法である。

○d 仰臥位で股関節や膝関節を伸展させると、筋緊張や不随意運動が誘発されやすくなる。歯科の水平位診療でも同じような状態になると考えられる。そこで、歯科用診療台の背板を少し立てて、頭部と肩甲骨を前屈させ、クッションなどを利用して股関節と膝関節を屈曲させる、反射抑制体位（ボバーズの反射抑制体位）をとることにより、筋緊張や不随意運動が軽減できるようになる。

×e オペラント条件付けとは道具的条件づけ、スキナー型条件づけまたはオペラント学習とも呼ばれる。頑張って出来たところをすごく褒めてあげる、あるいはご褒美をあげるなどして正の強化を行う方法である。

▶正　解◀　**d**

B Complete⁺ EX 第118回歯科国試解説

歯科医学各論Ⅳ：歯質・歯・顎顔面欠損と機能障害

38 65歳の女性。閉塞性睡眠時無呼吸症の診断のもと、呼吸器内科から口腔内
装置製作を依頼されて来院した。初診時の口腔内写真（**別冊** No. 10A）と装置
装着時の口腔内写真（**別冊** No. 10B）を別に示す。
　本装置の製作過程で記録したのはどれか。**2つ選べ**。
　a　咬合高径
　b　下顎運動路
　c　咬頭嵌合位
　d　切端咬合位
　e　下顎最前方位

▶**正解へのアプローチ**◀

年齢・性別：65歳の女性
主　訴：閉塞性睡眠時無呼吸症候群の診断のもと、呼吸器内科から口腔内装置の製作を
　　　　依頼されて来院した。
写真解説：（B）スリープスプリントを装着している。

▶**選択肢考察**◀

　製作された装置はスリープスプリントである。
×a　咬合高径の記録は、スリープスプリントには関係ない。
×b　下顎の運動路の記録は、スリープスプリントには関係ない。
○c、e　スリープスプリントは、主に睡眠時無呼吸症候群（SAS）に使用される口腔内
　　　　装置（OA：Oral Apppliance）である。装着することで下顎を前方に固定し、気道
　　　　を広げて睡眠時の気道閉鎖を防ぐことを目的とする。スリープスプリントは、中
　　　　心咬合位から最前方位の距離の75％を中心咬合位から前方へ移動させる。従っ
　　　　て咬頭嵌合位と下顎最前方位の記録を行ったと考えられる。
×d　切端咬合位の記録は、スリープスプリントには関係ない。

▶**正　解**◀　**c、e**

No. 10

A

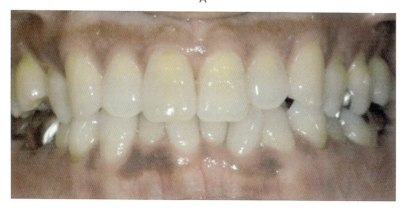

B

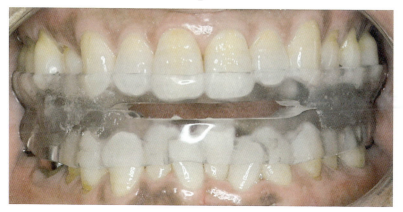

B Complete⁺ EX 第118回歯科国試解説

歯科医学各論Ⅰ：成長発育に関連した疾患・病態

39 アーチワイヤーを装着中の口腔内写真（**別冊** No. 11）を別に示す。
この操作の直後に用いるのはどれか。1つ選べ。
 a　ワイヤーニッパー
 b　バンドリムービングプライヤー
 c　ピンアンドリガチャーカッター
 d　エラスティックセパレータープライヤー
 e　セーフティーディスタルエンドカッター

No. 11

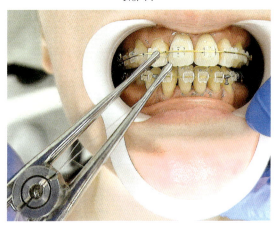

▶選択肢考察◀

×a　ワイヤーニッパーは、口腔外で太いワイヤーを切断する際に用いる。
×b　バンドリムービングプライヤーは、バンドの撤去に用いる。
○c　口腔内写真では、プライヤーを用いてリガチャーワイヤーを結紮している。この操作の直後に行うのは、口腔内での結紮線の切断で、ピンアンドリガチャーカッターを用いる。
×d　エラスティックセパレータープライヤーは、歯間分離用のエラスティックの挿入に用いる。
×e　セーフティーディスタルエンドカッターは、アーチワイヤーが装着された口腔内で、バッカルチューブの遠心端の余分なワイヤーを切断する際に用いる。

▶正　解◀　**c**

Complete⁺ EX 第118回歯科国試解説 **B**

歯科医学総論Ⅷ：歯科材料と歯科医療機器

> **40** CAD／CAM 用コンポジットレジンでエナメル質より小さいのはどれか。1つ
> 選べ。
>   a 弾性係数
>   b 引張強さ
>   c 曲げ強さ
>   d 熱膨張係数
>   e 破壊靱性値

▶**選択肢考察**◀

○ a 弾性係数は、材料の剛性を示す指標で、値が大きいほど変形しにくい性質である。エナメル質の弾性係数は CAD／CAM 用コンポジットレジンより小さい。

× b 引張強さは、引張力に対する抵抗力である。CAD／CAM 用コンポジットレジンの引張強さはエナメル質より同等または高い。

× c 曲げ強さは、材料が曲げ応力に対する耐性である。CAD／CAM 用コンポジットレジンの曲げ強さはエナメル質と同等または高い。

× d 熱膨張係数は、材料が温度変化による寸法変化を示す。CAD／CAM 用コンポジットレジンの熱膨張係数はエナメル質より大きい。

× e 破壊靱性値は、材料に亀裂が入ったときの耐久性を示す。CAD／CAM 用コンポジットレジンのエナメル質と同等または高い。

▶**正　解**◀ **a**

▶**要　点**◀

◉ **CAD／CAM 用コンポジットレジンの物性値**
- 弾性係数：10〜20 GPa
- 引張強さ：30〜80 MPa
- 曲げ強さ：100〜200 MPa
- 熱膨張係数：30〜50 × 10⁻⁶/℃
- 破壊靱性値：1.0〜2.5 MPa$\sqrt{m}$

◉ **エナメル質の物性値**
- 弾性係数（剛性）：約80〜100 GPa
- 引張強さ：10〜50 MPa
- 曲げ強さ：50〜120 MPa
- 熱膨張係数：10〜15 × 10⁻⁶/℃
- 破壊靱性値：0.6〜1.5 MPa$\sqrt{m}$

B Complete⁺ EX 第118回歯科国試解説

歯科医学総論Ⅱ：正常構造と機能・発生・成長、発達、加齢

41 T細胞が正の選択を受けるのはどれか。1つ選べ。

    a　胸　腺

    b　骨　髄

    c　脾　臓

    d　皮　膚

    e　リンパ節

▶選択肢考察◀

○ a　胸腺は1次リンパ器官（中枢リンパ組織）で、骨髄で産生されたT細胞前駆細胞が分化成熟する。T細胞前駆細胞は胸腺において、T細胞受容体〈TcR〉の遺伝子再編成が行われると共に、その過程で正の選択（ポジティブセレクション：自己MHCと適度に反応するT細胞のみが選ばれる）と負の選択（ネガティブセレクション：自己抗原と強く反応するT細胞が排除される）が行われることで、正常な機能をもち、様々な抗原を認識できる成熟T細胞へと分化成熟する。

× b　骨髄は造血器官で、すべての血球が産生される。免疫学的に1次リンパ器官に分類される。

× c、e　脾臓やリンパ節は2次リンパ器官（末梢リンパ組織）で、T細胞が抗原提示細胞から提示される抗原を認識する抗原提示の場である。また、脾臓では血球の貯蔵、老化した血球や老廃物・異物の処理なども行われる。

× d　皮膚はT細胞の産生や分化には関与しない。

▶正　解◀　**a**

▶要　点◀

◉T細胞

  ① 性状と主な種類

- 骨髄で産生され、大部分は胸腺で分化成熟し、獲得（適応）免疫を担う細胞である。
- 健常者の末梢血リンパ球の中で60～80％占め、リンパ節の中では傍皮質に多く分布する。
- 細胞表面マーカー：CD2（Eロゼット形成に関与）、CD3（T細胞受容体〈TcR〉と複合体を形成）、CD4（ヘルパーT細胞マーカー）、CD8（細胞傷害性T細胞マーカー）

- 多様性に富む T 細胞レセプター〈TcR〉をもち、抗原と 1 対 1 で特異的に結合する。
- ヘルパー T 細胞：抗原認識した後に種々のサイトカインを放出し、形質細胞による抗体産生の促進、細胞傷害性 T 細胞の機能を促進する。MHC クラス II と共に提示される抗原と反応する。

  ［分　類］
  - Th 1：IL-2、IL-3、IFN-γ、TNF などを産生して細胞性免疫に関与する。
  - Th 2：IL-4、IL-5、IL-6、IL-10 などを産生して液性免疫に関与する。
- Treg 細胞：制御性 T 細胞で、IL-10 や TGF-β などを産生して免疫応答の抑制的制御を担う。CD 4 と共に CD 25 を発現する。
- 細胞傷害性 T 細胞：がん細胞やウイルス感染細胞などが表出している抗原に結合して、細胞を直接傷害する。MHC クラス I と一緒に提示された抗原と反応する。

② T 細胞受容体〈TcR〉
- 成熟した T 細胞には、細胞の表面に抗原を認識する TcR が存在する。
- 抗原提示細胞によって、MHC 分子とともに提示されたペプチド抗原を認識する。
- MHC 拘束性があり、同じ MHC 分子をもつ細胞同士間のみ抗原情報を伝達し合える。
- 胸腺における成熟過程で、遺伝子の再構成が起こり抗原認識多様性を獲得する。
- α 鎖と β 鎖が共有結合した 2 量体として存在する（胸腺外で分化する T 細胞は γ 鎖と δ 鎖をもつ）。

③ 正の選択と負の選択
- 胸腺内での分化過程で正の選択（ポジティブセレクション）と負の選択（ネガティブセレクション）という選択機構が作用し、自己成分とは反応せず、MHC 拘束性（同じ MHC 分子をもつ細胞同士間で抗原情報の伝達を行うこと）のある成熟 T 細胞となる。
- 正の選択：胸腺に入った T 前駆細胞は、胸腺のストローマ細胞表面にある自己 MHC 分子と反応して、自己 MHC 分子と親和性をもつ細胞だけが生き残る。
- 負の選択：正の選択に引き続き生じ、自己抗原に対して強い親和性をもつ細胞はマクロファージによって排除される。

B Complete⁺ EX 第118回歯科国試解説

歯科医学各論Ⅰ：成長発育に関連した疾患・病態

42 10歳の女児。上顎前歯部の審美不良を主訴として来院した。初診時の口腔内写真（**別冊** No. 12 A）、パノラマエックス線画像（**別冊** No. 12 B）、口内法エックス線画像（**別冊** No. 12 C）及び歯科用コーンビーム CT（**別冊** No. 12 D）を別に示す。
　適切な対応はどれか。1つ選べ。
　a　経過観察
　b　$\underline{A}$ の抜歯と $\underline{1}$ の開窓牽引
　c　$\underline{A}$ の抜歯後に $1|2$ の遠心移動
　d　$\underline{A}$ の抜歯後に部分床義歯の装着
　e　$\underline{A}$ と $\underline{1}$ の抜歯後にブリッジの装着

No. 12
A

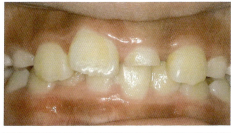

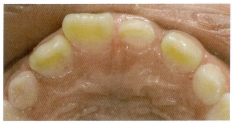

▶正解へのアプローチ◀

年齢・性別：10歳の女児　　主　訴：上顎前歯部の審美不良

画像診断：(A) $2\,1|2$ は萌出しているが、$\underline{A}$ の晩期残存を認める。
　　　　　(B、C、D) $\underline{A}$ 根尖に後継永久歯の $\underline{1}$ が存在している。同部に歯牙腫などの異物は確認されない。$\underline{1}$ の歯根完成度は $\underline{1}$ とほぼ等しい。

診　断：$\underline{A}$ 晩期残存

B

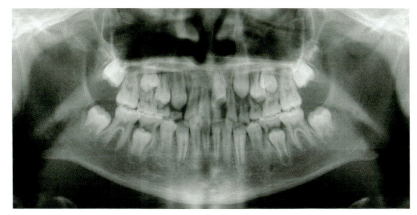

C 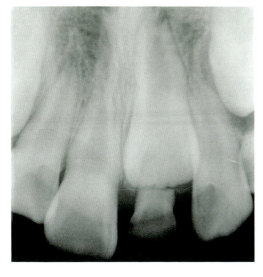 D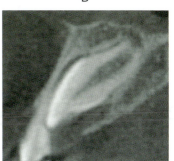

B Complete⁺ EX 第118回歯科国試解説

▶選択肢考察◀

×a <u>2|2</u> がすでに萌出しており、処置が必要である。

○b <u>A</u> を抜歯して、<u>1</u> の自然萌出を期待することも可能と考えられるが、<u>1</u> の萌出
スペースをロスしないように、開窓牽引を行うのが望ましい。

×c <u>1|2</u> が近心移動して、<u>1</u> の萌出スペースがロスしているわけではないため
<u>1|2</u> の遠心移動は不要である。

×d <u>A</u> を抜歯して、<u>1</u> の開窓牽引を行うため、部分床義歯は装着しない。

×e 健全な <u>1</u> を抜歯することは適切ではない。

▶正　解◀　**b**

:MEMO:

B Complete⁺ EX 第118回歯科国試解説

歯科医学各論V：高齢者等に関連した疾患・病態・予防ならびに歯科診療

43 81歳の男性。食事後にむせることを主訴として来院した。1年前から自覚していたが、そのままにしていたという。3年前に胃食道逆流症の診断を受けて、現在経過観察中である。リハビリテーション科に依頼して行った嚥下造影検査における硫酸バリウム溶液の嚥下1分後の画像（**別冊** No. 13）を別に示す。リハビリテーション科からは、口腔と咽頭内に造影剤の残渣は認められないものの、食道内には明らかな停滞が認められたとの報告を受けている。

　　患者への指導で適切なのはどれか。1つ選べ。

　　a　頭部挙上訓練を行う。

　　b　液体にはとろみをつける。

　　c　濃い味の食品摂取を避ける。

　　d　食事後すぐに横にならない。

　　e　嚥下時には頸部後屈を心がける。

▶正解へのアプローチ◀

年齢・性別：81歳の男性

主　訴：食事後にむせる。

現病歴：3年前に胃食道逆流症の診断を受け、現在経過観察中である。

既往歴：胃食道逆流症

画像診断：胸部正面像で食道内に明らかな硫酸バリウム溶液の停滞が認められる。

診　断：胃食道逆流症による摂食嚥下の食道期の障害

▶選択肢考察◀

×a　咽頭の運動に異常はなく、食道入口部の開大が減少しているとも考えにくいため、頭部挙上訓練は行わない。

×b　嚥下造影検査では誤嚥は認められず、食事後のむせの原因が誤嚥とは考えられない。従って、むやみに液体にとろみをつける必要はない。

×c　食事後のむせの原因は、濃い味の食品が原因とは考えられない。

○d　胃の内容物が食道に逆流しやすくなってしまうため、食事後すぐに横にならないよう指導する。

×e　嚥下時に頸部後屈を行うと、かえって誤嚥しやすくなるため行わない。

▶正　解◀　**d**

No. 13

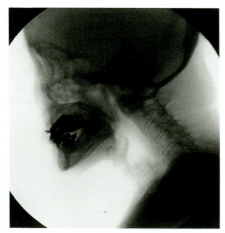

頭頸部側面像

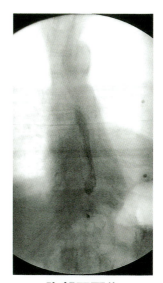

胸部正面像

▶要　点◀
　胃食道逆流症では、胃酸や消化液、雑菌を含んだ胃内容物が咽頭に逆流することがある。万が一、それを誤嚥した場合、重篤な誤嚥性肺炎になる危険性がある。よって、食事の量やスピード、食中・食後の体位に十分留意する必要がある。

B Complete⁺ EX 第118回歯科国試解説

歯科医学各論Ⅲ：顎・口腔領域の疾患

---

44 75歳の男性。下顎右側第一大臼歯の自発痛を主訴として来院した。抜髄のためアドレナリン含有2%リドカイン塩酸塩で局所麻酔を行った直後に気分不快と胸痛を訴えた。意識レベルはJCS Ⅱ-10、呼吸数26/分で気道閉塞を認めない。このときの生体情報モニタ画面の写真（**別冊** No. 14）を別に示す。

　　直ちに行うのはどれか。**3つ選べ。**

　　a　酸素投与

　　b　救急車の要請

　　c　電気的除細動

　　d　アスピリンの投与

　　e　輪状甲状間膜穿刺

▶**正解へのアプローチ**◀

年齢・性別：75歳の男性

主　訴：下顎右側第一大臼歯の自発痛

治療方針：抜髄

画像診断：血圧（黄色）76/40mmHg、SpO_2（水色）91%で低値を示す。また、心電図（緑色の波形）はST上昇を示し、心拍数（緑色）は70/分である。

診　断：急性冠症候群（ACS）または急性心筋梗塞（AMI）

▶**選択肢考察**◀

　急性冠症候群（ACS）には不安定狭心症や心筋梗塞が含まれる。安静でも20分以上持続する強い胸痛は、急性心筋梗塞（AMI）の可能性が高い。

○a　低酸素血症、心不全徴候をきたす可能性があるため、酸素投与を行う。

○b　胸痛発作を起こした場合、ただちに歯科治療を中止し、救急車を要請する。また、患者にとって楽な姿勢で安静にさせる。

×c　電気的除細動は、心室細動（VF）、無脈性心室頻拍（pulseless VT）、血行動態が不安定な多形性VTに対して行う。

○d　初期治療として、モルヒネ、硝酸薬、アスピリンの投与を行う。治療内容の頭文字からモルヒネ(M)、酸素(O)、硝酸薬(N)、アスピリン(A)で「MONA」と覚えることがある。

×e　輪状甲状間膜穿刺は、マスク換気や気管挿管といった気道確保が困難な際に行う。

▶**正　解**◀　**a、b、d**

No. 14

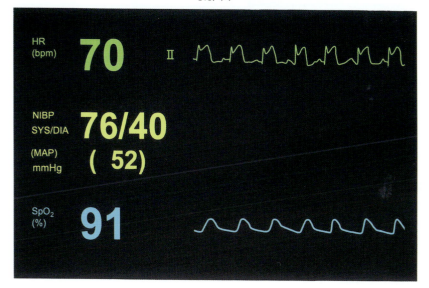

B Complete⁺ EX 第118回歯科国試解説

歯科医学総論Ⅷ：歯科材料と歯科医療機器

45 非吸収性の骨移植材はどれか。1つ選べ。

a 自家骨

b 炭酸アパタイト

c リン酸三カルシウム

d ハイドロキシアパタイト

e リン酸オクタカルシウム

▶選択肢考察◀

　骨移植材には、「吸収性」と「非吸収性」がある。吸収性の骨移植材は、時間とともに吸収・置換される材料であり、自家骨やリン酸三カルシウム、リン酸オクタカルシウムなどがある。非吸収性の骨移植材料には、ハイドロキシアパタイトや炭酸アパタイトがある。これらの材料は骨補塡材材料であるため、骨芽細胞誘導能を有しており、生体内活性材料である。

×a、b、c、e　自家骨、炭酸アパタイト、リン酸三カルシウム、リン酸オクタカル
　　　　　　シウムは生体内活性材料であり、かつ骨芽細胞を誘導したのち吸収される材料で
　　　　　　ある。

○d　ハイドロキシアパタイトは生体内活性材料であり、かつ骨芽細胞を誘導したのち
　　　その場に留まる材料である。

▶正　解◀　**d**

MEMO

B Complete+ EX 第118回歯科国試解説

歯科医学各論Ⅳ：歯質・歯・顎顔面欠損と機能障害

46 68歳の女性。右側での咀嚼困難を主訴として来院した。診察の結果、5|相当部にインプラント義歯による補綴歯科治療を行うこととした。上部構造試適前の口腔内写真（**別冊** No. 15 A）と試適中の口腔内写真（**別冊** No. 15 B）を別に示す。

B の操作の直前に行った処置はどれか。1つ選べ。

a 研　磨
b 咬合調整
c セメント合着
d スクリュー締結
e アバットメントの撤去

▶正解へのアプローチ◀

年　齢：68歳の男性

主　訴：右側での咀嚼困難

画像診断：（A）上顎右側第二小臼歯部にインプラントが埋入されており、ヒーリングアバットメントが撤去されている。

（B）スクリュー固定式の上部構造が装着されており、デンタルフロスにより上部構造のコンタクト強さを確認している。

▶選択肢考察◀

B からスクリュー固定式の上部構造が装着されており、デンタルフロスにより上部構造のコンタクト強さを確認している。上部構造試適前後の手順を示す。

① ヒーリングアバットメントの撤去

② 上部構造のスクリュー固定

③ コンタクト、咬合面の調節

④ 研磨

×a 研磨は B の操作の後に行う。

×b 咬合調整は B の操作の後に行う。

×c B からスクリュー固定式の上部構造が装着されており、セメント合着は行わない。

○d スクリュー締結は、B の操作の直前に行った処置である。

×e アバットメントの撤去は、最初に行う処置である。

▶正　解◀　d

No. 15

A

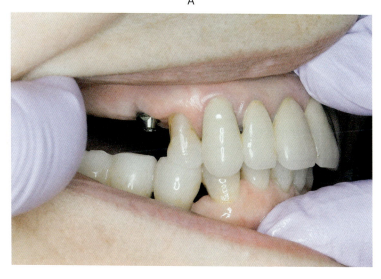

B

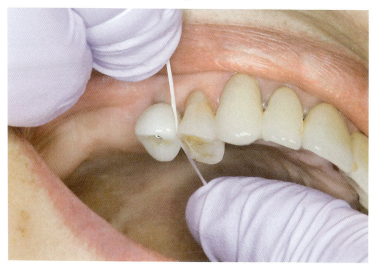

B Complete⁺ EX 第118回歯科国試解説

歯科医学各論Ⅳ：歯質・歯・顎顔面欠損と機能障害

47 再建手術を伴わない下顎区域切除術後に、下顎偏位が認められたことから口腔内装置を製作することとした。
下顎歯列を咬頭嵌合位で保持するのはどれか。1つ選べ。
a 顎義歯
b 舌接触補助床
c オブチュレータ
d オクルーザルランプ
e スタビリゼーションアプライアンス

▶選択肢考察◀

× a 顎義歯は、悪性腫瘍の術後や先天的欠損、外傷などで失われた顎顔面領域の実質欠損に対して、補綴処置を用いることで欠損を回復し、失われた（不足している）機能と見た目を回復するものである。

× b 舌接触補助床は、義歯あるいは口蓋床の口蓋部を肥厚させ、舌の口蓋への接触を与え、咀嚼・発音・嚥下などの口腔機能改善を図るための補綴装置で、PAPとも呼ばれている。

× c オブチュレータは、顎義歯などに設置される顎骨の穿孔部あるいは欠損部を栓塞する部位の名称である。

○ d オクルーザルランプは、外科処置などにより下顎偏位が生じた場合、咬頭嵌合位を保持するために上顎義歯や口蓋板に付与された咬合面の機能を担うテーブル様の構造物をいう。通常、人工歯や残存歯の口蓋側に付与されるためパラタルランプ（palatal ramp）ともいう。

× e スタビリゼーションアプライアンスは、暫間的に歯列の咬合面を被覆し、咬合の改善や診断に用いられる可撤性の口腔内装置である。スタビリゼーションアプライアンス（stabilization appliance）、リラクゼーションアプライアンス（relaxation appliance）、リポジショニングアプライアンス（repositioning appliance）などがある。

▶正 解◀ d

■MEMO■

歯科医学各論Ⅰ:成長発育に関連した疾患・病態

48 25歳の女性。口元の突出感を主訴として来院した。診断の結果、上顎両側第一小臼歯、下顎右側第一小臼歯、下顎左側第二小臼歯の抜去とマルチブラケット装置を用いた矯正歯科治療を行うこととした。初診時の顔面写真(**別冊** No. 16A)、口腔内写真(**別冊** No. 16B)及びエックス線画像(**別冊** No. 16C)を別に示す。セファロ分析の結果を図に示す。

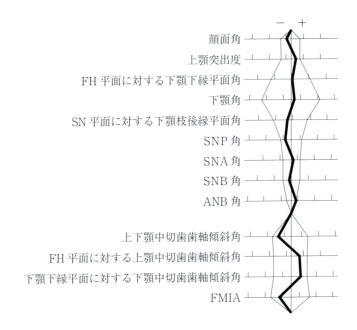

適切な治療方針はどれか。**3つ選べ**。
- a 骨格性Ⅱ級の改善
- b 下顎前歯の舌側移動
- c 下顎歯列正中の右方移動
- d 上顎右側大臼歯の遠心移動
- e 左側 Angle Ⅰ級の大臼歯関係の確立

No. 16

A

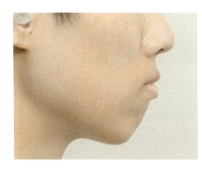
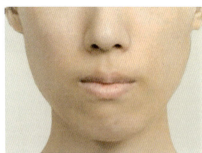

B

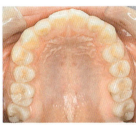
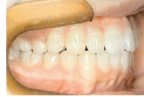
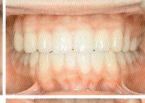
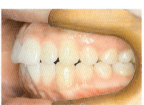
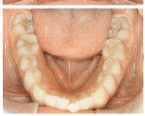

B Complete⁺ EX 第118回歯科国試解説

C

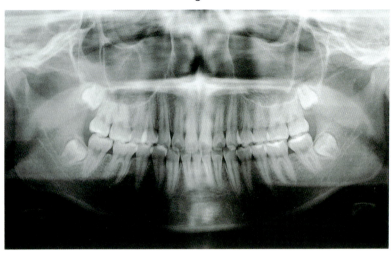

▶正解へのアプローチ◀

年齢・性別：25歳の女性

主　訴：口元の突出感

セファロ分析：骨格性の分析→SNA角、SNB角、SNP角は標準偏差内である。垂直的な問題は認められない。

　　　　　　　歯性の分析→上顎前歯、下顎前歯ともに歯軸は標準偏差内であるが唇側傾斜傾向を示している。

画像診断：（A）口元の突出を認める。

　　　　　　（B）下顎前歯部に叢生を認める。大臼歯関係は右側がAngle Ⅰ級、左側はAngle Ⅱ級である。下顎歯列正中は上顎歯列正中に対し左方偏位している。

　　　　　　（C）$\frac{8|8}{8|8}$ は埋伏歯である。

主な診断項目：上下顎前突、叢生、正中線の偏位

B

Complete⁺ EX 第118回歯科国試解説

▶選択肢考察◀

× a 成人であるため、骨格的な改善は行うことができない。

○ b 下顎第二小臼歯を抜歯し、下顎前歯を舌側移動させる。

○ c 下顎歯列正中を右方移動させ、歯列正中を一致させる。

× d 右側の大臼歯関係は Angle Ⅰ級のため、上顎右側大臼歯の遠心移動を行う必要はない。

○ e 左側の大臼歯関係は Angle Ⅱ級のため、臼歯関係を改善し Angle Ⅰ級を目指す。

▶正　解◀　b、c、e

▶要　点◀

　第一小臼歯を抜歯したときに比べ第二小臼歯を抜歯した場合、前歯の舌側移動量は少なく、大臼歯の近心移動量は多くなる。

B Complete⁺ EX 第118回歯科国試解説

歯科医学各論Ⅱ：歯・歯髄・歯周組織の疾患

49 脱臼歯の再植後の固定に用いられるのはどれか。**すべて選べ。**

a 接着性レジン
b コイルスプリング
c ポリ-L-乳酸プレート
d チタン製ミニプレート
e ステンレススチールワイヤー

▶選択肢考察◀

○a、e ステンレススチールワイヤーを再植歯とその隣在歯に軽く接するように曲げ、接着性レジンで固定する。

×b コイルスプリングは、歯列矯正の際に使用される矯正装置である。

×c ポリ-L-乳酸プレートは、体内で自然分解する高分子材料で作られた医療用プレートである。

×d チタン製ミニプレートは、歯科矯正用アンカースクリューや骨固定、外科矯正などに用いられる。

▶正 解◀ **a、e**

▶要 点◀

再植後の強固な固定は、骨性癒着（アンキローシス）を引き起こしやすくなるため、注意が必要である。一般的には、接着性レジンやワイヤーを用いて暫間的に固定する。

240

Complete+ EX 第118回歯科国試解説 B

歯科医学各論Ⅳ：歯質・歯・顎顔面欠損と機能障害

50 クラウンブリッジに適用される咬合様式はどれか。**2つ選べ。**

a group function

b lingualized occlusion

c monoplane occlusion

d cuspid protected occlusion

e fully bilateral balanced occlusion

▶選択肢考察◀

クラウンブリッジに適した咬合様式は、咀嚼機能の安定性と補綴装置の耐久性を考慮したものが選択される。また、臼歯離開をさせることにより天然歯の保護を推進する。

○ a group function は臼歯部が側方運動時に作業測で接触し、平衡測が離開することで負荷を分散する咬合様式である。臼歯部が咬合支持を維持できるため、クラウンブリッジに適している。

× b lingualized occlusion は全部床義歯に適用される咬合様式であり、義歯に加わる側方力を低減する。

× c monoplane occlusion は全部床義歯に適用される咬合様式であり、無咬頭人工歯で片側性平衡咬合を付与する際に用いられる。

○ d cuspid protected occlusion は側方運動時に作業測の犬歯が唯一接触し、他の歯が離開する咬合様式である。臼歯への側方圧を軽減し、補綴物の長期的な耐久性を高め、クラウンブリッジにおいて推奨される咬合様式の一つである。

× e fully bilateral balanced occlusion は全部床義歯に適用される咬合様式であり、義歯の維持安定を得るために付与される咬合様式である。

▶正 解◀ **a、d**

241

B Complete⁺ EX 第118回歯科国試解説

> 歯科医学各論Ⅴ：高齢者等に関連した疾患・病態・予防ならびに歯科診療

51 舌接触補助床を製作するために行った構音検査の結果を表に示す。

「パ」	：	良	好
「タ」	：	不	良
「ダ」	：	不	良
「サ」	：	良	好
「カ」	：	良	好
「ガ」	：	良	好

口蓋部で厚くするのはどれか。1つ選べ。

a 全 体
b 前方部
c 側方部
d 中央部
e 後方部

▶選択肢考察◀

×a、c、d、e、○b 構音検査の結果より、「タ」音と「ダ」音のみが不良であっ
た。この結果から、舌前方の運動機能が低下していると考えられる。従って、舌
接触補助床を製作する際は、口蓋の前方部を厚くする必要がある。

▶正 解◀ **b**

▶要 点◀

舌接触補助床（PAP）は、これまで構音障害への対応のために製作されることが多かっ
た。しかし、現在は嚥下機能を代償する目的でも製作されるようになった。本来、構音
発生時に機能する口腔諸器官は、嚥下時に機能する諸器官と同様であり、構音障害がみ
られると摂食嚥下障害も疑われる。よって、構音障害を改善・代償することは、同時に
摂食嚥下機能の回復や誤嚥予防にも繋がる。

Complete⁺ EX 第118回歯科国試解説 **B**

歯科医学総論Ⅲ：病因、病態

52 唾液腺に潜伏するヒトヘルペスウイルス〈HHV〉はどれか。1つ選べ。

a　HHV-1
b　HHV-2
c　HHV-3
d　HHV-4
e　HHV-5

▶選択肢考察◀

× a、b　HHV-1（単純ヘルペスウイルス1型〈HSV-1〉）、HHV-2（単純ヘルペスウイルス2型〈HSV-2〉）は、いずれも局所粘膜から感染すると、局所に病変を形成すると同時に知覚神経を上行し、口腔周辺の感染では三叉神経節、性器周辺の感染では仙髄神経節に主として潜伏する。主にHSV-1は口唇ヘルペス、HSV-2は性器ヘルペスの原因とされるが、これらの棲み分けは明確なものではない。

× c　HHV-3（水痘-帯状疱疹ウイルス〈VZV〉）は、局所粘膜から感染した後、ウイルス血症をきたし、皮膚に水疱を形成する（水痘）。同時に知覚神経節（脊髄後根神経節、三叉神経節、膝神経節など）に潜伏し、宿主の免疫力低下などに応じて、潜伏神経節の支配領域に帯状疱疹をきたす。

○ d　HHV-4（Epstein-Barrウイルス〈EBV〉）は、主にB細胞や上皮系細胞に潜伏・持続感染するが、唾液腺に潜伏すると考えられ、唾液を介して感染し、思春期以降の初感染では伝染性単核球症をきたす。免疫力低下などによる再活性化により、リンパ増殖性疾患や毛様白板症をきたす。また、持続感染は悪性リンパ腫や上咽頭癌など各種の癌、唾液腺腫瘍の発生、自己免疫疾患の発症など様々な疾患に関連することが指摘されている。

○ e　HHV-5（サイトメガロウイルス〈CMV〉）は、主に乳幼児期に唾液や尿を介して感染する。向汎性（全身感染性）ウイルスで多くの細胞に感染するが、主に骨髄前駆細胞に潜伏すると考えられ、また、小児期には、唾液中に持続的なウイルス排出が認められることから、唾液腺にも潜伏すると考えられる。後天性の感染は多くが不顕性感染で、日和見感染として肺炎などをきたす。経胎盤感染（垂直感染）ではまれに先天性CMV感染症（先天性巨細胞封入体症）をきたす。

▶正　解◀　dまたはe

複数の正解があるため、複数の選択肢を正解として採点する。

243

B Complete⁺ EX 第118回歯科国試解説

▶要 点◀

◉ ヘルペスウイルス科

- α ヘルペスウイルス：単純ヘルペスウイルス1型及び2型、水痘-帯状疱疹ウイルス
- β ヘルペスウイルス：サイトメガロウイルス、ヒトヘルペスウイルス-6及び-7
- γ ヘルペスウイルス：EBウイルス、ヒトヘルペスウイルス-8（Kaposi肉腫関連ヘルペスウイルス）

Complete⁺ EX　第118回歯科国試解説 **B**

歯科医学各論Ⅱ：歯・歯髄・歯周組織の疾患

53 歯肉切除術の治療過程を示す。

口腔内消毒 → ① → ② → ③ → ④ → ⑤ → 歯周パック

③に入るのはどれか。1つ選べ。
ただし、①～⑤は a～e のいずれかに該当する。
a　切　開
b　歯肉整形
c　浸潤麻酔
d　ポケット底の印記
e　スケーリング・ルートプレーニング

▌選択肢考察▐
　歯肉切除術の治療手順は、口腔内消毒後 ① 浸潤麻酔、② Crane‐Kaplan のポケットマーカーを用いてポケット底の印記、③ ポケット底に向けた外斜切開、歯肉病変部、肉芽組織を除去、④ スケーリング・ルートプレーニング、⑤ 不正な歯肉形態を修正（歯肉整形）、⑥ 縫合せずに、歯周パックとなる。
○a　③に入るのは切開である。
×b　歯肉整形は ⑤ である。
×c　浸潤麻酔は ① である。
×d　ポケット底の印記は ② である。
×e　スケーリング・ルートプレーニングは ④ である。

▌正　解▐　**a**

B Complete⁺ EX 第118回歯科国試解説

歯科医学総論Ⅰ：保健・医療と健康増進

54 持続可能な開発目標〈SDGs〉のうち FAO が目標にしているのはどれか。1つ選べ。

a 飢餓をゼロに
b 気候変動に具体的な対策を
c すべての人に健康と福祉を
d ジェンダー平等を実現しよう
e エネルギーをみんなにそしてクリーンに

アプローチ≫

　SDGs（Sustainable Development Goals（持続可能な開発目標））とは、2001年に策定されたミレニアム開発目標（MDGs）の後継として、2015年9月の国連サミットで加盟国の全会一致で採択された「持続可能な開発のための2030アジェンダ」に記載された2030年までに持続可能でよりよい世界を目指す国際目標である。17のゴール（目標）・169のターゲットから構成され、地球上の「誰一人取り残さない（leave no one behind）」ことを誓っている。SDGs は発展途上国のみならず先進国自身が取り組むユニバーサル（普遍的）なものであり我が国としても積極的に取り組んでいる。国連食糧農業機関（FAO）は、すべての人々が栄養ある安全な食べ物を手にいれ健康的な生活を送ることができる世界を目指している。このため、FAO では ① 飢餓、食料不安及び栄養失調の撲滅、② 貧困の削減と全ての人々の経済・社会発展、③ 現在及び将来の世代の利益のための天然資源の持続的管理と利用、を主要な3つのゴールと定めている。

▶選択肢考察◀

○ a　FAO では飢餓、食料不安及び栄養失調の撲滅を目標としている。SDGs のゴール2である。
× b　SDGs のゴール13である。
× c　SDGs のゴール3である。
○ d　FAO は、農村地域での完全な男女平等の実現なくして食料安全保障と農業発展はないと考え、ジェンダー平等を訴え、農村女性の経済的・社会的地位が高まるよう取り組んでいる。
× e　SDGs のゴール7である。

▶正　解◀　**a または d**

複数の正解があるため、複数の選択肢を正解として採点する。

Complete⁺ EX 第118回歯科国試解説 B

歯科医学各論Ⅲ：顎・口腔領域の疾患

55 IgG4関連疾患の特徴はどれか。**4つ選べ。**
a 口腔乾燥
b 女性での好発
c 結節性病変の存在
d 顎下腺の持続性腫脹
e アレルギー疾患の合併

▶選択肢考察◀

○a、d IgG4関連Mikulicz病（IgG4関連涙腺唾液腺炎）では、高IgG4血症（135mg／dL以上）を認め、耳下腺や顎下腺、涙腺の持続性、無痛性、対称性の腫脹およびそれらの乾燥症状を呈する。乾燥症状は同様の病態を示すSjögren症候群に比べ軽度である。

×b IgG4関連疾患の発症年齢は60歳代にピークがあり、男女比はMikulicz病を除くと明確に男性に好発する（Mikulicz病は女性に多く、男女比は約1：3）。

○c IgG4関連疾患は、免疫異常や血中IgG4高値に加え、リンパ球とIgG4陽性形質細胞の著しい浸潤と線維化により、同時性あるいは異時性に全身諸臓器の腫大や結節性・肥厚性病変などを認める原因不明の疾患で、複数臓器に結節性病変を認めることも少なくない。

○e IgG4関連疾患では、アレルギー疾患（気管支喘息やアレルギー性鼻炎など）を合併する頻度が高いことが知られており、アレルギーの指標となる血清IgEや好酸球が高値を示すことも多い。

▶正 解◀ **a、c、d、e**

247

B Complete+ EX 第118回歯科国試解説

▶要 点◀

◉ IgG 4 関連疾患包括診断基準

項目 1	臨床的および画像的診断
	単一（リンパ節が単独病変の場合は除く）または複数臓器に特徴的なびまん性あるいは限局性腫大、腫瘤、結節、肥厚性病変を認める。
項目 2	血清学的診断
	高 IgG 4 血症（135 mg／dL 以上）を認める。
項目 3	病理学的診断
	以下の 3 項目中 2 つを満たす。 ①著明なリンパ球・形質細胞の浸潤と線維化を認める。 ② IgG 4 陽性形質細胞浸潤：IgG 4／IgG 陽性細胞比 40％以上かつ IgG 4 陽性形質細胞が 10／HPF（高倍率視野，× 400）を超える。 ③特徴的な線維化、特に花筵様線維化（storiform fibrosis）あるいは閉塞性静脈炎（obliterative phlebitis）のいずれかを認める。
判 定	項目 1 + 2 + 3 を満たすもの：確診群（definite） 項目 1 + 3 を満たすもの：準確診群（probable） 項目 1 + 2 を満たすもの：疑診群（possible）

※注 1：本基準で準確診群または疑診群 (possible) であっても、自己免疫性膵炎診断基準、IgG 4 関連 Mikulicz 病診断基準などの IgG 4 関連臓器別診断基準で確定診断されたものは、確診群と判断する。
※注 2：できる限り組織診断を行い、各臓器の悪性腫瘍（癌や悪性リンパ腫など）や類似疾患（Sjögren 症候群、原発性硬化性胆管炎、サルコイドーシス、好酸球性多発血管炎性肉芽腫症など）との鑑別・除外することが重要である。また、高熱、高 CRP、好中球増多などを呈する場合は感染性・炎症性疾患を除外することが重要である。
※注 3：花筵状線維化は炎症細胞浸潤と小型紡錘形細胞からなる花筵状の錯綜配列を示し、様々な程度の線維化を伴う病変で、閉塞性静脈炎は炎症細胞による線維性の静脈閉塞と定義される。
※注 4：IgG 4 関連疾患は通常ステロイド治療に良好な反応性を示すが、診断的治療を積極的に推奨するものではない。一方でステロイド治療に全く反応しない場合は診断を再考する必要がある。

2020 年改訂 IgG 4 関連疾患包括診断基準より引用改変

◉ IgG 4 関連 Mikulicz 病と Sjögren 症候群の違い

	IgG 4 関連 Mikulicz 病	Sjögren 症候群
好発年齢	50〜60 歳代	40〜50 歳代
性 差	相対的に男性に多い（男女比 = 1：3）	女性に多い（1：20）
腺腫脹の性状	持続性	反復性／自然消退
乾燥性角結膜炎	軽度〜中等度	中等度〜高度
唾液腺分泌障害	軽度〜中等度	中等度〜高度
ステロイド反応性 （腺分泌の回復）	非常に良好	不 変
血清 IgG	高 値	正常〜高値
抗核抗体	陰性例が多い	陽性例が多い
抗 SS-A／SS-B 抗体	陰 性	陽性（70％／30％）
血清 IgG 4	著明に高値	基準範囲内
血清補体価	低下〜正常	正 常
組 織	Sjögren 症候群の特徴に加えて、IgG 4 陽性形質細胞の浸潤を認める	リンパ球浸潤と腺萎縮

Complete⁺ EX 第118回歯科国試解説 **B**

歯科医学各論Ⅰ：成長発育に関連した疾患・病態

56 成長期に用いる矯正装置のうち、骨の縫合部に作用するのはどれか。**3つ
 選べ。**
  a　ヘッドギア
  b　Fränkel 装置
  c　急速拡大装置
  d　バイオネーター
  e　上顎前方牽引装置

▶選択肢考察◀

　成長発育期にある骨格性の不正要因をもつ患者に対して、改善を期待して顎骨に作用
させる力を顎整形力という。顎整形力を発揮する矯正装置には、ヘッドギア、上顎前方
牽引装置、急速拡大装置などがある。

○a、c、e　ヘッドギアは上顎前突症例、急速拡大装置は上顎歯列弓狭窄症例に、上
　顎前方牽引装置は上顎劣成長症例に用いる。それぞれ顎整形力が骨の縫合部に作
　用する。

×b、d　Fränkel 装置とバイオネーターは、機能的矯正装置に含まれる。機能的矯正
　装置は歯の移動や顎骨の制御を口腔周囲の筋の機能力に依存するもので、骨の縫
　合部に作用する装置ではない。

▶正　解◀　a、c、e

B Complete⁺ EX 第118回歯科国試解説

歯科医学各論Ⅱ：歯・歯髄・歯周組織の疾患

57 初期活動性根面齲蝕の非侵襲的な管理で正しいのはどれか。**2つ選べ。**

a 深さ2mm以下の齲窩を対象とする。

b 活動性はエックス線画像で判断する。

c 歯髄保護にボンディング材塗布を行う。

d 高濃度フッ化物配合歯磨剤の使用で非活動性に変化する。

e 38％フッ化ジアンミン銀の塗布は進行抑制を目的とする。

▶選択肢考察◀

初期根面齲蝕は、実質欠損深さ0.5mm未満の歯根に生じた齲蝕である。

× a 深さ0.5mm未満の歯根に生じた齲蝕を対象とする。

× b 活動性は主として視診・触診の検査を行い診断する。

× c 初期活動性根面齲蝕では、第一選択として非侵襲的な治療であるフッ化物を用いた再石灰化療法が推奨されている。

○ d 欠損の深さが0.5mm未満の初期根面齲蝕に対しては、1,100～1,400ppmフッ化物配合の洗口剤、歯磨剤の併用によって初期根面の齲蝕を再石灰化させ、非活動性にすることが可能である。

○ e 38％フッ化ジアンミン銀を塗布することで、初期活動性根面齲蝕の進行を抑制する。

▶正　解◀　**d、e**

▶要 点◀

　齲蝕には、活動性（active）と非活動性（arrested）の齲蝕が存在する。活動性根面齲蝕は、その表面はプラークで覆われていることが多く、視診では薄茶色を呈し、その表面は粗造であり、また、触診ではエキスプローラーやプローブの先端が軽い圧で侵入し、引き抜くときに粘り感があるなど、齲蝕象牙質は軟らかく、齲蝕が進行中であることを強く疑わせるものである、一方、非活動性根面齲蝕は、視診では濃茶～黒色の着色が認められ、その表面は比較的滑沢で、触診では硬く感じられ、齲蝕の進行は停止状態にあると推定されるものである。

● 根面齲蝕の診断基準：国際齲蝕検出・評価システム
　International Caries Detection and Assessment System (ICDAS)

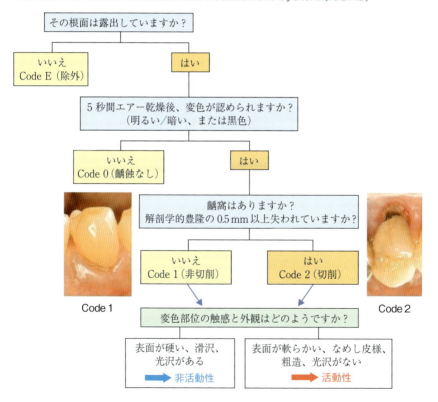

参考：日本歯科医学会

B Complete⁺ EX 第118回歯科国試解説

歯科医学各論Ⅰ：成長発育に関連した疾患・病態

58 4歳の男児。下顎乳前歯部の審美不良を主訴として来院した。1年前に下顎両側乳中切歯は自然脱落したという。診察の結果、下顎両側第二乳臼歯部にAdamsクラスプを付与した義歯を製作することとした。初診時の口腔内写真（**別冊** No. 17A）とエックス線画像（**別冊** No. 17B）を別に示す。

製作する義歯について正しいのはどれか。**3つ選べ。**

a 装着後は成長とともに作り直す。
b 唇側の床縁は歯肉唇移行部に設定する。
c 床後縁は両側乳犬歯の遠心部に設定する。
d 義歯床は舌側の歯頸部に接するように設定する。
e クラスプに用いるワイヤーの直径は0.7mmとする。

▶正解へのアプローチ◀

年齢・性別：4歳の男児

主　訴：下顎乳前歯部の審美不良

現病歴：1年前に下顎両側乳中切歯が自然脱落した。

画像診断：（A、B）1年前に A|A が自然脱落しており、現存の |A も挺出傾向である。

診　断：下顎両側乳中切歯の早期脱落

▶選択肢考察◀

本症例は A|A の早期喪失に対して、Adamsクラスプを付与した義歯の製作を予定しており、選択肢はその設計、製作に関する内容である。成長途上にある小児の義歯は、基本的には一般的な可撤式保隙装置の製作と同様に注意を払う必要がある。

○a 1|1 の萌出までには3～4年かかることから、成長に合わせた再製作が必要である。

×b 成長を妨げないように、唇側の床縁は、唇側の骨の隆起を結ぶ線までに留める。

×c E|E 部にAdamsクラスプを付与する設計のため、床後縁が C|C の遠心部にはならない。

○d 舌側の床縁は、歯頸部に接するように設定する。

○e Adamsクラスプには、通常0.7mmのワイヤーを用いる。

▶正　解◀ 　**a、d、e**

252

No. 17

A

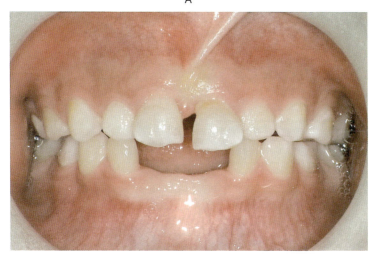

B

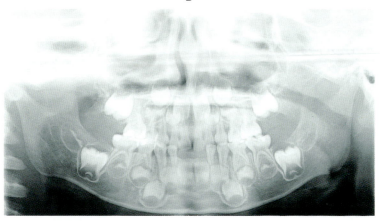

B Complete⁺ EX 第118回歯科国試解説

歯科医学各論Ⅲ：顎・口腔領域の疾患

---

59 35歳の男性。受け口を主訴として来院した。中学生のころから気になり前歯で咬みにくいという。骨格性下顎前突症と診断し、術前矯正治療後に顎矯正手術をすることとした。顎矯正手術前と手術9か月後のエックス線画像（**別冊No. 18A、B**）を別に示す。

手術名の略語を示す。

> IVRO：下顎枝垂直骨切り術
> SSRO：下顎枝矢状分割術

下顎に対して行ったのはどれか。1つ選べ。

a SSRO
b IVRO＋オトガイ形成術
c SSRO＋オトガイ形成術
d IVRO＋前歯部歯槽骨切り術
e SSRO＋前歯部歯槽骨切り術

▶正解へのアプローチ◀

年齢・性別：35歳の男性

主　訴：受け口

現病歴：中学生のころから気になり前歯で咬みにくい。

画像診断：（B）下顎枝後縁に形態の変化がみられ、オトガイ部には固定用のプレートがみられる。

診　断：骨格性下顎前突症

▶選択肢考察◀

×a SSROは骨切りした下顎枝をプレート等で固定する必要があるが、本症例のエックス線画像ではみられない。

○b 骨切り後に下顎枝の固定が行われていないため、IVROが行われている。また、オトガイ部がプレート固定されているため、オトガイ形成術も行われたと考えられる。

×c オトガイ形成術は行われているが、骨切りした下顎枝を固定していないためSSROの適応ではない。

254

No. 18

A

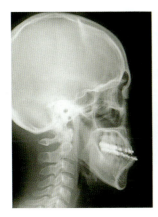
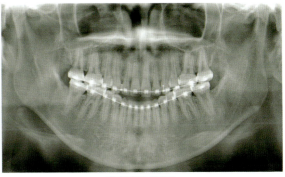

顎矯正手術前

B

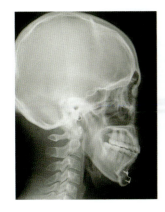
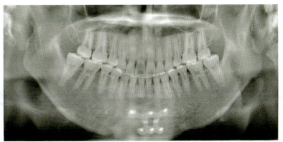

手術9か月後

× d　IVROが行われているが、小臼歯の抜歯等はみられないため、前歯部歯槽骨切り術は行われていない。またプレート固定の位置も異なる。

× e　下顎枝が固定されていないため、SSROの適応ではない。また、小臼歯の抜歯が行われていないため、前歯部歯槽骨切り術の適応でもない。

▶正　解◀　b

B Complete+ EX 第118回歯科国試解説

歯科医学各論Ⅳ：歯質・歯・顎顔面欠損と機能障害

60 53歳の女性。上顎右側中切歯欠損による審美不良を主訴として来院した。診察の結果、上顎前歯部にCAD/CAMを用いたブリッジを製作することとした。支台歯形成時の口腔内写真（別冊 No. 19A）、完成したブリッジの写真（別冊 No. 19B）及びブリッジ装着時の口腔内写真（別冊 No. 19C）を別に示す。
次に示す5つのステップのうち、3番目に行うのはどれか。1つ選べ。
a 焼　結
b 切削加工
c 咬合器装着
d 模型のスキャニング
e セメントスペースの設定

No. 19
A

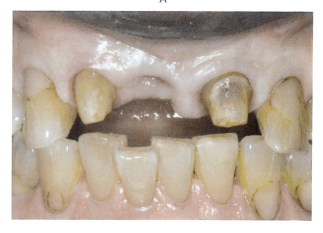

▶正解へのアプローチ◀

年齢・性別：53歳の女性
主　訴：上顎右側中切歯欠損による審美障害
写真解説：（A、B、C）支台歯辺縁はディープシャンファー形成がされている。また、セラミックスによるブリッジなのでジルコニアを用いた補綴装置と推察される。

B

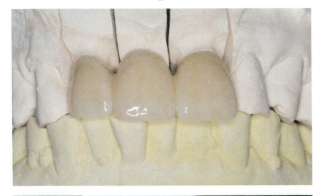

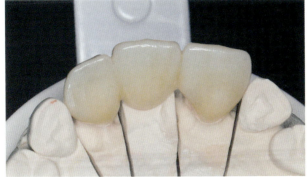

C

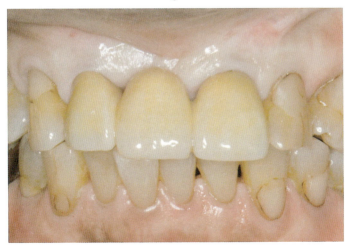

B Complete⁺ EX 第118回歯科国試解説

▶選択肢考察◀

　ジルコニアを用いたブリッジでは、ジルコニア単体で製作するモノリシックジルコニアブリッジとジルコニアでフレームを製作し、その上に陶材を盛り上げるジルコニアフレーム陶材レイヤリングブリッジがある。写真から判断することは難しいが、本症例はモノリシックジルコニアブリッジと考えられる。

× a　焼結は、5番目に行う。

× b　切削加工は、4番目に行う。

× c　咬合器装着は、最初に行う。

× d　模型のスキャニングは、2番目に行う。

○ e　セメントスペースの設定は、3番目に行う。

▶正　解◀　e

▶要　点◀

◉ モノリシックジルコニアブリッジの製作手順

① 支台歯形成

② シリコーン印象採得、咬合採得

③ 石膏模型の咬合器付着

④ 模型スキャン

⑤ CADによるコンタクト、カントゥア、咬合面、マージン、セメントスペースのデザイニング

⑥ CAMによる切削加工

⑦ 完全焼結

⑧ ステイニング

Complete⁺ EX　第118回歯科国試解説　B

歯科医学総論Ⅷ：歯科材料と歯科医療機器

61 金属焼付用陶材の焼成温度で適切なのはどれか。1つ選べ。

a　　700℃

b　　950℃

c　1,200℃

d　1,350℃

e　1,500℃

▶選択肢考察◀

　金属焼付用陶材は、陶材焼付用合金等で製作した金属フレームに陶材を焼き付けて補綴物を製作する際に用いられる。陶材焼付用合金では、ディギャッシング操作を1,000〜1,050℃で行い、その上に金属焼付用陶材を築盛し、コンデンスを行った後に焼成される。焼成の際、金属フレームが融解しない温度に焼成温度は設定されている。一般的に850〜1,000℃の範囲で焼成されるため、950℃は、金属焼付用陶材の標準的な焼成温度の範囲内であり、適切な選択肢となる。

×a　700℃では陶材は十分に焼成しないため、適切でない。

○b　焼成は一般的に850〜1,000℃の範囲で行われる。

×c　1,200℃では金属フレームの熱膨張による不適合や、酸化による影響が出る可能性があるため適切でない。

×d、e　1,350℃、1,500℃の温度では金属フレームが融解してしまう可能性があるため適切でない。

▶正　解◀　**b**

B Complete⁺ EX 第118回歯科国試解説

歯科医学各論Ⅴ：高齢者等に関連した疾患・病態・予防ならびに歯科診療

62 認知機能障害のうち、場所や時間がわからないのはどれか。1つ選べ。
　　a 失　行
　　b 失　語
　　c 失　認
　　d 見当識障害
　　e 遂行機能障害

アプローチ ≫

　認知症の症状は、「中核症状」と「行動・心理症状（BPSD）」の2つに分けられる。中核症状は脳の神経細胞が障害されたことによって直接起こる症状で、これは認知機能が低下した者であれば誰にでも出現する症状である。「中核症状」の具体例として選択肢にある5項目と、いわゆる認知症といったときにまず出てくる障害である記憶障害がある。

▶選択肢考察◀

×a 失行は、体は動いて運動することができるのにもかかわらず、目的とする行動の方法が分からなくなる状態をいう。

×b 失語は、言語野である大脳が障害され「聞く・話す・読む・書く」といった音声・文字などの言語情報に関わる機能が失われた状態をいう。

×c 失認は、体の器官（目・耳・鼻・舌・皮膚等）に問題がないのに「五感（視覚・聴覚触覚・嗅覚・味覚）」による認知力を正常に働かせ、状況を正しく把握することが難しい状態をいう。

○d 見当識障害は、日時・場所の理解や方向感覚などが失われ、周囲の人を見ても自分が置かれた状況を判断する事が出来なくなる状態をいう。

×e 遂行機能障害は、「（行動の）目的が定まらない」「（行動が）自立出来ない」「（行動に）効果が期待できない」「（行動が）成し遂げられない」等、行動をとる際に支障をきたす状態をいう。

▶正　解◀　d

B

Complete⁺ EX 第118回歯科国試解説

歯科医学総論Ⅱ：正常構造と機能・発生・成長、発達、加齢

63 第二鰓嚢〈咽頭嚢〉から発生するのはどれか。1つ選べ。

a 耳　管

b 口蓋扁桃

c 茎突咽頭筋

d 口蓋帆挙筋

e Meckel 軟骨

▶選択肢考察◀

　鰓弓は胎生4週頃に生じる。鰓弓と鰓弓の間には溝がみられ、外側の溝を鰓溝、内側の溝を咽頭嚢という。

×a　第一咽頭嚢からは、耳管が発生する。

○b　第二咽頭嚢からは、口蓋扁桃が発生する。

×c　茎突咽頭筋は、第三鰓弓から形成される。

×d　口蓋帆挙筋は、第四鰓弓から形成される。

×e　Meckel 軟骨は、第一鰓弓に由来し、ツチ骨、キヌタ骨等の耳小骨の形成に関与する。Meckel 軟骨自体は退化消失する。

▶正　解◀　**b**

B Complete⁺ EX 第118回歯科国試解説

歯科医学総論Ⅰ：保健・医療と健康増進

64 WHO の簡易的禁煙支援を構成する５つの "A" で、動機付け支援を行うか否かを決める根拠となるのはどれか。１つ選べ。

a Ask

b Advise

c Assess

d Assist

e Arrange

▶選択肢考察◀

×a、b、d、e、○c　禁煙をしようとする意識を推察し、患者の禁煙に対する変容ステージを把握し、準備期（１か月以内に禁煙しようと考えている）であれば動機付け支援をすぐに行う。▶要　点◀参照。

▶正　解◀　c

▶要　点◀

◉ 禁煙支援の手順（５A）

Ask（質問）：診察のたびに、すべての喫煙者を系統的に同定する。

Advise（助言）：すべての喫煙者にやめるようにはっきりと、強く、個別的に忠告する。

Assess（評価）：禁煙への関心度を評価する。

Assist（支援）：患者の禁煙を支援する。

Arrange（調整）：フォローアップの診察の予定をたてる。

「循環器病の診断と治療に関するガイドライン（2009年度合同研究班報告）、禁煙ガイドライン（2010年改訂版）」
参照　https://www.j-circ.or.jp/cms/wp-content/uploads/2020/02/JCS2010murohara.h.pdf

Complete⁺ EX 第118回歯科国試解説 B

歯科医学総論Ⅱ：正常構造と機能・発生・成長、発達、加齢

65 平均近遠心幅径が最も大きいのはどれか。1つ選べ。
    a　上顎中切歯
    b　上顎犬歯
    c　上顎第一大臼歯
    d　下顎第一大臼歯
    e　下顎第二大臼歯

▶選択肢考察◀

×ａ、ｂ、ｃ、ｅ、○ｄ　上顎大臼歯は近遠心幅径に比較し頬舌径が大きく、下顎大臼歯は頬舌径に比較し近遠心幅径が大きい。永久歯列において平均近遠心幅径が最も大きいのは、下顎第一大臼歯である。一般的に下顎第二大臼歯は遠心退化傾向がみられ、下顎第一大臼歯に比較し近遠心幅径が小さい。

▶正　解◀　**d**

263

B Complete⁺ EX 第118回歯科国試解説

歯科医学総論Ⅵ：検査

66 スパイロメトリで測定できるのはどれか。1つ選べ。

a 死腔

b 全肺気量

c 肺胞換気量

d 予備吸気量

e 機能的残気量

▶選択肢考察◀

スパイロメトリは、呼吸機能検査の最も基本的な検査法である。スパイロメータでスパイログラム（肺から出入りする空気の量と時間変化を記録した曲線）を描き、肺活量〈VC〉、努力肺活量〈FVC〉、1秒量〈$FEV_{1.0}$〉、1秒率〈$FEV_{1.0}$%〉、最大換気量〈MVV〉などを計測あるいは算出して、換気の状態を把握する検査である。最大呼出しても肺内に残存する残気量〈RV〉は測定できないため、RVを含む気量は測定できない。

× a （解剖学的）死腔とは、口腔または鼻腔から終末細気管支までをいい、ここに存在する気量はガス交換に寄与しない。解剖学的死腔量〈ADS〉は単一窒素呼出曲線（クロージングボリューム曲線）から求められ、スパイロメトリでは測定できない。

× b 全肺気量〈TLC〉は、TLC = VC + RV = 予備吸気量〈IRV〉+ 1回換気量〈TV〉+ 予備呼気量〈ERV〉+ RV = 最大吸気量〈IC〉+ 機能的残気量〈FRC〉の関係にあり、RVを含む気量であるため、スパイロメトリでは測定できない。

× c 肺胞換気量〈$\dot{V}_A$〉は、分時換気量のうち肺胞まで到達してガス交換に関与している気量を表し、「（TV-ADS）× 1分間の呼吸数」で求められる。動脈血二酸化炭素分圧〈$PaCO_2$〉と反比例の関係にある。ADSを測定する必要があるため、スパイロメトリのみでは測定できない。

○ d IRVは、残気量を含まない気量であるため、スパイロメトリで測定できる。

× e FRCは、FRC = ERV + RVの関係にあり、残気量を含む気量であるため、スパイロメトリでは測定できない。FRCはガス希釈法や体プレチスモグラフ法で求める。

▶正 解◀ d

要点

● 肺気量分画

4つの基本気量(volume)と、さらにそれらを組合せた4つの肺容量(capacity)がある。

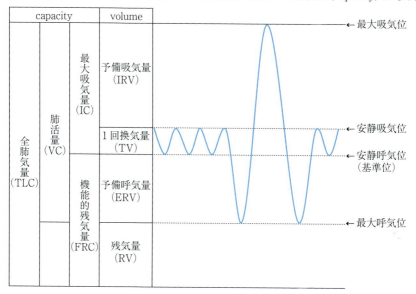

B Complete⁺ EX 第118回歯科国試解説

歯科医学各論Ⅲ：顎・口腔領域の疾患

---

67 74歳の女性。舌尖部の腫脹を主訴として来院した。3か月前に自覚したが、疼痛がないためそのままにしていたところ、徐々に大きくなってきたという。弾性硬で軽度圧痛を認めるが、舌の知覚に異常はない。初診時の口腔内写真（**別冊** No. 20 A）、MRI 脂肪抑制 T 2 強調像（**別冊** No. 20 B）、FDG-PET／CT（**別冊** No. 20 C）及び生検時の H-E 染色病理組織像（**別冊** No. 20 D）を別に示す。

適切な治療法はどれか。1つ選べ。

a 摘 出

b 化学療法

c 免疫療法

d 外科的切除

e 組織内照射

▶正解へのアプローチ◀

年齢・性別：74歳の女性　　**主 訴**：舌尖部の腫脹

現病歴：3か月前に自覚したが、疼痛がないためそのままにしていたところ、徐々に大きくなってきた。

画像診断：（A）舌下面に発赤を伴った腫瘤がみられる。

（B）舌尖部に高信号がみられる。

（C）舌尖部にFDGの集積がみられる。

（D）篩状構造を呈する腫瘍胞巣が認められる。

診 断：腺様嚢胞癌

▶選択肢考察◀

画像所見、病理組織像から腺様嚢胞癌と診断できる。

×a 病変は周囲に浸潤していると考えられるため摘出では不十分である。

×b、c 腺様嚢胞癌は、標準的な化学療法は確立されておらず、分子標的治療も開発されていないため適切ではない。また、確立された免疫療法はないため適切ではない。

○d 腺様嚢胞癌は、神経周囲浸潤を示す特徴があるため、十分な安全域をとった外科的切除が必要である。

×e 広範囲な神経周囲浸潤を伴い、血行性転移をきたしやすいため組織内照射の適応ではない。

▶正 解◀　**d**

266

No. 20

A

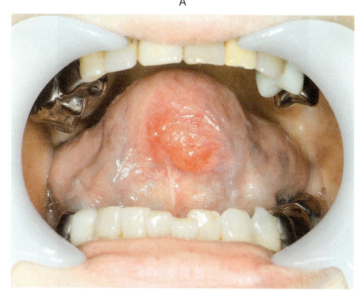

B

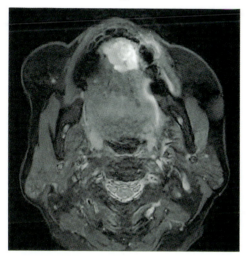

C

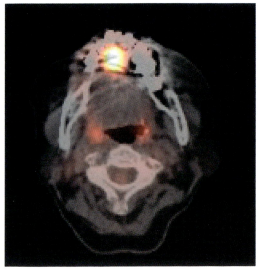

D

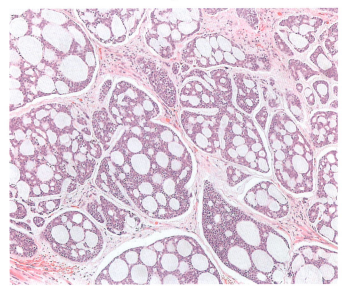

MEMO

B Complete+ EX 第118回歯科国試解説

歯科医学各論Ⅱ：歯・歯髄・歯周組織の疾患

68 65歳の男性。下顎左側第一大臼歯の痛みを主訴として来院した。昨晩、強い痛みのため眠れなかったという。著しい打診痛があり、歯髄電気診に生活反応を示した。初診時の口腔内写真（別冊 No. 21 A）とエックス線画像（別冊 No. 21 B）を別に示す。歯周組織検査結果の一部を表に示す。

舌　側*	3	3	3	3	3	⑨	④	3	④
歯　種		5̅			6̅			7̅	
頰　側*	3	3	3	3	3	⑨	3	3	③
動揺度**		0			1			0	

*　：プロービング深さ（mm）
○印：プロービング時の出血
**　：Millerの判定基準

まず行うのはどれか。1つ選べ。
a　抜　髄
b　生活断髄
c　感染根管治療
d　ヘミセクション
e　スケーリング・ルートプレーニング

▶正解へのアプローチ◀

年齢・性別：65歳の男性
主　訴：下顎左側第一大臼歯の痛み
現病歴：昨晩6̅に眠れないほどの強い痛みがあった。
画像診断：(B)6̅遠心には歯槽骨辺縁から根尖周囲に至るまで歯槽骨吸収がみられる。プロービング深さ9mmで歯周ポケットが根尖と交通している。
診　断：歯内-歯周疾患、上行性歯髄炎

▶写真解説◀

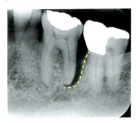

6̅遠心根根尖に及ぶ垂直性骨吸収がみられる。

▶選択肢考察◀

○a、×b、c、d、e　歯内-歯周疾患による上行性歯髄炎であるため、麻酔抜髄を行う。

▶正　解◀　**a**

No. 21

A

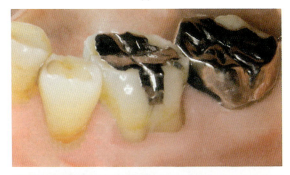

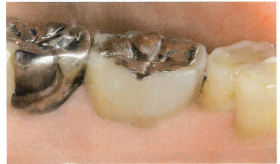

B

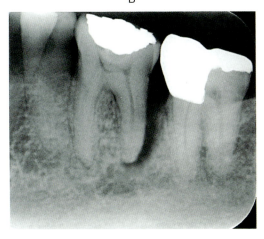

B Complete⁺ EX 第118回歯科国試解説

歯科医学総論Ⅱ：正常構造と機能・発生・成長、発達、加齢

69 神経性調節によって適刺激に対する受容器の感度が変わるのはどれか。1つ
選べ。

a 筋紡錘

b Krause 小体

c Pacinian 小体

d Meissner 小体

e Ruffini 神経終末

▶選択肢考察◀

○ a ある受容器を特異的に興奮させる感覚刺激を適刺激という。筋紡錘は、筋の伸長
速度や長さの情報を中枢に伝える受容器で、2種類の錘内筋とそれに付着してい
る2種類の終末で構成されている。筋紡錘は、γ‑運動ニューロンにより神経性
支配および神経性調節されている。

× b Krause 小体は真皮や粘膜固有層にみられる終末で、圧覚や触覚、冷覚を司る求
心性神経終末の1つである。

× c Pacinian 小体は真皮の下層や皮下組織に多く認められる終末で、圧覚・振動の受
容器と考えられている。

× d Meissner 小体は真皮乳頭内にみられる終末で、触覚を感知すると考えられてい
る。

× e Ruffini 神経終末は靱帯、関節包などのコラーゲン線維の密な組織に多く認めら
れ、コラーゲン線維の伸びを感知すると考えられている。

▶正 解◀ a

MEMO

B Complete⁺ EX 第118回歯科国試解説

歯科医学各論Ⅳ：歯質・歯・顎顔面欠損と機能障害

70 80歳の女性。咬合時の下顎全部床義歯の動揺と両側臼歯部粘膜の痛みを主
訴として来院した。旧義歯は2年前に製作したという。診察の結果、新義歯を
製作することとした。新義歯によって主訴は改善した。来院時の口腔内写真
（**別冊** No. 22 A）と新旧義歯の適合試験時の写真（**別冊** No. 22 B）を別に示す。
向上したのはどれか。**2つ選べ。**
a 緩圧性
b 受動性
c 適合性
d 拮抗作用
e 支持作用

▶**正解へのアプローチ**◀

年齢・性別：80歳の女性

主　訴：咬合時の下顎全部床義歯の動揺と両側臼歯部粘膜の痛み

現病歴：旧義歯は2年前に製作している。

画像診断：（A）左右臼歯部は欠損しており、前歯部に根面板が装着された残根が4本点
在している。臼歯部顎堤吸収の程度はやや高度である。

（B）旧義歯：適合試験材の厚みが不均一で、厚みのある部分（白みが濃い部
分）は適合が不良な状態である。

新義歯：適合試験材の厚みが薄く均一であり、顎堤への均等な圧負担が
達成されている。また、根面板の部分は適合試験材の厚みが薄
く、適切な歯根膜負担が行えているのがわかる。

▶**選択肢考察**◀

×a　緩圧性が向上している箇所は認められない。

×b　受動性の向上により主訴が改善したとは考えられない。

○c、e　適合性が向上し、顎堤や根面板による支持の作用が向上したため主訴が改善
されたと考えられる。

×d　旧義歯、新義歯ともに全部床義歯であり、拮抗作用が向上しているとは考えられ
ない。

▶**正　解**◀　**c、e**

274

No. 22
A

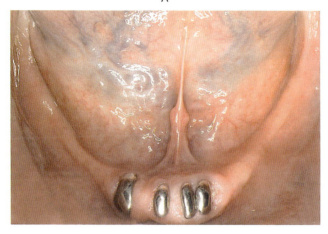

B

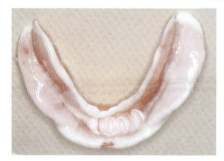
旧義歯

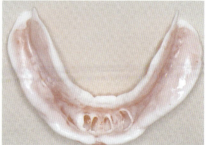
新義歯

B | Complete⁺ EX 第118回歯科国試解説

▶要　点◀

● 維持装置に求められる条件

① 支　持：義歯は沈下することなく定位置に保たれる。

② 把　持：義歯の横揺れや維持腕によって発現する側方力に対して抵抗する働き。

③ 維　持：義歯の脱離に抵抗する作用。

④ 拮抗作用（レシプロケーション）：義歯の離脱に対して維持腕が抵抗する際に、鉤
腕から支台歯に加わる側方圧を相殺するために、
その鉤腕（主として頰側腕）とは対側（主として
舌・口蓋側腕）の側にも鉤腕を設定する。

⑤ 囲繞性：鉤腕は支台歯の隅角をわずかに越え、歯面3面4隅角を把握するように設
定する。

⑥ 受動性：義歯が静止状態にある時は、維持装置から歯へ力を及ぼさないように設定
する。

⑦ 鉤腕の形態：鉤腕へ繰り返し加わる応力の分布を均等にするため、鉤先端に向かっ
て徐々に先細りの形態になるよう製作することが推奨されている（主
としてキャストクラスプの設計）。

MEMO

B Complete⁺ EX 第118回歯科国試解説

歯科医学総論Ⅰ：保健・医療と健康増進

71 40〜64歳の特定健康診査結果による特定保健指導の対象の階層化を表に示す。

腹　囲	追加リスク (1)血　糖　(2)脂　質　(3)血　圧		①	対　象
≧85cm（男　性） ≧90cm（女　性）	2つ以上該当			積極的支援
	1つ該当		あ　り	
			な　し	動機付け支援
上記以外で BMI≧25	3つ該当			積極的支援
	2つ該当		あ　り	
			な　し	動機付け支援
	1つ該当			

①はどれか。1つ選べ。
a　貧　血
b　喫煙歴
c　飲酒習慣
d　運動習慣
e　体重減少

▶選択肢考察◀
×a、c、d、e、○b　▶要　点◀参照。

▶正　解◀　**b**

Complete⁺ EX 第118回歯科国試解説 B

▶要 点◀

◉ 特定保健指導対象者の階層化

腹囲	追加リスク			④喫煙歴	対象	
	①血糖	②脂質	③血圧		40～64歳	65～74歳
≧85cm（男性） ≧90cm（女性）	2つ以上該当				積極的 支援	動機付け 支援
	1つ該当			あり		
				なし		
上記以外で BMI≧25	3つ該当				積極的 支援	動機付け 支援
	2つ該当			あり		
				なし		
	1つ該当					

（注）斜線欄は、階層化の判定が喫煙歴の有無に関係ないことを意味する。

①**血糖** a 空腹時血糖100mg/dl以上 又は b HbA1cの場合5.2%以上 又は c 薬剤治療を受けている場合（質問票より）

②**脂質** a 中性脂肪150mg/dl以上 又は b HDLコレステロール40mg/dl未満 又は c 薬剤治療を受けている場合（質問票より）

③**血圧** a 収縮期血圧130mmHg以上 又は b 拡張期血圧85mmHg以上 又は c 薬剤治療を受けている場合（質問票より）

④**質問票 喫煙歴あり**（①から③のリスクが1つ以上の場合にのみカウント）

※1 服薬中の者については、医療保険者による特定保健指導 の対象としない。
※2 前期高齢者（65歳以上75歳未満）については、積極的支援の対象となった場合でも動機づけ支援とする。

279

B | **Complete⁺ EX** 第118回歯科国試解説

歯科医学各論Ⅴ：高齢者等に関連した疾患・病態・予防ならびに歯科診療

72　72歳の男性。塩味を感じにくいことを主訴として来院した。2年前から自
　　覚し、徐々に増悪したという。降圧薬を服用している。初診時の口腔内写真
　　（**別冊** No. 23）を別に示す。
　　　適切な検査はどれか。**3つ選べ**。
　　　a　生　検
　　　b　血液検査
　　　c　唾液分泌能検査
　　　d　濾紙ディスク検査
　　　e　ガスクロマトグラフィー検査

▶正解へのアプローチ◀

年齢・性別：72歳の男性

主　訴：塩味を感じにくい

現病歴：2年前から自覚し、徐々に増悪した。

既往歴：高血圧症

画像診断：舌の中央に縦に深い溝が認められ、溝状舌が疑われる。また、全体的に赤み
　　　　　を帯びている。

診　断：降圧薬による口腔乾燥が原因の溝状舌

▶選択肢考察◀

× a　Sjögren 症候群を疑う所見は認められないため、現段階では生検は行わない。

○ b　他の疾患の有無を確認するために、血液検査を行うべきである。

○ c　唾液の減少によって、溝状舌の症状が強くなる場合があり、唾液分泌能検査は有
　　　効である。

○ d　2年前より味覚障害があることから、味覚検査である濾紙ディスク検査は有効で
　　　ある。

× e　口臭を訴えておらず、口腔内写真より舌苔もみられないため、ガスクロマトグラ
　　　フィー検査は行わない。

▶正　解◀　**b、c、d**

No. 23

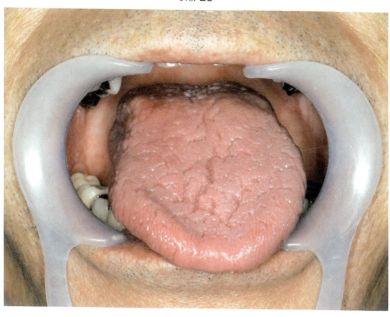

▶要　点◀
　高齢者は、免疫力や唾液分泌量の低下により、口腔衛生状況が悪化し、溝状舌が生じやすくなる。そのため、適切な診察・検査が必要である。

B Complete⁺ EX 第118回歯科国試解説

歯科医学各論Ⅱ：歯・歯髄・歯周組織の疾患

73 58歳の男性。下顎左側第一大臼歯部からの排膿を主訴として来院した。1年前から気付いていたがそのままにしていたという。トンネリング後の再評価時の口腔内写真（**別冊** No. 24 A）とエックス線画像（**別冊** No. 24 B）を別に示す。再評価時の歯周組織検査結果の一部を表に示す。

舌　側*	3	2	3	3	3	3	3	2	3
歯　種		5̲			6̲			7̲	
頬　側*	3	2	3	3	③	3	3	2	3
根分岐部病変**		−			3度			−	
動揺度***		0			1			0	

*　：プロービング深さ（mm）

○印：プロービング時の出血

**　：LindheとNymanの分類（−は根分岐部病変がないことを示す）

***：Millerの判定基準

セルフケアに使用するのに適切なのはどれか。**2つ選べ。**

a　洗口剤

b　歯ブラシ

c　口腔洗浄器

d　歯間ブラシ

e　ラバーチップ

▶**正解へのアプローチ**◀

年齢・性別：58歳の男性

主　訴：6̲ からの排膿

現病歴：1年前から気付いていたがそのままにしていた。

画像診断：根分岐部が歯肉縁上に露出し、Lindheの分類3度である。頬側根分岐部相当部はプロービング時に出血がある。

診　断：6̲ 根分岐部病変

282

No. 24

A

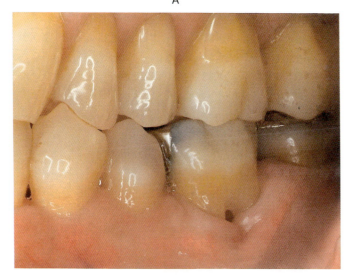

B

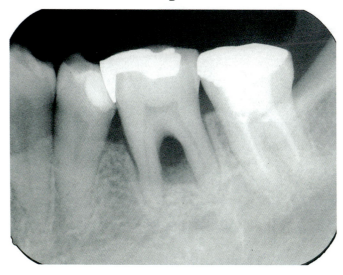

B Complete+ EX 第118回歯科国試解説

▶選択肢考察◀

×a　洗口剤による化学的プラークコントロールより、物理的プラークコントロールを優先する。

○b、d　毛先が当たるような手用歯ブラシによるブラッシングと、根分岐部に挿入できる適切なサイズの歯間ブラシを使用する。

×c　水流ではプラークは除去できないので、口腔洗浄器は適切ではない。

×e　ラバーチップは、主に歯肉マッサージを目的として使用するので適切ではない。

▶正　解◀　b、d

▶写真解説◀

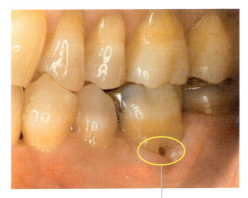

6┘はトンネリング後で、清掃性を良くするために根分岐部が歯肉縁上に露出している。

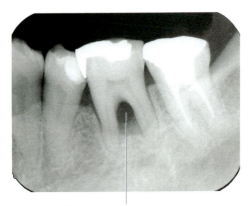

6┘はトンネリング後で、根分岐部は頬側から舌側に貫通している。

歯科医学総論Ⅰ：保健・医療と健康増進

74 Spaulding 分類における滅菌・消毒の水準で考慮するのはどれか。1つ選べ。

　a　感染症の種類

　b　器具の耐熱性

　c　器具の使用回数

　d　器具の使用部位・用途

　e　滅菌・消毒した器具の保管期間

▶選択肢考察◀

×a、b、c、e　Spaulding 分類は、感染症の種類、器具の耐熱性、器具の使用回数、滅菌・消毒した器具の保管期間等によって分類するものではない。

○d　Spaulding 分類は、器具の使用部位・用途による患者組織への接触レベルの違いに基づいて必要な消毒または滅菌のレベルを分類している。

▶正　解◀　d

▶要　点◀

　Spaulding 分類では、医療機器の患者組織への接触レベルに基づいて医療機器に必要な消毒または滅菌のレベルを指定してクリティカル（無菌組織や血流との接触の可能性ある機器）、セミクリティカル（粘膜や創傷のある皮膚に接触する可能性ある機器）、ノンクリティカル（健康で創傷のない皮膚に接触する機器）に分類される。

◉ Spaulding による消毒水準分類

分　類		効　果
滅　菌 （sterilization）		いかなる形態の微生物を完全に排除または死滅させる。 →現実には完全な排除・死滅を保証することはできず、無菌性保証レベルを設定して運用する。また、プリオンは対象外である。
消毒（disinfection）	高水準 （high‐level）	大量の芽胞が存在する場合を除いて、すべての微生物を死滅させる。 →主な薬剤：グルタラール、フタラール、過酢酸
	中水準 （intermediate‐level）	ほとんどの細菌、真菌、ウイルスを殺滅するが、必ずしも芽胞は殺滅しない。 →主な薬剤：ポビドンヨード、エタノール（消毒用エタノール）、次亜塩素酸ナトリウム
	低水準 （low‐level）	結核菌や消毒薬に抵抗性を示す細菌を除いたほとんどの栄養型細菌、ごく一部のウイルス、ある種の真菌を殺滅する。 →主な薬剤：クロルヘキシジン、塩化ベンザルコニウム（逆性石けん）、両性界面活性剤

B Complete⁺ EX 第118回歯科国試解説

歯科医学総論Ⅲ：病因、病態

75 ラテックスアレルギーの小児が摂取すると、アレルギー症状がみられることのある食物はどれか。1つ選べ。
　　a　卵
　　b　か　に
　　c　牛　乳
　　d　小　麦
　　e　アボカド

アプローチ》

　ラテックスアレルギーとは、天然ゴムに含まれるラテックスタンパク質がアレルゲンとなって、アレルギー症状として、赤み、かゆみ、じんましんなどの皮膚障害が発現し、まれに、呼吸困難、血圧低下や意識障害などのアナフィラキシーショックを引き起こすことが特徴である。また、ラテックスアレルギー患者は、果物の摂取によるラテックス・フルーツ症候群を発症することがあり、特に栗、バナナ、アボカド及びキウイフルーツは、発症リスクが高く、重症化するので注意が必要である。

▶選択肢考察◀

×a、b、c、d　食品表示法では、食物アレルギー症状を引き起こすことが明らかになった食品のうち、特に発症数、重篤度から勘案して表示する必要性の高いものを食品表示基準において特定原材料として定め、以下の8品目の表示を義務付けている。①えび、②かに、③小麦、④そば、⑤卵、⑥乳、⑦落花生、⑧くるみ
　　　　　選択肢e以外は特定原材料であるがラテックス・フルーツ症候群の危険因子となる食物ではない。

○e　ラテックスアレルギー患者は果物の摂取によるラテックス・フルーツ症候群の発症のおそれがある。特に栗、バナナ、アボカド及びキウイフルーツという特定の果物は、発症リスクが高く、重症化することが分かっている。

▶正　解◀　e

Complete+ EX 第118回歯科国試解説 B

歯科医学各論Ⅲ：顎・口腔領域の疾患

76 関節リウマチでみられるのはどれか。**2つ選べ。**
　　a　ばち指
　　b　色素沈着
　　c　手掌紅斑
　　d　皮下結節
　　e　朝のこわばり

▶選択肢考察◀

　関節リウマチ（RA）は、主に関節を侵す慢性の全身性自己免疫疾患である。末梢関節に対称性に炎症が生じ、主に関節構造が進行性に破壊されるが、炎症所見は多岐にわたり全身性にみられる。症状は大きく関節症状と関節外症状に分けられる。

×a　ばち指は、指先が太鼓のばちのように丸く膨らんだ状態で、心疾患や肺疾患などでみられることがあるが、特に関節リウマチでみられるものではない。

×b　メラニン色素沈着は、Addison 病、Peutz‑Jeghers 症候群、McCune‑Albright 症候群、神経線維腫症Ⅰ型（von Recklinghausen 病）などでみられる。また、自己免疫疾患の中で全身性強皮症は皮膚所見として色素沈着があるが、特に関節リウマチでみられるものではない。

×c　手掌紅斑は、手のひらや指の腹にみられる紅斑である。肝疾患などでみられることがあるが、関節リウマチでみられるものではない。

○d　皮下結節（リウマチ結節）は、後頭部や肘などの骨突起部や伸側表面または関節近傍にみられる結節をいう。関節リウマチの関節外症状の一つである。

○e　朝のこわばりは、関節リウマチの関節症状の一つで、発症の比較的初期からみられる。

▶正　解◀　d、e

B Complete⁺ EX 第118回歯科国試解説

歯科医学総論Ⅶ：治療

> 77 WHO によるがん疼痛コントロールで推奨されているのはどれか。**2つ選べ。**
>   a 麻薬の使用は極力控える。
>   b 鎮痛薬は頓用を原則とする。
>   c 注射での鎮痛薬投与を早期に考える。
>   d 日常生活ができることを目標とする。
>   e 鎮痛薬以外の補助薬も積極的に用いる。

アプローチ》》

　WHO（世界保健機関）は、がん疼痛治療の普及・向上を目指すために 1986 年に「がんの痛みからの解放 Cancer Pain Relief」を発表、「WHO 方式がん疼痛治療法」を出版した。2018 年改訂では「がん患者に対する鎮痛治療の原則」が改定された。この原則から、疼痛治療は緩和ケアでの一要素として、包括的なマネジメントを実践すべきであることが示されている。

▶選択肢考察◀

×a、b、c　WHO の疼痛コントロールで推奨されているものではない。▶要　点◀ 参照。
○d　日常生活を送れる程度まで痛みを緩和する。
○e　鎮痛薬の方法は「経口的に」「時間を決めて」「患者ごとに」「その上で細かい配慮を」を考慮することが重要である。

▶正　解◀　d、e

▶要　点◀
● 「WHO がん患者に対する鎮痛治療の原則」
　① 日常生活を送れる程度まで痛みを緩和する
　② 人によって痛みの感じ方や表現は違うので、患者の訴えに耳を傾ける
　③ 患者、介護者、医療従事者、地域社会、社会の安全にも目を向ける
　④ 薬物療法のほかに心理社会的およびスピリチュアルなケアも大切である
　⑤ 鎮痛薬は入手可能かつ安価でなければならない
　⑥ 鎮痛薬の方法は「経口的に」「時間を決めて」「患者ごとに」「その上で細かい配慮を」
　⑦ 鎮痛治療はがん治療の一部として統合されるべきである

MEMO

B Complete⁺ EX 第118回歯科国試解説

歯科医学各論Ⅰ：成長発育に関連した疾患・病態

78 20歳の女性。下顎の前突感と前歯の咬み合わせが悪いことを主訴として来院した。$\underline{8|}$、$\overline{8|8}$ 抜歯後、外科的矯正治療を行うこととした。初診時の顔面写真（**別冊** No. 25 A）、口腔内写真（**別冊** No. 25 B）及びエックス線画像（**別冊** No. 25 C）を別に示す。セファロ分析の結果を図に示す。

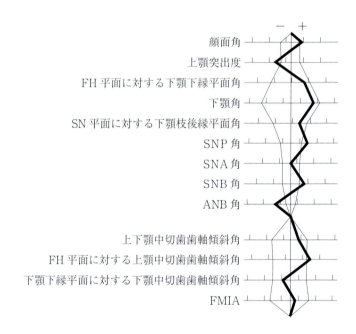

適切な治療方針はどれか。1つ選べ。
a 非抜歯、下顎枝矢状分割術
b $\underline{4|4}$ の抜歯、下顎枝矢状分割術
c 非抜歯、Le FortⅠ型骨切り術、下顎枝矢状分割術
d $\underline{4|4}$ の抜歯、Le FortⅠ型骨切り術、下顎枝矢状分割術
e $\dfrac{4|4}{4|4}$ の抜歯、Le FortⅠ型骨切り術、下顎枝矢状分割術

No. 25

A

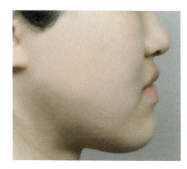
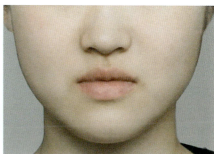

B

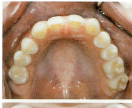
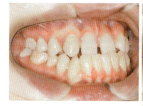
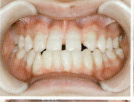
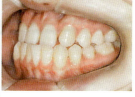
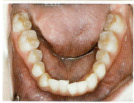

B Complete⁺ EX 第118回歯科国試解説

C

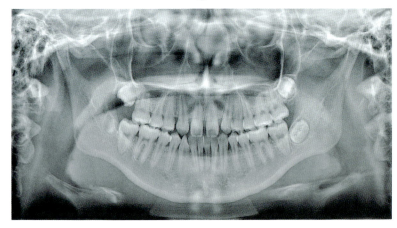

▶正解へのアプローチ◀

年齢・性別：20歳の女性
主　訴：下顎の前突感と前歯の咬み合わせが悪い
セファロ分析：骨格性の分析→SNA角は標準偏差内である。SNB角、SNP角が大きい。ANB角が小さい。上顎突出度は小さい。顔面角は大きい。垂直的な問題は認められない。
　　　　　　　歯性の分析→FH平面に対する上顎中切歯歯軸傾斜角が大きい。下顎前歯歯軸は標準偏差内である。
画像診断：（A）側面写真より下顎の突出感を認める。
　　　　　（B）臼歯関係は左右共にAngle Ⅲ級であり前歯部は反対咬合を呈している。前歯部はクロスバイトを呈している。2|2 と 7| が認められない。
　　　　　（C）2|2 の先天性欠如を認める。7|、|8、8|8 の埋伏を認める。
主な診断項目：下顎前突、顎変形症、2|2 の先天性欠如、7|の埋伏、上顎空隙歯列弓

▶選択肢考察◀

○a、×b、c、d、e　上顎は上顎両側側切歯の先天性欠如を認めるため、スペースを閉鎖し上顎前歯の舌側移動を行い歯軸の改善を行う。下顎前歯歯軸は標準偏差内であるが、叢生量は僅かなため非抜歯でレベリングを行う。上顎骨の位置は前後的な問題を認めず、下顎骨は前方位を呈しているため下顎枝矢状分割術にて後方移動を行う。

▶正　解◀　**a**

MEMO

B Complete⁺ EX 第118回歯科国試解説

歯科医学総論Ⅰ：保健・医療と健康増進

79 身元確認のデンタルチャートに記載するのはどれか。**2つ選べ。**
　　a　咬合高径
　　b　歯の動揺度
　　c　インレーの色
　　d　根管充塡の有無
　　e　歯周ポケット深さ

▶選択肢考察◀

　本設問はデンタルチャートに記載すべき内容というより、身元確認（個人識別、異同識別）に有用な遺体の口腔内所見について問われている。

　遺体の損傷が激しくても、歯牙硬組織は他の組織に比べて残存している場合が多く、残存歯牙組織からのDNA抽出など、その調査は個人識別に有用である。また、治療痕は各個人に固有のものであるため、遺体の治療痕や歯型を調査してデンタルチャートに詳細を記載して、生前記録や診療録と照合し、経時的に矛盾（根管充塡→生活歯などの矛盾）がなければ個人の特定に極めて有力な証拠となる。

×a、b、e　咬合高径や歯の動揺度、歯周ポケット深さは、日常生活の中で変化する。また、死後の遺体の状況によって変化する可能性のある事項（特に歯周ポケット深さは軟組織を含む所見であるため死後変化は著しいと考えられる）で、生前記録が残っていたとしても個人を特定するのは困難である。一般的なデンタルチャートでも特に記載欄は存在しない。

○c　インレーの色は修復材料（メタルインレー：金属色、CAD/CAMインレー：天然歯に近い色）の種類を反映するため、これらの治療痕が生前記録と合致すれば、身元確認の際の重要な証拠となる。

○d　根管充塡の有無や抜歯の有無、手術痕などは生前記録と照合し、部位の合致や経時的な矛盾がなければ、身元確認の重要なスクリーニングとなる。

▶正　解◀　**c、d**

▶要 点◀

● 身元確認に有用な歯科所見とデンタルチャート

　歯科医師が遺体の身元確認を行う際には、遺体の歯科所見を詳細に調査し、生前に歯科治療を受けた際のカルテ記録やレントゲン写真などを照らし合わせて、該当者本人の確認などを行う。特に、大規模災害時に遺体収容所などに出動した歯科医師は、デンタルチャートの作成、口腔内写真撮影、エックス線写真撮影などの死後記録を採取し、必要なときにいつでも取り出せるように分類・整理しておく必要がある。また、歯牙のみの離断遺体の歯牙鑑定（性別推定、年齢推定などが可能）も行う。

［個人の異同識別で確認すべき歯科所見］
- 歯　数：生前より死後に天然歯が増えていれば別人である。
- 充填物／補綴物／エックス線写真：経時的に矛盾がなければ良い。
- カルテ：経時的に矛盾がなければ良いが、まれに記載上異なることがある。
- バイトマーク：歯列弓の形態、歯の幅径、咬合関係などを鑑定する。

［デンタルチャートの記載事項］
　デンタルチャートの様式は統一されていないが、一般的には下記の内容を記載する。
- 歯科所見：修復物など治療痕に関する情報を詳細に記載する。
- 歯型図：肉眼所見およびエックス線所見を図示する。
- 死体及び該当者基本情報
- その他特記事項

［デンタルチャートの様式の一例］
特に下記リンクに掲載されている記載例を参照されたい。

※日本法歯科医学会HP（デンタルチャート）

https://www.jsfds.com/dentalchart.html

※日本歯科医師会HP（身元確認マニュアル）

https://www.jda.or.jp/dentist/disaster/pdf/identity-manual.pdf

B Complete+ EX 第118回歯科国試解説

歯科医学総論Ⅵ：検査

80 口内法エックス線画像（**別冊** No. 26）を別に示す。
矢印で示すのはどれか。1つ選べ。
a 梨状口
b 骨膜反応
c 上顎洞の隔壁
d 上顎骨頬骨突起
e 顎骨嚢胞の骨硬化縁

No. 26

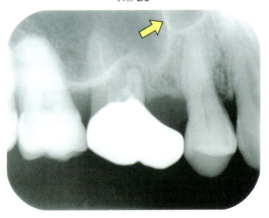

▶**選択肢考察**◀

矢印は赤で示した不透過像（▶**写真解説**◀参照）を示している。

- ×a 梨状口は、透過像として描出される。設問の画像では撮影範囲に含まれていない。
- ×b 骨膜反応は、炎症や腫瘍に反応して生じる。設問の画像では 4| に明らかな炎症・腫瘍はみられない。
- ○c 上顎洞底線と連続した不透過線であるため、上顎洞の隔壁と考えられる。
- ×d 頬骨突起は、上顎洞底線と垂直にはみられない。
- ×e 4| に根尖病変はなく、顎骨嚢胞はみられない。

▶**写真解説**◀

頬骨突起

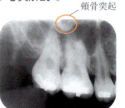

▶**正 解**◀ **c**

Complete⁺ EX 第118回歯科国試解説 **B**

歯科医学総論Ⅴ：診察

81 会話や着替えの際に息切れがひどく、外出できない患者の Hugh‑Jones 分類はどれか。1つ選べ。

    a Ⅰ度

    b Ⅱ度

    c Ⅲ度

    d Ⅳ度

    e Ⅴ度

▌選択肢考察▐

×a、b、c、d、○e　会話や着替えの際に息切れがひどく、外出できない場合は、Hugh‑Jones 分類Ⅴ型である。

▌正　解▐　**e**

▌要　点▐

　Hugh‑Jones 分類は、呼吸機能障害の重症度を評価するための指標である。

◉ Hugh‑Jones 分類

Ⅰ度	同年齢の健康人と同様に仕事ができ、歩行、坂・階段の昇降も健康人並みにできる。
Ⅱ度	平地では同年齢の健康人と同様に歩行できるが、坂・階段では健康人並みに昇れない。
Ⅲ度	平地でも健康人並みには歩けないが、自分のペースでなら1マイル（1.6km）以上歩ける。
Ⅳ度	休み休みでないと50ヤード（46m）も歩けない。
Ⅴ度	話したり、衣服を脱いだりしても息切れする。息切れのため外出できない。

B Complete⁺ EX 第118回歯科国試解説

歯科医学総論Ⅵ：検査

82 上下顎第一小臼歯の抜去を想定し、左側の部分分割を行ったセットアップモデル（**別冊** No. 27）を別に示す。

この模型で確認するのはどれか。**2つ選べ**。

a 固定源の強度

b 治療後の ANB 角

c 上顎切歯の唇側移動量

d 上顎歯列正中線の移動方向

e 治療後のアンテリアレイシオ

▶選択肢考察◀

セットアップモデルは予測模型ともよばれ、治療の最終段階における咬頭嵌合位の状態を予測し、個々の歯の移動量や方向、固定源の強度、抜歯部位の選択などの検討に用いる。

○a 抜歯後のスペースを確認することで、固定源の強度を確認することができる。

×b 骨格性の変化を評価することはできないため、治療後の ANB 角を確認できない。

×c 本問は抜歯症例であり、上顎切歯は舌側移動すると考えられる。

○d 上顎の歯列正中は左方移動しており、セットアップモデルで確認することができる。

×e アンテリアレイシオは、上顎、下顎6前歯の幅径のバランスを表したもので、術前の歯幅分析で確認することができる。

▶正　解◀ **a、d**

▶要　点◀

本設問は抜歯後のスペースが小さく、大臼歯が抜歯窩の 1/4 以下の近心移動しか許容されないことが予測される。このような場合には加強固定装置を併用した治療が考えられる。

298

No. 27

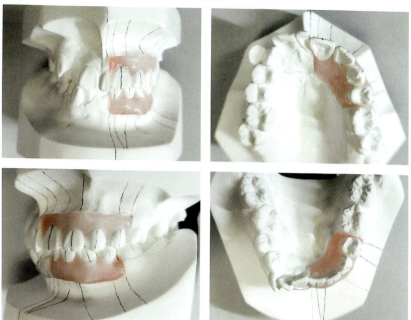

B Complete⁺ EX 第118回歯科国試解説

歯科医学各論IV：歯質・歯・顎顔面欠損と機能障害

83 72歳の女性。下顎の部分床義歯の破損を主訴として来院した。診察の結果、3|に設置された単純鉤が破折していたため、支台装置を変更して補綴処置を行うこととした。支台装置を装着後の口腔内写真（**別冊** No. 28A）と新義歯粘膜面の写真（**別冊** No. 28B）を別に示す。

この支台装置を用いることによって改善するのはどれか。**3つ選べ。**

a 支　持
b 把　持
c 囲繞性
d 審美性
e 歯冠歯根長比

▶正解へのアプローチ◀

年齢・性別：72歳の女性

主　訴：下顎の部分床義歯の破損

現病歴：下顎右側犬歯に設置された単純鉤が破折した。

画像診断：(A) 支台歯には金属製の根面板が装着され、その中央には金属製の円盤（キーパー）が認められる。

(B) 下顎総義歯の内面に金属製の磁性体が認められる。

▶選択肢考察◀

維持装置（単純鉤）が破折をきたしたため、支台歯の歯冠歯根比を改善して磁性アタッチメントを設定した本症例に関して、その効果を問う問題である。写真より、歯の側にも義歯の内面にも金属の板が存在することから、磁性アタッチメントが応用されたことがわかる。

○a 歯根膜支持が機能するため支持が改善される。

×b 磁性アタッチメント義歯は、横揺れに対する抵抗は弱い（根面板の高さがあるため皆無ではない）ため把持は改善はされない。

×c 環状の鉤による取り囲みはないため、囲繞性は改善されない。

○d 鉤腕の露出がなくなるため、審美性は改善する。

○e 歯冠部が存在しないため、歯冠歯根長比は改善する。

▶正　解◀　**a、d、e**

300

No. 28

A

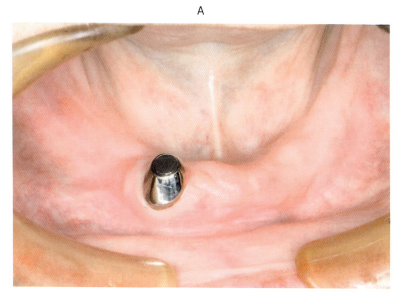

B

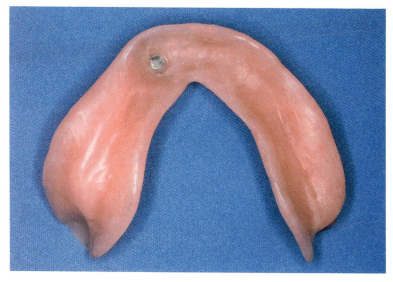

B Complete⁺ EX 第118回歯科国試解説

歯科医学各論Ⅱ：歯・歯髄・歯周組織の疾患

84 64歳の女性。下顎左側第二小臼歯の歯肉腫脹を主訴として来院した。2週前に腫れに気付いていたが、痛みがないためそのままにしていたという。初診時の口腔内写真（**別冊** No. 29 A）とエックス線画像（**別冊** No. 29 B）を別に示す。

診断に必要なのはどれか。**3つ選べ**。

a 打　診

b 透照診

c 麻酔診

d 歯髄電気診

e 歯周ポケット検査

▶正解へのアプローチ◀

年齢・性別：64歳の女性

主　訴：下顎左側第二小臼歯の歯肉腫脹

画像診断：(A) 5| の頬側歯肉の歯肉腫脹

　　　　　(B) 5| 歯根膜腔の拡大、近心歯槽骨の垂直性骨吸収、遠心根尖部の透過像

▶選択肢考察◀

臨床所見と画像所見から、5| 修復物下に生じた二次齲蝕により、歯髄壊疽から根尖性歯周炎に波及して瘻孔が形成されていると考えられる。しかし、歯内–歯周疾患の可能性もあるため診断のための検査を行う。

○a 患歯に対する打診の方向により、垂直打診に反応する場合には根尖部周囲の炎症、水平打診に反応する場合には歯根（歯根膜）周囲の炎症が疑われるが、打診のみで歯内–歯周疾患の診断は困難である。

×b 透照診は、歯に光を照射し、その透過光から歯の亀裂や隣接面齲蝕の有無を判定する。

×c 麻酔診は、自発痛のある歯で患歯の特定が困難な場合、疑わしい部位に麻酔を行うことで患歯の特定を期待する検査である。

○d 歯髄電気診は、歯髄の生死を判定する検査で、根尖性歯周炎や歯周疾患かの診断に有効である。

○e 歯周ポケット検査は、歯周プローブを用いてポケット底の位置、ポケット深さなどを測定する。歯周疾患の診断に有効である。

▶正　解◀　**a、d、e**

302

No. 29

A

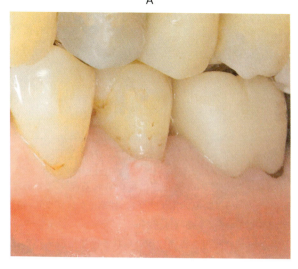

B

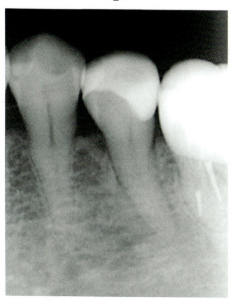

B Complete⁺ EX 第118回歯科国試解説

歯科医学総論Ⅶ：治療

> 85 抜歯後の鎮痛に用いられるのはどれか。**3つ選べ。**
>
>   a 立効散
>   b プレガバリン
>   c デキサメタゾン
>   d アセトアミノフェン
>   e ロキソプロフェンナトリウム水和物

▶選択肢考察◀

○a 立効散は、歯痛、抜歯後の疼痛などに用いられる漢方薬である。細辛（サイシン）、升麻（ショウマ）、防風（ボウフウ）、甘草（カンゾウ）、竜胆（リュウタン）の生薬で構成されている。▶要　点◀参照。

×b プレガバリンは、神経障害性疼痛に用いられる疼痛治療薬である。神経におけるシナプスに存在する電位依存性 Ca^{2+} チャネル（$\alpha_2\delta$ リガンド）に結合し、神経細胞内へのカルシウム流入を抑制し、グルタミン酸などの興奮性神経伝達物質の放出を妨げる。このことにより、疼痛信号の中枢神経系への伝達を抑制し、疼痛を緩和する。

×c デキサメタゾンは、ステロイド性抗炎症薬である。びらん又は潰瘍を伴う難治性口内炎又は舌炎などに用いられる。

○d アセトアミノフェンは、解熱鎮痛薬である。歯痛、抜歯後の疼痛などに用いられる。

○e ロキソプロフェンナトリウム水和物は、非ステロイド性抗炎症薬である。シクロオキシゲナーゼに作用しプロスタグランジン類の生成を阻害する。鎮痛、消炎に対して用いられる。

▶正　解◀　**a、d、e**

304

要　点

歯科で使用される代表的な漢方薬

漢方薬	適　応
立効散（りっこうさん）	歯痛、抜歯後の疼痛
半夏瀉心湯（はんげしゃしんとう）	口内炎
黄連湯（おうれんとう）	口内炎
茵陳蒿湯（いんちんこうとう）	口内炎
五苓散（ごれいさん）	口渇（口腔乾燥症）
白虎加人参湯（びゃっこかにんじんとう）	口渇（口腔乾燥症）
排膿散乃湯（はいのうさんきゅうとう）	歯周炎
葛根湯（かっこんとう）	上半身の神経痛
芍薬甘草湯（しゃくやくかんぞうとう）	急激に起こる筋肉の痙攣を伴う疼痛、筋肉、関節痛
補中益気湯（ほちゅうえっきとう）	病後の体力補強
十全大補湯（じゅうぜんたいほとう）	病後の体力低下

有害事象に注意すべき生薬の例

生　薬	関与する成分	副作用
甘草 （カンゾウ）	グリチルリチン酸	偽アルドステロン症（低K血症）
麻黄 （マオウ）	エフェドリン	交感神経刺激症状（血圧上昇、動悸など） 中枢興奮症状（不眠、不穏など）
大黄 （ダイオウ）	センノシド類	強い下痢（蠕動運動亢進、早・流産の誘因となる）、大腸メラノーシス、疝痛、着色尿（黄褐色〜赤色）
附子 （ブシ）	アルカロイド （アコニチン〈劇薬〉、メサコニチンなど）	附子中毒、心悸亢進、悪心、のぼせ、口や舌のしびれ
山梔子 （サンシシ）	ゲニポシド	腸間膜静脈硬化症
桂皮 （ケイヒ）	シンナムアルデヒド	シナモンアレルギー

有害事象に注意すべき相互作用の例

漢方薬	西洋薬	副作用
小柴胡湯 （ショウサイコトウ）	インターフェロン製剤（併用禁忌）	間質性肺炎
甘草含有薬	カリウム排泄利尿薬（ループ利尿薬、チアジド系利尿薬）	低K血症
	グリチルリチン製剤	偽アルドステロン症
麻黄含有薬	交感神経興奮作用を有する薬剤（キサンチン系など）	マオウの副作用を増強

B Complete⁺ EX 第118回歯科国試解説

歯科医学総論Ⅷ：歯科材料と歯科医療機器

86 コンポジットレジンのフィラー含有量増加で上昇するのはどれか。1つ
選べ。

a 吸水量

b 摩耗量

c 重合収縮率

d 熱膨張係数

e 破壊靱性値

▶選択肢考察◀

コンポジットレジンは、Bis‐GMA、UDMAなどの有機マトリックスとシリカなど
の無機フィラーから構成される複合材料であり、フィラーの含有量が物性に大きく影響
を与える。

×a、c、d フィラーの増加により、有機材料の割合が減少するため、吸水量、重合
収縮率、熱膨張係数は低下する。

×b フィラーの増加により、摩耗に対する耐性が増すため、摩耗量は低下する。

○e フィラーの増加により、強度や剛性が向上し、破壊靱性値は向上する。

▶正　解◀　**e**

Complete⁺ EX 第118回歯科国試解説 B

歯科医学総論Ⅷ：歯科材料と歯科医療機器

87 根管形成用ファイルの ISO 規格について正しいのはどれか。**2つ選べ。**

a 刃部の長さは 21 mm である。

b 40 号と 80 号の把柄部の色は同じである。

c K ファイルと H ファイルのテーパーは異なる。

d ファイルの番号は 10 号から 10 ずつ大きくなる。

e ファイルの番号の 1/100 倍が刃部先端の直径（mm）である。

▶選択肢考察◀

×a 刃部の長さは 16 mm である。

〇b、e 40 号と 80 号の把柄部の色は同じ黒色である。ファイルの番号の 1/100 倍が刃部先端の直径（mm）である。

×c K ファイル、H ファイルともにテーパーは 2 % である。

×d ファイルの番号は 10 号から 5 ずつ、60 号から 10 ずつ大きくなる。

▶正 解◀ **b、e**

▶要 点◀

K ファイルや H ファイル、リーマーなどは ISO 規格により寸法等が規定されている。

• 刃部の長さ：16 mm

• テーパー：2 %（2/100）→ 先端から 16 mm 部での径は 0.32 mm 太くなる。

• 先端角度：75° ± 15°

• 号数（番）= 先端太さ（mm）× 100

• カラーコード：

サイズ（番）	d_1（mm）	d_3（mm）	柄の色
8	0.08	0.40	灰
10	0.10	0.42	紫
15	0.15	0.47	白
20	0.20	0.52	黄
25	0.25	0.57	赤
30	0.30	0.62	青
35	0.35	0.67	緑
40	0.40	0.72	黒
45	0.45	0.77	白
50	0.50	0.82	黄
55	0.55	0.87	赤
60	0.60	0.92	青
70	0.70	1.02	緑

d_1：先端の直径
d_3：先端から 16 mm の径

B Complete⁺ EX 第118回歯科国試解説

歯科医学各論Ⅲ：顎・口腔領域の疾患

88 22歳の女性。永久歯の萌出遅延を主訴として来院した。切歯と大臼歯は通常通り萌出したが、その後は永久歯の萌出がみられないという。妹も乳歯の晩期残存があるという。初診時のエックス線画像（**別冊** No. 30 A）と CT（**別冊** No. 30 B）を別に示す。
　他に精査すべき部位はどれか。**2つ選べ。**
　a 鎖　骨
　b 大　腸
　c 皮　膚
　d 肋　骨
　e 大泉門

No. 30
A

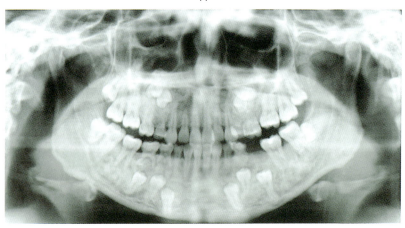

▶正解へのアプローチ◀

年齢・性別：22歳の女性　　主　訴：永久歯の萌出遅延
現病歴：切歯と大臼歯は通常通り萌出したが、その後は永久歯の萌出がみられない。
家族歴：妹に乳歯の晩期残存がある。
画像診断：（A）上下顎の多数の乳歯の晩期残存を認める。
　　　　　（B）上下顎骨体部に多発性の骨腫を認める。
診　断：Gardner症候群

B

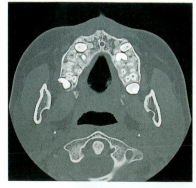
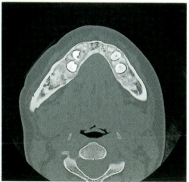
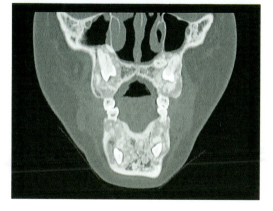

▶選択肢考察◀

× a 鎖骨頭蓋異形成症（鎖骨頭蓋異骨症）では、鎖骨の全欠損あるいは部分欠損がみられるが、本症例の所見とは異なる。

○ b エックス線画像で乳歯の晩期残存がみられ、CTで顎骨内に多発性骨腫を認めること、かつ遺伝性であることからGardner症候群が考えられる。合併症として大腸ポリポーシスがあるため同部を精査すべきである。

○ c Gardner症候群では、皮膚に線維腫、脂肪腫、類皮嚢胞がみられることがあるため、皮膚を精査すべきである。

× d、e 基底細胞母斑症候群では二分肋骨や大脳鎌（大泉門）の石灰化がみられることがあるが、本症例の所見とは異なる。

▶正　解◀　b、c

B Complete⁺ EX 第118回歯科国試解説

歯科医学各論Ⅲ：顎・口腔領域の疾患

89 舌白板症の切除後の口腔内写真（**別冊** No. 31）を別に示す。

切除後の処置で適切なのはどれか。1つ選べ。

a 植 皮

b 遊離粘膜移植

c デブリードマン

d 前腕皮弁による再建

e 酸化セルロースの塡入

f 大胸筋皮弁による再建

g ハイドロコロイド材による被覆

▶ **選択肢考察** ◀

○ a、× b 舌白板症の切除後は、主に縫縮術または植皮術を行う。術中の口腔内写真では、舌側部粘膜の大半を切除しており、切除範囲的に縫縮術を行うと強い拘縮が懸念される。従って、植皮術が適切である。

× c 感染または壊死した組織は存在せず、デブリードマンは必要ない。

× d、f 前腕皮弁や大胸筋皮弁による皮弁再建は、主に舌癌術後の再建術として行われるものである。よって、舌白板症の術後に行う処置として適切でない。

× e 術中の口腔内写真から、創部の出血はコントロールされていると考えられる。よって、局所止血剤の使用は必要ない。

× g 創部は粘膜であり、ハイドロコロイド材による被覆は適切でない。

▶ **正 解** ◀ **a**

No. 31

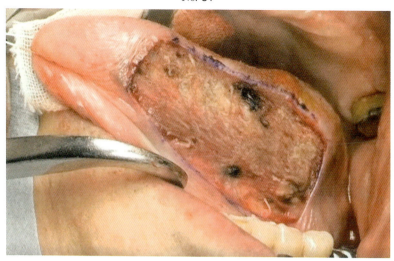

写真解説

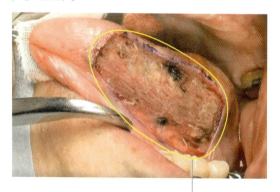

舌白板症を切除した後の創部

B Complete⁺ EX 第118回歯科国試解説

歯科医学各論Ⅰ：成長発育に関連した疾患・病態

90 6歳の男児。近医から紹介があり来院した。下顎左側第一乳臼歯は2週前に
抜去したという。欠損部に保隙装置を装着することとした。初診時の口腔内写
真（**別冊** No. 32）を別に示す。
　　製作過程の一部を順番に並べよ。

解答：歯面清掃 → ① → ② → ③ → ④ → ⑤

a　印象採得
b　石膏注入
c　バンドの口腔内試適
d　バンドと印象材の固定
e　バンドの印象面への試適

▌正解へのアプローチ▌

年齢・性別：6歳の男児
主　訴：下顎左側第一乳臼歯を2週前に抜去後、近医から紹介された。
現病歴：[D̲] を2週前に抜去した。
画像診断：[D̲] が抜去され、[6̲] が萌出している。
診　断：[D̲] の早期喪失

▌選択肢考察▌

　下顎左側乳臼歯部については、情報がないため、[D̲] のみの保隙で、バンドループの製
作過程を問う問題と考えられる。通常の製作過程は以下である。
　バンドを支台歯である、[E̲] に試適し、最も適合の良い大きさのバンドを適合させる
（c）。次に印象採得を行い（a）、印象面にバンドを試適（e）し、正しい位置にバンド
が戻っていることを確認後、接着剤などでバンドを印象材に固定する（d）。これに石膏
を注入（b）することによって、[E̲] にバンドが入っている作業模型が完成する。

▌正　解▌　①c　②a　③e　④d　⑤　b

No. 32

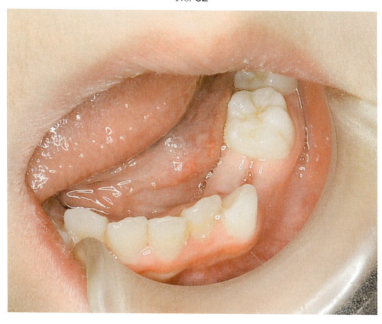

要点
● 保隙装置の種類と適応症

保隙装置の種類			適応期間（Hellmanの咬合発育段階）	適応症
固定式	片側性	ディスタルシュー	ⅡA～ⅡC	第一大臼歯萌出前で、片側性第二乳臼歯の早期喪失症例
		クラウンループ	ⅡA～ⅢB	片側性乳臼歯1歯早期消失例で、喪失部の後方に歯が存在する症例
		バンドループ		
	両側性	リンガルアーチ	ⅢA～ⅢC	① 左右の第一大臼歯にバンドの装着が可能な症例 ② 2歯以上の乳臼歯を早期喪失した症例 ③ 第一大臼歯を固定しておいて乳臼歯の適時抜歯を行う症例 ④ 可撤保隙装置の使用が不可能な患児
		Nanceのホールディングアーチ	ⅢA～ⅢC	①～④はリンガルアーチと同様で上顎に適用
可撤式		可撤保隙装置（小児義歯）	ⅡA～ⅢB（永久歯列の保隙を除く）	乳歯、永久歯を早期喪失した症例

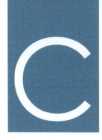

必修の基本的事項
歯科医学総論
歯科医学各論

必修の基本的事項：予防と健康管理・増進

1　フレイルサイクルの一部を図に示す。

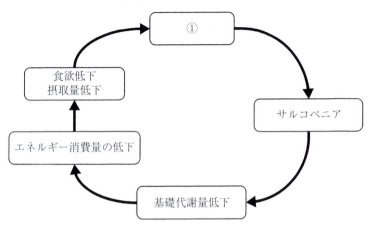

①に入るのはどれか。1つ選べ。
a　低栄養
b　筋力低下
c　口腔機能低下
d　認知機能低下
e　歩行速度低下

アプローチ

　加齢とともに、筋力や心身の活力が低下し、生活機能障害や要介護状態になりやすい、健康と要介護の間の中間的な虚弱状態がフレイルである。フレイルサイクルとはフレイルの要因が重なって悪循環に陥った状態である。例えば、足の筋肉量が減ると歩行機能に支障が生じたり、ちょっとした買い物や運動で疲れやすくなり基礎代謝量が低下し活動量が減る。次に、活動量が減ると1日に消費するエネルギー量が減るため、食欲が低下する。そして、食欲がなくなると摂取量低下により体に必要な栄養が不足し、低栄養状態となりさらに筋力低下が進む、という流れをフレイルサイクルと呼ぶ。

選択肢考察

○a、×b、c、d、e　**アプローチ**参照。

正解　a

必修の基本的事項：主要な疾患と障害の病因・病態

2　歯科治療の際に室温に配慮すべき先天異常はどれか。1つ選べ。
　　a　骨形成不全症
　　b　Crouzon 症候群
　　c　鎖骨頭蓋骨異形成症
　　d　第一第二鰓弓症候群
　　e　無汗型外胚葉形成不全

▶選択肢考察◀
×a、b、c、d　骨形成不全症、Crouzon 症候群、鎖骨頭蓋骨異形成症、第一第二鰓弓症候群は、特に歯科治療の際に室温に配慮すべき疾患ではない。
○e　無汗型外胚葉異形成症は、無汗（低汗）・発毛不全・無歯症の3主徴を呈する。汗腺の不足または欠如のため発汗が不十分で、体温調節が困難である。歯科治療に関しては治療室の温度の調節に配慮すべきである。

▶正　解◀　e

C Complete⁺ EX 第118回歯科国試解説

必修の基本的事項：主要な症候

> **3** 老年症候群において後期高齢者から増加傾向を示すのはどれか。1つ選べ。
> a 下 痢
> b 褥 瘡
> c 頭 痛
> d 息切れ
> e めまい

▶選択肢考察◀

×a、c、e 下痢、頭痛、めまいは、老年症候群において、加齢による影響をあまり受けない症候である。

○b 褥瘡は、老年症候群において、後期高齢者で増加する症候である。

×d 息切れは、老年症候群において、前期高齢者で増加する症候である。

▶正 解◀ **b**

▶要 点◀

老年症候群の出現頻度には一定の特徴がある。前期高齢者で増加する症候、後期高齢者で増加する症候、加齢による影響をあまり受けない症候の3種類に分類されている。このうち、後期高齢者で増加する症候は高齢者の寝たきりに直結する問題であるため、その出現には注意する必要がある。

必修の基本的事項：予防と健康管理・増進

4 幼児の仕上げ磨きに適したブラッシング法はどれか。1つ選べ。
　a　バス法
　b　フォーンズ法
　c　ローリング法
　d　スクラッビング法
　e　スティルマン改良法

▶選択肢考察◀
×a、c、e　バス法、スティルマン改良法の適応は歯肉に腫脹がある場合である。操作も難しいため、幼児の仕上げ磨きには適さない。
×b　フォーンズ法は、乳歯列期において小児自身が磨きやすい方法である。
×c　ローリング法は、比較的健康な歯肉に対して適応する。操作は容易であるが、幼児の仕上げ磨きには適さない。
○d　仕上げ磨きは、ペングリップによるスクラッビング法で行う。

▶正　解◀　**d**

▶要　点◀
　3〜6歳頃の乳歯列期では、1人では十分に歯磨きができないため、寝かせみがきで保護者による仕上げ磨きが必要である。

C Complete⁺ EX 第118回歯科国試解説

必修の基本的事項：診察の基本

5 医療面接における患者の回答で、解釈モデルの理解に役立つのはどれか。
1つ選べ。

a 「痛い歯を避けて歯みがきをしています」
b 「熱い食べ物を口にすると痛みが強くなります」
c 「1週前から徐々に痛みが強くなってきました」
d 「多忙で治療を中断したため痛くなったと思います」
e 「これまでに歯の治療で気分が悪くなったことはありません」

アプローチ≫

医療面接における解釈モデルとは、患者自身の考えやニーズであり、具体的には病気の原因、症状に対する患者自身の考え、経過、影響、予後、希望する検査、治療法、期待感である。解釈モデルを聴くことにより（1）医師患者関係が深まり、患者満足度が上がり、診断や診療に役立つ情報が得られる。（2）考え方の違いが明確し、患者とその家族の価値観を尊重できる。

解釈モデルの聴取では、開かれた質問を使用し、共感的な態度で患者が自然に自分の考え、希望がいえるように切り出すことが重要である。

▶選択肢考察◀

×a、b、c、e、○d 痛みの原因に対する患者自身の考え方（解釈モデル）を回答
している。

▶正 解◀ d

Complete⁺ EX 第118回歯科国試解説 C

必修の基本的事項：治療の基礎・基本手技

6 歯槽骨に向けた内斜切開を行う歯周外科手術はどれか。1つ選べ。

　a　新付着術
　b　歯肉切除術
　c　フラップ手術
　d　結合組織移植術
　e　歯周ポケット掻爬術

▶選択肢考察◀

×a　新付着術は、メスを用い歯肉辺縁からポケット底に向けて内斜切開を加え、ポ
　　ケット内壁を除去し、清掃後に縫合する組織付着療法である。

×b　歯肉切除術は、ポケット底に向けて外斜切開を加え、仮性ポケットを形成してい
　　る歯肉を切除する切除療法である。

○c　フラップ手術の一次切開は、歯肉辺縁から歯槽骨頂に向けて内斜切開を行う。フ
　　ラップ手術は組織付着療法である。

×d　結合組織移植術は、採取した移植片を受容側の部分層弁の下に設置する歯周形成
　　手術である。

×e　歯周ポケット掻爬術は、スケーラーを用い根面に付着した歯石や病的セメント質
　　などの除去と、ポケット内壁の炎症性組織を除去する組織付着療法である。

▶正　解◀　c

▶要　点◀

◉ フラップ手術の術式・器具

1. 局所麻酔
2. 歯肉の切開　　使用器具：メス
3. 粘膜骨膜剝離　　使用器具：粘膜骨膜剝離子
4. 肉芽組織の除去　　使用器具：グレーシー型キュレット、エキスカベータ
5. スケーリング・ルートプレーニング　　使用器具：グレーシー型キュレット
6. 歯槽骨の形態修正　　使用器具：回転切削器具、骨ノミ（チゼル）、骨ファイル
7. 歯肉弁の復位・縫合　　使用器具：持針器、糸付き縫合針
8. 歯周パックの填塞

Complete⁺ EX 第118回歯科国試解説

> 必修の基本的事項：主要な症候
>
> 7　抗菌薬の点滴静注開始後に突然、気分不良、喘鳴を伴う呼吸困難および全身皮膚の搔痒感を訴えた。
> 症状出現に関与するのはどれか。1つ選べ。
> a　IgA
> b　IgD
> c　IgE
> d　IgG
> e　IgM

▶選択肢考察◀

本設問は抗菌薬投与による薬剤性アナフィラキシー症状が想起される。

× a　IgA は、分泌小片と結合することで分泌型 IgA となり、粘膜免疫に関与する免疫グロブリンである。IgA 血管炎（Schönlein‒Henoch 紫斑病）などⅢ型アレルギーの発症に関与すると考えられる。

× b　IgD の機能の詳細は不明であるが、IgM とともに B 細胞表面に存在し、B 細胞の分化に関与する。アレルギーとの関連は明らかでない。

○ c　IgE は、血中で最も少ない免疫グロブリンで、レアギン活性があり、Ⅰ型アレルギーの発症に関与する。肥満細胞や好塩基球の細胞表面にある IgE 受容体［Fcε受容体（主に FcεRⅠ）］に結合した IgE 抗体と再侵入した同一抗原（アレルゲン）が架橋すると、これらの細胞で脱顆粒が起こり、ヒスタミンが放出され、Ⅰ型アレルギー反応（アナフィラキシー症状）を惹起する。

× d　IgG は、血中で最も多いグロブリンで、中和抗体として機能するほか、胎盤通過性や補体活性化能をもつ。Ⅱ型、Ⅲ型アレルギーの発症に関与するが、近年では好塩基球を介したⅠ型アレルギーの発症にも関与することが指摘されている。

× e　IgM は、一次免疫応答において、初期抗体として最初に誘導される免疫グロブリンで、5量体で存在する。補体活性化能が強く、Ⅱ型、Ⅲ型アレルギーの発症に関与する。

▶正　解◀　c

要点
● 免疫グロブリンの種類

クラス	IgG	IgA（分泌型）	IgM	IgD	IgE
サブクラス	4つ (IgG$_1$、IgG$_2$、IgG$_3$、IgG$_4$)	2つ (IgA$_1$、IgA$_2$)	2つ (IgM$_1$、IgM$_2$)	-	-
定常部ドメイン	3個	3個	4個	3個	4個
分子量	約15万	約17万（40万）	約90万	約18万	約20万
血清中濃度 [mg/mL]	800～1,600	150～400	50～200	1～10	0.002～0.05
重合体	単量体	単量体（2量体）	5量体	単量体	単量体
J鎖	-	-（○）	○	-	-
H鎖	γ	α	μ	δ	ε
L鎖	κ or λ	κ or λ	κ or λ	κ or λ	κ or λ
胎盤通過性	○	-	-	-	-
レアギン活性	-	-	-	-	○
備考	・胎盤通過性がある。 ・補体活性化能が強い。 ・中和抗体、オプソニン抗体として働く。 ・半減期が長い（21日）。他の抗体は数日。	・分泌型は分泌小片をもち、唾液、涙、気管支粘液、腸管液などに含まれ、粘膜における感染防御に重要。 ・母乳に含まれる。	・一次免疫応答で最初に産生される。 ・補体活性化能が強い。 ・細菌凝集能が強い。	・不明な点が多い。 ・B細胞のクラス転換に関与する。	・即時型（Ⅰ型）アレルギーに関係する。 ・肥満細胞、好塩基球のFcεRに結合して存在する。

323

Complete⁺ EX 第118回歯科国試解説

> 必修の基本的事項：一般教養的事項

8 歯齢として咬合発育段階を分類したのはだれか。1つ選べ。
a　G. V. Black
b　K. Eichner
c　M. Hellman
d　R. E. Scammon
e　W. G. A. Bonwill

▶選択肢考察◀
× a　G.V.Black は、齲蝕の好発部位と技術的特性から窩洞を5つに分類した。
× b　K.Eichner は、歯列欠損形態の分類の Eichner の分類を提唱し、欠損歯列だけでなく、上下顎の咬合支持域にも着目した。
○ c　M.Hellman は、Hellman の咬合発育段階を提唱し、歯の萌出状況を10段階に分類した。最後方臼歯の状態が萌出完了（A：attain）か、萌出開始（C：commence）かに着目し、萌出途上であればCと評価する。側方歯群交換期はⅢB期（B：between は attain と commence の間の時期を意味する）とした。
× d　R.E.Scammon は、Scammon の臓器発育曲線を提唱し、20歳時の発育状態を100％として、臓器による成長発育のパターンを4つ（神経系型、リンパ型、一般型、生殖器型）に分けて図示した。
× e　W.G.A.Bonwill は、現在の解剖学的咬合器の基準となる、Bonwill 三角（左右両側下顎頭上面中央部頂点と左右下顎中切歯の近心切縁隅角間の中点すなわち切歯点を結ぶと、一辺平均4 inch の正三角形になる）を発見した。

▶正　解◀　c

Complete+ EX 第118回歯科国試解説 C

必修の基本的事項：検査・臨床判断の基本

> **9** 咬合圧の検査はどれか。1つ選べ。
> a 篩分法
> b 咬合音検査
> c 感圧フィルム法
> d パントグラフ法
> e ゴシックアーチ描記法

▶**選択肢考察**◀

× a 篩分法は、咀嚼機能の評価法の1つである。

× b 咬合音検査は、咬合音を検出、表示するもので、咬合状態が正常で安定している場合は短く、高い澄んだ音が検出され、咬合干渉などにより咬合状態が不安定な場合は、長く、低い濁った音が検出される。

○ c 感圧フィルムを用いることで、咬合接触点の位置と咬合圧を感知し、定量的に評価することができる。

× d パントグラフ法は、立体的な下顎運動を把握するために用いられる。

× e ゴシックアーチ描記法は、下顎運動の記録法の1つである。前方運動、側方限界運動の軌跡を描記させ、水平的な顎位の決定や、チェックバイト記録の採得により、顆路調節を行うために用いる。

▶**正 解**◀ **c**

▶**要 点**◀

　感圧フィルム法は、口腔機能低下症の咬合力低下の評価に用いられる。口腔機能低下症の評価法や器材については、よく留意する必要がある。

325

C Complete⁺ EX　第118回歯科国試解説

必修の基本的事項：治療の基礎・基本手技

　10　デブリードマンの目的はどれか。1つ選べ。

　　　a　止　血

　　　b　除　痛

　　　c　創部保護

　　　d　瘢痕除去

　　　e　壊死組織除去

▌**選択肢考察**▐

× a、b、c、d、○ e　デブリードマンは、メスや鋏などを用い、固着した汚染組織
　　や壊死組織を除去し、創を清浄化することにより創傷治癒を促す目的で行われ
　　る。

▌**正　解**▐　**e**

> 必修の基本的事項：人体の発生・成長・発達・加齢

11 成長に伴う口蓋の下方成長に最も関係するのはどれか。1つ選べ。
　　a　頰骨前面の骨吸収
　　b　上顎結節の骨添加
　　c　鼻腔内壁の骨添加
　　d　鼻骨前面の骨添加
　　e　硬口蓋鼻腔側の骨吸収

▶選択肢考察◀
×a　頰骨前面での骨吸収、頰骨後面での骨添加により、頰骨・頰骨弓は後方に移動する。
×b　上顎結節後面での骨添加と横口蓋縫線部における成長により、口蓋の前後径が増大する。
×c　鼻腔上部の高さや幅は、鼻腔内壁をなす鼻中隔軟骨の成長により増大する。
×d　鼻骨前面の骨添加は、鼻骨上顎複合体の成長過程でみられる。
○e　硬口蓋口腔側での骨添加と鼻腔側の骨吸収により、口蓋の下方成長と鼻腔の拡大がおこる。

▶正　解◀　e

Complete⁺ EX 第118回歯科国試解説

必修の基本的事項：人体の正常構造・機能

12 咀嚼力を発揮するために必要な感覚刺激を受容するのはどれか。**2つ選べ。**
a 象牙芽細胞
b 閉口筋の筋紡錘
c 閉口筋のGolgi腱器官
d 口腔粘膜の自由神経終末
e 歯根膜のRuffini神経終末

▶選択肢考察◀
× a 象牙芽細胞は、歯髄の最外層にある細胞で象牙質の形成に関与する。
○ b 咀嚼中に食物が上下顎の歯の間に介在すると、それが抵抗となって閉口量が減少する。食物が介在しないときに比べ錘外筋は伸長し、筋紡錘からの求心性神経のインパルス発射が増大する。食物の硬さが増すほど食物による抵抗が大きくなり、インパルス発射も増大し、その結果として咀嚼力は強くなる。
× c 咀嚼筋の感覚受容器には、筋紡錘の他にGolgi腱器官がある。この受容器からの求心性神経の細胞体は、三叉神経節にあるが、Golgi腱器官の顎運動調節に果たす役割は不明である。
× d 口腔粘膜の自由神経終末は、痛覚を受容し、開口反射に関与する。
○ e 歯根膜のRuffini神経終末は、圧覚を受容する受容器である。歯根膜機械受容器からの求心性情報は咀嚼中の閉口筋活動を増大させる。

▶正 解◀ b、e

Complete⁺ EX 第118回歯科国試解説 C

必修の基本的事項：検査・臨床判断の基本

---

13 セファロ分析の距離計測項目のうち、口呼吸によって変化する値はどれか。
1つ選べ。

a N‑S

b N‑Me

c S‑Ba

d Ar‑Gn

e ANS‑PNS

▶**選択肢考察**◀

アデノイドや鼻中隔彎曲症などの鼻咽腔疾患により、鼻呼吸が困難な場合、代償として口呼吸が行われることがある。口呼吸が長期間持続すると、口唇閉鎖不全、上顎前歯の唇側傾斜や上顎歯列の狭窄などが引き起こされる。

× a N‑Sは、N（ナジオン：前頭鼻骨縫合の最前点）とS（セラ：蝶形骨トルコ鞍壺状陰影像の中心点）を結んだ直線で、SN平面はNorthwestern法の基準平面である。口呼吸によって値は変化しない。

○ b N‑Meは、NとMe（メントン：下顎骨オトガイ部正中断面像の最下方点）を結ぶ直線である。口呼吸が長期間持続すると前顔面高が増大し、この値は増加する。

× c S‑Baは、SとBa（バジオン：大後頭孔前縁上の最下方点）を結ぶ直線である。口呼吸によって値は変化しない。

× d Ar‑Gnは、Ar（アーティキュラーレ：頭蓋底下縁の陰影像が下顎枝後縁と交わる点）とGn（グナチオン：顔面平面と下顎下縁平面のなす角の2等分線が下顎骨オトガイ部の正中断面像と交わる点）を結ぶ直線である。口呼吸によって値は変化しない。

× e ANS‑PNSは、ANS（前鼻棘）とPNS（後鼻棘）を結ぶ直線で、口蓋平面を示す。口呼吸によって値は変化しない。

▶**正　解**◀ **b**

C Complete⁺ EX 第118回歯科国試解説

```
必修の基本的事項：診察の基本
```

14 歯科訪問診療でMRSA陽性患者の口腔衛生管理実施後に、最初に取り外す
  個人用防護具はどれか。1つ選べ。
　　a　ガウン
　　b　マスク
　　c　キャップ
　　d　グローブ
　　e　ゴーグル

```
アプローチ 》
```

　米国CDC（Centers for Disease Control and Prevention）では、病原体と宿主因子は
コントロール困難となる場合があるので、微生物伝播の阻止は感染経路の遮断に向けら
れるべきであるとしている。感染経路を断つための有効な手段が個人防護具（PPE）の使
用であり、いかに適切に用いるかが求められている。

▌選択肢考察▐
×a、b、c、e、○d　▌要　点▐参照。

▌正　解▐　**d**

▌要　点▐
◉「個人用防護具の着脱順」
　・着け方の順序
　　ガウン・エプロン → マスク → ゴーグル・フェイスシールド → 手袋

　・外し方の順序
　　手袋 → ゴーグル・フェイスシールド → ガウン・エプロン → マスク

Complete⁺ EX 第118回歯科国試解説 C

必修の基本的事項：検査・臨床判断の基本

15 客観的に定量化できるのはどれか。1つ選べ。
 a 歯　痛
 b 咬断能力
 c 喉頭侵入
 d 舌の可動性
 e 発声言語の明瞭度

選択肢考察

× a 歯の痛みは、主観的な評価法の NRS 法（数値化スケール法）などを用いることがある。

○ b グミゼリーによる咬断能力検査は、グミゼリーを規定回数咀嚼させることで、増加したグミゼリーの表面積を溶出したグルコース濃度の測定によって評価する検査である。この検査は、客観的に定量化できる。

× c 喉頭侵入は、客観的に定量化することはできない。嚥下造影や嚥下内視鏡検査を用いて評価する。

× d 超音波画像診断装置を用いて舌運動を評価することもあるが、客観的に定量化できるとはいえない。

× e オーラルディアドコキネシスにより、口腔機能の巧緻性や速度を評価することはできる。しかし、明瞭度は客観的に定量化できない。

正　解　b

要　点

　グミゼリーによる咬断能力検査は、口腔機能低下症の咀嚼機能低下の評価にも用いられており、よく理解しておく必要がある。

331

C **Complete⁺ EX** 第118回歯科国試解説

必修の基本的事項：主要な症候

16 発熱を伴うのはどれか。1つ選べ。
  a 苺状舌
  b 溝状舌
  c 黒毛舌
  d 平滑舌
  e 地図状舌

▶選択肢考察◀

○ a 苺状舌は、糸状乳頭が剝落し、茸状乳頭が赤く腫脹した状態である。溶連菌感染症（猩紅熱）など急性熱性疾患でみられ、発熱、咽頭痛、悪寒、悪心や嘔吐の症状を呈する。

× b 溝状舌は、舌背部に多数の深い溝がみられる状態である。

× c 黒毛舌は、糸状乳頭が角化伸長し黒色に着色した状態である。

× d 平滑舌とは、舌背の粘膜・舌乳頭が萎縮し、舌全体が滑沢化した状態をいう。

× e 地図状舌は、舌背中央部が鮮紅色、周囲が白色の境界明瞭な斑が拡大・癒合し、全体として地図状を呈する病変である。

▶正 解◀ **a**

▶要 点◀

● 舌の異常の主な原因や関連疾患

巨　舌	Down 症候群、Beckwith‑Wiedemann 症候群（EMG 症候群）、甲状腺機能低下症、クレチン病、アミロイドーシス
小　舌	舌腫瘍の切除後
溝状舌	クレチン病、Down 症候群、Crouzon 症候群、Melkersson‑Rosenthal 症候群
正中菱形舌炎	カンジダ感染との関連も考えられているが原因不明
地図状舌	歯の鋭縁などの刺激
平滑舌	悪性貧血（Hunter 舌炎）、鉄欠乏性貧血（Plummer‑Vinson 症候群）
黒毛舌	抗菌薬や副腎皮質ステロイド薬の長期使用による菌交代現象、慢性胃腸障害

必修の基本的事項：社会と歯科医療

17　疾患の治療を目的に使用した医療機器が原因と考えられる重篤な副作用が発生した。
　　医薬品、医療機器等の品質、有効性及び安全性の確保等に関する法律に規定されている報告義務先はどれか。1つ選べ。
　　a　警察署長
　　b　保健所長
　　c　市区町村長
　　d　厚生労働大臣
　　e　都道府県知事

アプローチ

　医薬品、医療機器等の品質、有効性及び安全性の確保等に関する法律では、医薬品、医療機器または再生医療等製品の使用によって発生する健康被害等（副作用、感染症及び不具合）の発生を医薬関係者が知った場合において、保健衛生上の危害の発生又は拡大を防止するため必要があると認めるとき厚生労働大臣への報告を義務付けている。

選択肢考察

×a、b、c、e、○d　アプローチ 参照。

正解　d

> 必修の基本的事項：治療の基礎・基本手技

18 エタノールが最も強い殺菌効果を示す濃度はどれか。1つ選べ。
　　a　20％
　　b　40％
　　c　60％
　　d　80％
　　e　99％

▶選択肢考察◀
×a、b、e、○c、d　エタノールの殺菌効果の至適濃度範囲は、日本薬局方で76.9〜81.4v/v％、WHOのガイドラインでは60〜80v/v％とされている。エタノールが最も強い殺菌効果を示す濃度は、60％および80％である。

▶正　解◀　**cまたはd**
設問が不明確で複数の選択肢が正解と考えられるため、複数の選択肢を正解として採点する。

▶要　点◀
　エタノールの殺菌効果が最も高い濃度は、70％とされている。エタノールは、微生物のタンパク質を変性させることで殺菌効果を示すが、水が加わることで変性が促進される。タンパク質内部に浸透し、変性を促す最適な濃度が70％前後である。また、当該濃度のエタノールでは、疎水性表面部分が微生物細胞膜の脂質二重層と親和性をもち、細胞膜破壊を促進すると考えられる。

Complete⁺ EX 第118回歯科国試解説 C

必修の基本的事項：人体の正常構造・機能

19 細胞周期のうち微小管の形成阻害で停止するのはどれか。1つ選べ。
　　a　G0期
　　b　G1期
　　c　G2期
　　d　S期
　　e　M期

▶選択肢考察◀

× a　G0期は、増殖能力は保ちつつも細胞分裂を停止している状態である。

× b　細胞周期は大きく間期とM期に分けられ、間期はさらにG1期、S期、G2期の
　　3段階に分けられる。G1期は細胞が成長し、タンパク質やRNAを合成する期間
　　で、この時期に細胞は次のS期に向けて準備を開始する。

× c　G2期は、M期に備えて必要なタンパク質や構造物を合成する期間で、DNA修
　　復機構が働き、S期での複製エラーを修正する時期である。

× d　S期は、DNA複製が行われる期間で、代謝拮抗薬はS期の細胞に特異的に作用
　　することで抗腫瘍活性を発現する。

○ e　微小管は、紡錘体を構成するタンパク質である。紡錘体は有糸分裂期（M期）に
　　出現し、細胞分裂前に複製された染色体を引き離す役割がある。ビンカアルカロ
　　イド類やタキサン類の微小管阻害薬は、微小管の機能を阻害することで細胞分裂
　　を停止させて抗腫瘍活性を発現する。

▶正　解◀　e

335

C Complete⁺ EX 第118回歯科国試解説

必修の基本的事項：人体の正常構造・機能

20 象牙質への擦過刺激による痛みの発現に関与する神経線維はどれか。1つ
選べ。

 a Aα

 b Aβ

 c Aδ

 d B

 e C

▶選択肢考察◀

　象牙質の知覚は、歯髄に分布する感覚神経線維によって伝達される。歯髄には、上顎
神経の枝で構成される上歯槽神経、下顎神経の枝である下歯槽神経が分布し、神経線維
としては、感覚神経としてAδ線維およびC線維が、歯髄中の毛細血管の収縮を支配す
る自律神経としてC線維が分布する。歯髄に加わる刺激はすべて痛覚として伝達され、
いわゆる「象牙質の痛み」は鋭痛（齲蝕や口腔内に露出した象牙質が刺激された場合な
どに生じる）として、「歯髄の痛み」は鈍痛（歯髄炎などに生じる）として感受される。

×a Aα線維は有髄線維である。筋紡錘からの求心性神経線維や骨格筋の収縮（運動
  神経）に関与する遠心性神経線維として機能する。

×b Aβ線維は有髄線維である。触覚、圧覚、振動覚の求心性神経線維として機能す
  る。歯髄にも僅かに分布し、痛みの感覚と異なる pre‐pain という特殊な歯髄感
  覚の伝達に関与するとの知見がある。

○c Aδ線維は有髄線維である。鋭い痛覚、温度覚の求心性神経線維として機能する。
  象牙質への擦過刺激による痛みは鋭痛（象牙質の痛み）で、歯髄・象牙境付近に
  自由神経終末をもつAδ線維が伝達する。

×d B線維は有髄線維である。自律神経の節前線維として機能する。

×e C線維は無髄線維である。自律神経の節後線維や温度覚、鈍い痛覚の求心性線維
  （主に痛覚に関与）として機能する。歯髄炎や歯髄への温度刺激・機械刺激によっ
  て生じる鈍痛はC線維が伝達する。

▶正　解◀ **c**

要 点

● 神経線維の種類

神経線維の興奮伝導速度は、その太さに比例する。神経線維は興奮の伝導速度の速い方（太い方）から、A>B>Cに分けられる。さらに、A群は$\alpha \cdot \beta \cdot \gamma \cdot \delta$に分類される。また、感覚神経線維をⅠa・Ⅰb・Ⅱ・Ⅲ・Ⅳに分類することもある。

種　類	直　径 [μm]	伝導速度 [m/s]	髄　鞘	種　類 （感覚神経）	機　能
Aα	10〜20	60〜120	有　髄	－	体性運動
				Ⅰa	体性感覚（筋紡錘）
				Ⅰb	体性感覚（腱紡錘）
Aβ	8〜10	30〜80	有　髄	Ⅱ	体性感覚（触覚、圧覚、振動覚の求心性神経線維）
Aγ	2〜8	15〜30	有　髄	－	体性運動（筋紡錘への遠心性神経線維で、筋紡錘内の筋線維（錘内筋線維）に分布し、筋緊張を調節する線維）
Aδ	1.5〜3	6〜30	有　髄	Ⅲ	体性感覚（鋭い痛覚〈fast pain〉、温度覚の求心性神経線維）
B	1〜3	3〜15	有　髄	－	自律神経の有髄線維（節前線維）
C	0.2〜1	0.3〜2	無　髄	Ⅳ	自律神経の無髄神経（節後線維） 体性感覚（温度覚、鈍い痛覚〈slow pain〉の求心性線維で、主に痛覚に関与する）

C Complete⁺ EX 第118回歯科国試解説

歯科医学総論Ⅷ：歯科材料と歯科医療機器

21 生体活性を有する生体材料はどれか。1つ選べ。
　　a　チタン
　　b　ジルコニア
　　c　ステンレス鋼
　　d　炭酸アパタイト
　　e　ポリテトラフルオロエチレン

▶**選択肢考察**◀

　インプラント材料には、骨と直接結合する「生体内不活性材料」、線維の膜で被包化され骨と介在的に結合する「生体内許容性材料」、骨芽細胞を伝導し化学的に結合する「生体内活性材料」、GBR膜などに使用される「吸収性材料」がある。生体内活性材料として、骨芽細胞を伝導したのち、生体に吸収されるリン酸オクタカルシウム、β-TCP、炭酸アパタイトや、生体に吸収されずその場に留まるハイドロキシアパタイトなどがある。

×a、b　チタン、ジルコニアは、生体内不活性材料である。

×c　ステンレス鋼は、生体内許容性材料である。

○d　炭酸アパタイトは、生体内活性材料である。

×e　ポリテトラフルオロエチレンは、吸収性材料である。

▶**正　解**◀　**d**

338

歯科医学総論Ⅲ：病因、病態

22 歯周ポケット内で運動するのはどれか。1つ選べ。

　　a　*Treponema denticola*
　　b　*Tannerella forsythia*
　　c　*Prevotella intermedia*
　　d　*Fusobacterium nucleatum*
　　e　*Porphyromonas gingivalis*

▶選択肢考察◀

○ a　*Treponema denticola* は、偏性嫌気性グラム陰性らせん菌で、歯周ポケット内にみられる。軸鞭毛をもち、この鞭毛により回転運動を行う。*Tannerella forsythia*、*Porphyromonas gingivalis* とともに red complex に分類されている。
× b　*Tannerella forsythia* は、偏性嫌気性グラム陰性桿菌で、歯周ポケット内にみられる。鞭毛、芽胞、莢膜をもたない。
× c　*Prevotella intermedia* は、偏性嫌気性グラム陰性桿菌で、壊死性潰瘍性歯肉炎患者の病変部から検出される。莢膜があるが、鞭毛、芽胞はもたない。
× d　*Fusobacterium nucleatum* は、偏性嫌気性グラム陰性桿菌で、口腔常在菌であるが歯周ポケットからも検出される。鞭毛、芽胞、莢膜をもたない。
× e　*Porphyromonas gingivalis* は、偏性嫌気性グラム陰性桿菌で、歯周ポケット内にみられる。莢膜、線毛をもつが、鞭毛、芽胞はもたない。

▶正　解◀　**a**

C Complete⁺ EX 第118回歯科国試解説

歯科医学各論Ⅰ：成長発育に関連した疾患・病態

23 象牙質形成不全症の特徴はどれか。**3つ選べ**。
    a 歯髄腔の拡大
    b エナメル質の剝離
    c 歯冠の著しい咬耗
    d セメント質の肥厚
    e 歯冠のオパール様光沢

▶選択肢考察◀

× a 象牙質の形成異常に伴い、歯髄腔は早期に閉鎖する。

○ b、c エナメル質自体に異常はないが、エナメル質が外套象牙質の一部とともに容易に剝離し、象牙質が咬耗しやすい。

× d 象牙質形成不全症は、象牙質の構造に異常が認められるが、セメント質の肥厚はみられない。

○ e 歯冠は褐色〜琥珀色で、透明感のあるオパール様の光沢を呈する。

▶正　解◀ **b、c、e**

340

Complete⁺ EX 第118回歯科国試解説 C

歯科医学総論Ⅵ：検査

24 散乱線を低減し、エックス線コントラストを向上させるのはどれか。**3つ選べ。**
a グリッドの使用
b 照射時間の延長
c 必要最小限の照射野
d 正放線方向からの照射
e 被写体―検出器間距離の増加

▶**選択肢考察**◀

○a グリッドは、検出器の前方に置き、散乱線を除去する役割を担う。

×b 照射時間を延長すると線量が増加し、散乱線も増加する。

○c 照射野を小さくすると、散乱線は減少する。

×d 投影方向は、エックス線コントラストに影響しない。

○e 被写体と検出器の距離を離すと、散乱線は減少し、エックス線コントラスト（被写体コントラスト）は向上する。しかし、半影が大きくなるため、鮮鋭度は低下する。

▶**正　解**◀　**a、c、e**

341

Complete⁺ EX 第118回歯科国試解説

歯科医学各論Ⅱ：歯・歯髄・歯周組織の疾患

25　54歳の女性。下顎左側小臼歯部の腫脹と動揺を主訴として来院した。1年前から自覚していたがそのままにしていたという。歯周基本治療後の再評価の結果、フラップ手術を行うこととした。初診時のエックス線画像（**別冊** No. 1 A）と術中の口腔内写真（**別冊** No. 1 B）を別に示す。再評価時の歯周組織検査結果の一部を表に示す。

舌　側*	4	3	⑤	⑧	4	4	4	3	4
歯　種		̄3 ̄		̄4 ̄		̄5 ̄			
頰　側*	4	3	④	⑦	⑤	4	4	3	4
動揺度**		0		1		0			

*　：プロービング深さ（mm）
○印：プロービング時の出血
**　：Millerの判定基準

次に行う処置はどれか。1つ選べ。
a　縫　合
b　肉芽除去
c　自家骨移植
d　オドントプラスティ
e　スケーリング・ルートプレーニング

▶正解へのアプローチ◀

年齢・性別：54歳の女性
主　訴：下顎左側小臼歯部の歯肉腫脹と歯の動揺
現病歴：1年前から自覚していたがそのままにしていた。
画像診断：(A) 同部位に垂直性骨吸収が認められる。
診　断：⎿4 近心垂直性骨吸収を伴う慢性歯周炎

No. 1

A

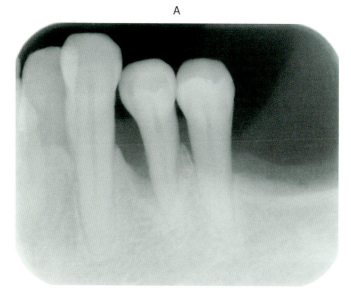

B

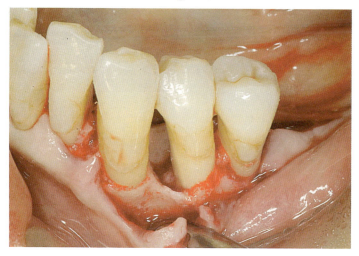

Complete⁺ EX 第118回歯科国試解説

▶選択肢考察◀

×a、b、d、e

○c ４|近心に7〜8mm、BOP陽性の歯周ポケットがみられる。Bから４|近心の肉芽組織が除去され、骨欠損形態が明瞭に確認できる。歯根面は歯肉縁下歯石が除去され、表面が滑沢な状態となっている。A、Bから４|近心の垂直性骨吸収が明瞭に確認できるため、歯周組織再生療法の適応である。骨移植術として、自家骨を骨欠損部に移植するものと考えられる。なお、問題文中では「フラップ手術」を行うこととしたと記載されており、「歯周組織再生療法」を行うとは記載されていないため、次に行う処置として「縫合」を選択する可能性も高く正答を導くのが難しい問題である。

▶正　解◀　c

▶写真解説◀

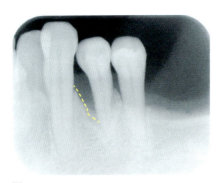

４|近心に垂直性骨吸収が認められる。

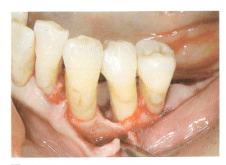

４|近心に３壁性骨欠損が確認できる。

344

> 歯科医学総論Ⅰ：保健・医療と健康増進

26 2020年度の我が国における社会保障給付費の内訳の関係で正しいのはどれか。1つ選べ。
　a　医　療　＞　年　金　＞　福　祉
　b　医　療　＞　福　祉　＞　年　金
　c　年　金　＞　医　療　＞　福　祉
　d　年　金　＞　福　祉　＞　医　療
　e　福　祉　＞　医　療　＞　年　金

▶アプローチ◀

　2020年度における我が国の社会保障給付費の総額は、132兆2,211億円である。国民1人当たりの社会保障給付費は、104万8,200円である。社会保障給付費を部門別にみると、「医療」は42兆7,193億円で総額に占める割合は32.3％、「年金」は55兆6,336億円で同42.1％、「福祉その他」は33兆8,682億円で同25.6％であった。2020年は、新型コロナウイルスの国内での感染拡大が始まった年であり、新型コロナウイルス感染症対策に係る費用が、社会支出、社会保障給付費の大幅な伸びにつながった。

▶選択肢考察◀
×a、b、d、e、○c　アプローチ参照。

▶正　解◀　c

Complete+ EX 第118回歯科国試解説

歯科医学各論Ⅴ：高齢者等に関連した疾患・病態・予防ならびに歯科診療

27 79歳の男性。経口摂取を希望して脳神経内科からの紹介で来院した。半年前に脳幹梗塞を発症し、現在は胃瘻で栄養管理されている。音声や構音障害は認めず嚥下時の喉頭挙上は良好であったが、嚥下後に激しいむせを認めた。口腔機能時の顔面写真（**別冊** No. 2 A）、口腔機能時の口腔内写真（**別冊** No. 2 B）及び唾液の嚥下を記録した嚥下内視鏡検査の画像（**別冊** No. 2 C）を別に示す。
　むせの原因として考えられるのはどれか。**2つ選べ。**
　a　舌運動不良
　b　咽頭収縮不良
　c　鼻咽腔閉鎖不全
　d　食道入口部開大不全
　e　嚥下運動パターンの異常

▶正解へのアプローチ◀

年齢・性別：79歳の男性
主　訴：経口摂取の希望
既往歴：半年前に脳幹梗塞を発症した。
現病歴：胃瘻で栄養管理されている。
画像診断：(A) 安静時の口唇閉鎖は問題なく、挺舌時の偏位もみられない。
　　　　　(B)「ア」発声時に口蓋垂の偏位はなく、咽頭収縮は問題ない。
　　　　　(C) 嚥下時に white out がみられる。咽頭期開始前、咽頭期終了後ともに左右の梨状窩に唾液の貯留が認められる。
診　断：嚥下運動パターンの異常、食道入口部開大不全による誤嚥

▶選択肢考察◀

×a　挺舌時の動きに問題なく、音声や構音障害は認めないことから、むせの原因が舌運動不良によるものとは考えにくい。
×b　嚥下内視鏡検査時の画像より、嚥下時に white out がみられ視野が消失したことから、咽頭収縮は問題ないと考えられる。
×c　「ア」発声時に口蓋垂の偏位はなく、鼻から唾液が漏れるなどの記載もないため、鼻咽腔閉鎖不全は考えにくい。
○d　咽頭期終了後に左右の梨状窩に唾液の貯留が認められ、咽頭期開始前と所見がほぼ変わっていないことから、食道入口部開大不全が考えられる。

346

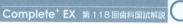

No. 2
A

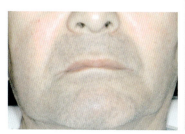
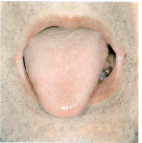

安静時　　　　　　　挺舌時

B

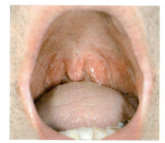
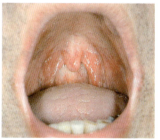

開口時　　　　　　「ア」発声時

○e　患者は半年間胃瘻で栄養管理されており、リハビリなども行っている記載もないため、嚥下運動パターンの異常がむせの原因になっていると考えられる。

▶正　解◀　d、e

Complete+ EX 第118回歯科国試解説

C

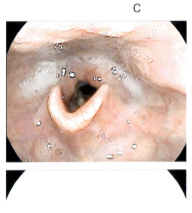

咽頭期開始前

咽頭期

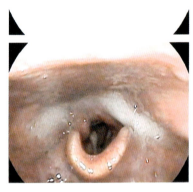

咽頭期終了後

▶要 点◀
　本来、咀嚼した食塊が咽頭から喉頭まで送られると、その情報が喉の神経から延髄を介して脳に伝わり、脳から喉の様々な筋肉を統合して働かせる指令がかかることで、嚥下運動が行われる。しかし、脳梗塞などにより脳が障害を受けると、脳からの指令が正常に出ないため、食物を口に入れても喉の筋肉をスムーズに動かすことができない。その結果、むせる、誤嚥するなどの嚥下障害が起こりやすい。

歯科医学各論Ⅲ：顎・口腔領域の疾患

28 染色体数が45であり、低身長、性腺機能不全、翼状頸、外反肘などがみられる。
この先天異常の顎口腔領域における特徴はどれか。1つ選べ。
a 高口蓋
b 溝状舌
c 上顎劣成長
d タウロドント
e エナメル質減形成

▶選択肢考察◀
○a、×b、c、d、e　Turner症候群は、X染色体のモノソミーにより生じる性染色体異常である。女性のみに発症し、低身長、性腺機能不全、特徴的身体（翼状頸、外反肘）の3主徴を特徴とする。歯科的所見として、小顎症、口蓋裂、高口蓋、早期萌出、歯の先天的欠如などを呈する。

▶正　解◀　a

▶要　点◀
● Turner 症候群
- モノソミーの一種である。
- 性染色体が1本不足しており、XX、XY が XO となっている。
- 二次性徴がない。
- 翼状頸、低身長である。
- 高口蓋と口蓋裂を呈する。

Complete+ EX 第118回歯科国試解説

歯科医学各論Ⅰ：成長発育に関連した疾患・病態

29　12歳の男児。定期健診のため4か月ぶりに来院した。最近になって下顎右側第二大臼歯が萌出してきており、ブラッシング時に出血することがあるという。咬合時の疼痛は認めない。来院時の口腔内写真（**別冊** No. 3）を別に示す。
　適切な対応はどれか。**2つ選べ。**
　a　予防填塞
　b　歯肉弁切除
　c　ブラッシング指導
　d　フッ化ジアンミン銀塗布
　e　フッ化ナトリウム溶液塗布

▶正解へのアプローチ◀

年齢・性別：12歳の男児
主　訴：定期健診のため4か月ぶりに来院した。
現病歴：最近になって7┐が萌出しブラッシング時に出血する。
画像診断：7┐は萌出途中であり、遠心咬合面は歯肉弁に覆われている。咬合面歯肉弁周囲に軽度の歯肉腫脹を認める。明らかな実質欠損は認めない。
診　断：7┐萌出性歯肉炎

▶選択肢考察◀

×a　予防填塞はプラークコントロールが改善し、歯肉弁の腫脹が消失した後に行う。ラバーダム防湿が困難な場合は、簡易防湿下でセメント系（グラスアイオノマーセメント）の材料を用いて行う。

×b　7┐の歯肉弁を切除しても、症状は改善されない。

○c、e　永久歯萌出期の辺縁歯肉部は、歯肉弁下にプラークや食物残渣が停滞しやすいため、ブラッシング指導を行う。また萌出直後の永久歯は齲蝕に罹患しやすいため、フッ化ナトリウム溶液の塗布を行う。

×d　明らかな実質欠損は認められないため、齲蝕の進行を抑制するフッ化ジアンミン銀の塗布は行わない。

▶正　解◀　c、e

No. 3

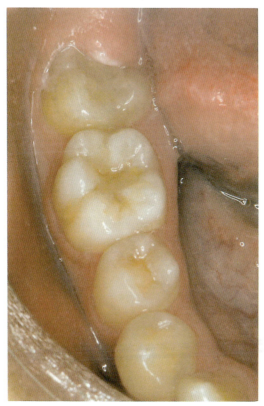

> 歯科医学各論Ⅰ：成長発育に関連した疾患・病態

30 19歳の女性。上顎前歯の突出感を主訴として来院した。アーチレングスディスクレパンシーは上顎＋1 mm、下顎＋3 mm である。診断の結果、抜歯を伴うマルチブラケット装置を用いた矯正歯科治療を行うこととした。初診時の顔面写真（**別冊** No. 4 A）、口腔内写真（**別冊** No. 4 B）及びエックス線画像（**別冊** No. 4 C）を別に示す。セファロ分析の結果を図に示す。

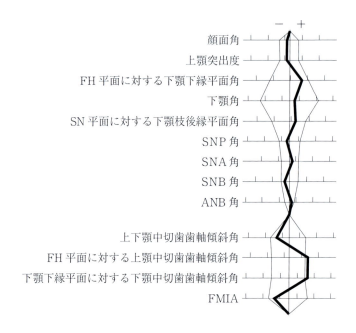

抜歯部位（智歯を除く）と併用する矯正装置の組合せで正しいのはどれか。1つ選べ。

a $\frac{\ }{4|4}$ ── チンキャップ

b $\frac{\ }{4|4}$ ── 急速拡大装置

c $\frac{\ }{5|5}$ ── サービカルヘッドギア

d $\frac{4|4}{4|4}$ ── 上顎前方牽引装置

e $\frac{4|4}{5|5}$ ── ハイプルヘッドギア

No. 4

A

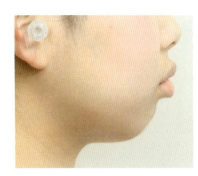
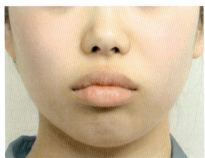

B

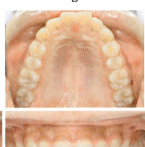
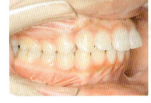
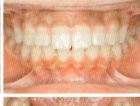
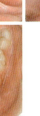

C Complete⁺ EX 第118回歯科国試解説

C

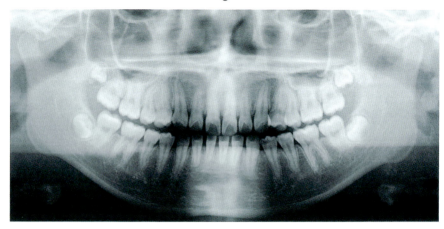

▶正解へのアプローチ◀

年齢・性別：19歳の女性　　主　訴：上顎前歯の突出感

セファロ分析：骨格性の分析 → SNA角、SNB角、SNP角は標準偏差内である。垂直的な問題は認められない。

　　　　　　　歯性の分析 → 上顎前歯、下顎前歯ともに唇側傾斜している。

画像診断：(A) オトガイ部の突出を認める。
　　　　　(B) 下顎に空隙歯列弓を認める。大臼歯関係は両側共にAngle Ⅱ級である。
　　　　　(C) 上下顎両側第三大臼歯は埋伏している。

主な診断項目：歯性上下顎前突

▶選択肢考察◀

×a、b、d　骨格性の問題を認めず、成長期でないことから、チンキャップ、急速拡大装置、上顎前方牽引装置の使用は適切でない。

×c、○e　臼歯関係がAngle Ⅱ級であり、前歯の唇側傾斜が認められるため、上下抜歯を行う治療方針とする。臼歯関係をAngle Ⅰ級咬合にするため、4|4、5|5 の抜歯を行い、上顎は加強固定を行うためにハイプルヘッドギアを併用する。

▶正　解◀　e

▶要　点◀

● ヘッドギアの使用目的
- 上顎骨の前方成長抑制
- 上顎大臼歯の遠心移動
  （ストレートプルヘッドギア）
- 上顎大臼歯の遠心移動と圧下
  （ハイプルヘッドギア）
- 上顎大臼歯の遠心移動と挺出
  （サービカルヘッドギア）
- マルチブラケット装置との併用による加強固定

| 歯科医学総論Ⅶ：治療 |

31 歯髄生活反応を示す歯根完成歯で、抜髄が適応となるのはどれか。**2つ**選べ。
　　a　一過性の冷水痛
　　b　持続性の温熱痛
　　c　象牙質の擦過痛
　　d　咀嚼時の電撃痛
　　e　拍動性の自発痛

▶選択肢考察◀

×a、c　一過性の冷水痛、象牙質の擦過痛は歯髄充血の症状であり、自発痛がないことから抜髄の適応ではない。
○b、e　持続性の温熱痛、拍動性の自発痛は、急性化膿性歯髄炎の症状であり、抜髄の適応である。
×d　咀嚼時の電撃痛は唾石症の症状（唾疝痛）であり、抜髄の適応ではない。

▶正　解◀　b、e

C Complete⁺ EX 第118回歯科国試解説

歯科医学各論Ⅳ：歯質・歯・顎顔面欠損と機能障害

---

32 咀嚼時における上顎義歯の動揺を主訴として来院した患者の口腔内写真（**別冊** No. 5）を別に示す。

新義歯製作に際して主訴の改善に寄与するのはどれか。**3つ選べ**。

a 咬合床の形状

b 個人トレーの形状

c 精密印象材の流動性

d 前歯部人工歯の材質

e 前歯部人工歯の排列位置

▶選択肢考察◀

○ a 咬合床内面が顎堤を圧迫しないよう、下顎前歯部が前歯部を突き上げないような形態とする。

○ b 前歯部顎堤を圧迫しないように、リリーフを多めにする、逃路を設ける、分割式のトレーを用いるなどの対応を行う。

○ c 印象材の流動性を高くして、変形させないように印象採得を行う。

× d 前歯部人工歯の材質は、上顎義歯の動揺の改善に寄与しない。

○ e 前歯部人工歯の排列位置は、咬合採得時に決めるが、上顎前歯部への突き上げを防ぐ目的で過度な接触を避けるように下顎前歯部を参考として排列することがある。

▶正　解◀　**a、b、cまたはa、b、eまたはb、c、eまたはa、c、e**

4つの選択肢が正解であるため、4通りの解答を正解として採点する。

▶要　点◀

◉ フラビーガムを有する患者への印象採得時の主な対応

• 流れの良い印象材を用いる。

• 印象材の厚みを大きくして印象圧を軽減させる。

• 逃路を設けて、印象圧を軽くする。

• 分割式トレーを用いて、フラビーガム部への圧を軽減する。

• 粘膜調整を行い、炎症を消退させてから印象採得を行う。

No. 5

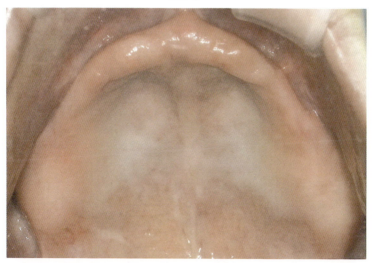

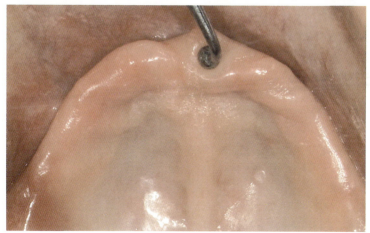

- フラビーガムを有する患者への咬合採得時の対応
  - 前歯部で強く咬合しないような咬合採得を行う。
    (咬合堤を均一に軟化するとともに、咬合堤の前歯部を凹ませる（右写真参照）)

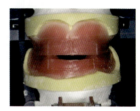

▶写真解説◀
上：上顎は無歯顎であり、顎堤吸収の程度は中等度である。
下：前歯部顎堤は圧迫により変形しているため、フラビーガムが存在する。

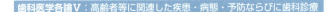

歯科医学各論Ⅴ：高齢者等に関連した疾患・病態・予防ならびに歯科診療

33 77歳の男性。食事中のむせを主訴として来院した。1年前に脳梗塞を発症したが、現在はリハビリテーションを受けていない。食事形態は普通食であり、液体にはとろみをつけていないという。口腔機能検査では異常値が認められなかったが、嗄声を生じており、改訂水飲みテスト時にむせがあったため嚥下造影検査を行うこととした。液体の嚥下を記録した嚥下造影検査の画像（**別冊 No. 6**）を別に示す。
推奨される間接訓練はどれか。1つ選べ。
a 開口訓練
b 舌抵抗訓練
c 頭部挙上訓練
d 頸部可動域訓練
e プッシング訓練

正解へのアプローチ

年齢・性別：77歳の男性
主　訴：食事中のむせ
既往歴：1年前に脳梗塞を発症した。
現病歴：現在はリハビリテーションを受けていない。
画像診断：咽頭期・咽頭期終了後の画像より、液体の誤嚥が認められる。
診　断：脳梗塞の後遺症による摂食嚥下障害

選択肢考察

×a 開口訓練は、喉頭の前上方運動を改善することで、食道入口部の開大を図る訓練である。口腔機能検査では異常値が認められなかったことと、嚥下造影検査の画像より、まずは他の選択肢を優先する。

×b 舌抵抗訓練は、舌の筋力向上および可動域を改善し、食塊形成や食塊の咽頭への移送機能を改善することが目的である。本症例では、患者の食事形態は普通食であり、食塊の咽頭への移送自体は問題ないと考えられる。従って、他の間接訓練を優先すべきである。

×c 頭部挙上訓練も開口訓練と同じく、喉頭の前上方運動を改善することで、食道入口部の開大を図る訓練である。従って、まずは他の選択肢を優先する。

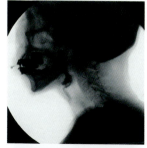
咽頭期開始時

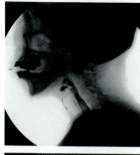
咽頭期

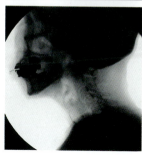
咽頭期終了後

×d 頸部可動域訓練は、主に脳血管疾患や神経筋疾患、頭頸部癌術後などで頸部可動域制限を認める患者に対して行う訓練である。頸部の可動制限がないため、推奨しない。
○e プッシング訓練は、主に脳血管疾患などで局所的な感覚運動の低下により、声門閉鎖不全がある場合に行われる訓練である。患者は液体で誤嚥を繰り返しており、推奨される間接訓練として適切である。

▶正　解◀　e

▶要　点◀
　プッシング訓練は第117回歯科医師国家試験C26でも出題されており、良く理解しておく必要がある。

C Complete⁺ EX 第118回歯科国試解説

歯科医学各論Ⅴ：高齢者等に関連した疾患・病態・予防ならびに歯科診療

34　糖尿病の慢性合併症はどれか。**4つ選べ。**
　　a　神経障害
　　b　脳血管障害
　　c　虚血性心疾患
　　d　糖尿病網膜症
　　e　糖尿病ケトアシドーシス

▶**選択肢考察**◀

○a、b、c、d、×e　糖尿病は、インスリン作用不足によって慢性の高血糖になる代謝疾患である。慢性的な高血糖が続くと、合併症が出現する。▶**要　点**◀参照。

▶**正　解**◀　**a、b、c、d**

▶**要　点**◀
◉ **糖尿病の合併症**
　急性合併症
　• 糖尿病性ケトアシドーシス
　• 高浸透圧高血糖状態

　慢性合併症
　〈細小血管症〉
　• 糖尿病性神経障害
　• 糖尿病網膜症
　• 糖尿病性腎症
　〈大血管症〉
　• 脳梗塞
　• 虚血性心疾患
　• 閉塞性動脈硬化症（足壊疽など）

360

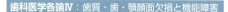

歯科医学各論Ⅳ：歯質・歯・顎顔面欠損と機能障害

35 55歳の男性。インプラント治療後のメインテナンスを希望して来院した。プラークの染め出しを行った後の口腔内写真（**別冊** No. 7 A）と、日常的な清掃を行ってもらった後の口腔内写真（**別冊** No. 7 B）を別に示す。
清掃指導で使用を推奨するのはどれか。**2つ選べ。**
 a　歯磨剤
 b　洗口剤
 c　歯間ブラシ
 d　タフトブラシ
 e　毛の硬い歯ブラシ

No. 7

A

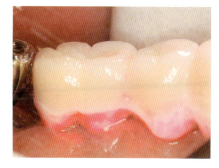

B

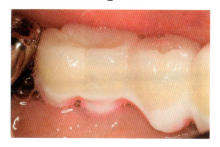

▶正解へのアプローチ◀

年齢・性別：55歳の男性
主　訴：インプラント治療後のメインテナンス
画像診断：（B）日常的な清掃を行った後、インプラント周囲にプラークが残存している。

▶選択肢考察◀

×a、b、e、○c、d　上部構造およびその周囲に毛先が届き、物理的なプラークコントロールが可能な歯間ブラシとタフトブラシの使用を推奨する。

▶正　解◀　**c、d**

歯科医学総論Ⅵ：検査

36 副腎皮質ステロイド薬の長期服用患者の舌の病理組織像（**別冊** No. 8）を別に示す。
染色法はどれか。1つ選べ。
a PAS 染色
b Grocott 染色
c Sudan Ⅲ染色
d Papanicolaou 染色
e Ziehl‐Neelsen 染色

No. 8

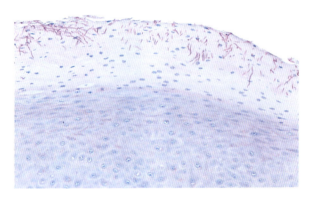

▶選択肢考察◀

○ a 病理組織像で粘膜上皮角化層に赤紫色の菌糸の侵入が認められるため、行った染色法は PAS 染色である。患者は副腎皮質ステロイド薬を長期服用しており、口腔カンジダ症の発症が考えられる。
× b Grocott 染色は、真菌や放線菌を黒色〜黒褐色に染色する染色法である。
× c Sudan Ⅲ染色は、中性脂肪を橙赤色に染色する染色法である。
× d Papanicolaou 染色は、細胞診塗抹標本の基本染色法である。細胞核は青藍色、表層の角化細胞は橙黄色に染色される。
× e Ziehl‐Neelsen 染色は、抗酸菌の染色法で、結核菌、癩菌、非結核性抗酸菌等が赤く染色される。

▶正 解◀　a

歯科医学総論Ⅶ：治療

37 骨粗鬆症治療薬テリパラチドの標的分子はどれか。1つ選べ。
a　ビタミンD受容体
b　エストロゲン受容体
c　カルシトニン受容体
d　副甲状腺ホルモン受容体
e　RANK〈receptor activator of NF-κB〉

選択肢考察

×a　ビタミンD受容体を標的とする薬剤は、活性型ビタミンD_3製剤である。主に、α-カルシドールやカルシトリオール、エルデカルシトールがある。

×b　エストロゲン受容体に作用する薬剤として、ラロキシフェン塩酸塩やバゼドキシフェン酢酸塩がある。

×c　カルシトニン受容体を標的とするカルシトニン製剤には、エルカトニンやサケカルシトニンがある。

○d　骨粗鬆症治療薬は、骨吸収抑制薬と骨形成促進薬の2つに大別される。骨吸収抑制薬は、リモデリング単位数を減少させることで骨密度が上昇するのに対し、骨形成促進薬は、骨形成の活性化による骨密度の上昇を期待する治療薬である。テリパラチドは、遺伝子組み換え副甲状腺ホルモン（PTH）で、PTH製剤（骨形成促進薬）として用いられる。骨芽細胞表面に存在するPTH1受容体に特異的に結合することで、骨芽細胞前駆細胞や前骨芽細胞の分化を促進し、骨形成が促進される。また、骨芽細胞のアポトーシスを抑制することにより、骨芽細胞数を増加させる。

×e　RANK〈receptor activator of NF-κB〉は、破骨細胞の分化および活性化に関与する受容体で、RANKLはRANKリガンドで破骨細胞分化促進因子である。抗RANKL抗体（デノスマブ）は骨粗鬆症治療薬の一つで、RANKLに結合することでRANKとの結合を阻害する。

正解　d

C Complete⁺ EX 第118回歯科国試解説

歯科医学各論Ⅱ：歯・歯髄・歯周組織の疾患

> **38** 口臭恐怖症患者の特徴はどれか。**2つ選べ。**
>   a 自身の口臭を訴える。
>   b 代謝性疾患を有する。
>   c 重度の歯周炎が認められる。
>   d 口臭検査結果の説明に対する理解が得られにくい。
>   e 呼気中に認知閾値以上の揮発性硫黄化合物が検出される。

▶選択肢考察◀

○ a、d 口臭恐怖症患者は自身の口臭を訴えるが、実際には口臭は認められないため検査結果に対する理解が得られにくい。

× b 代謝性疾患を有するのは、全身由来の病的口臭患者である。

× c 重度の歯周炎が認められるのは、口腔由来の病的口臭患者である。

× e 口臭恐怖症患者の口臭検査では、呼気に揮発性硫黄化合物などの口臭原因物質は検出されない。

▶正 解◀ a、d

▶要 点◀

◉ 口臭の国際分類（国際口臭学会）

真性口臭症	生理的口臭		器質的変化、原因疾患がないもの
	病的口臭	口腔由来	口腔由来の疾患、器質的変化、機能低下などによる口臭
		全身由来	耳鼻咽喉、呼吸器系疾患、代謝性疾患など
仮性口臭症			患者は口臭を訴えるが、社会的容認限度を超える口臭は認められない。
口臭恐怖症			真性口臭、仮性口臭症に対する治療では訴えの改善が期待できない。

歯科医学各論Ⅰ：成長発育に関連した疾患・病態

39 先天歯について正しいのはどれか。**3つ選べ**。
 a 過剰歯のことがある。
 b 歯根は完成している。
 c 男児が女児よりも多い。
 d 上顎乳中切歯のことが多い。
 e 授乳に困難をきたすことがある。

▶選択肢考察◀
○ a 過剰歯の場合、後から通常の乳歯が萌出する。
× b 歯根は未発達であり、歯根を有しないものも存在する。
○ c 男児の方が女児より多いとされている。
× d 上顎にみられるのは非常に稀である。
○ e 先天歯により母親の乳首を傷つけたり、Riga‐Fede病（舌下面の潰瘍）が生じ授乳困難が起こりうる。

▶正 解◀ **a、c、e**

▶要 点◀
　出生時に萌出している歯は出産歯といい、新生児期（生後1か月以内）に萌出するものを新生児歯という。先天歯、先天生歯、先天性歯などともいわれる。後に正常乳歯の萌出をみない真性の先天歯と、正常乳歯の萌出をみる過剰歯のものがある。下顎に萌出するものが殆どで、上顎では極めて稀である。発現頻度は、日本人で0.1％（三村）、欧米人で0.01～0.15％（Hochsinger）で、男児の方が女児よりも多いとされている。Riga‐Fede病の原因ともなり、授乳時に母親の乳首が傷ついてしまい、授乳に困難をきたすことがある。

C Complete⁺ EX 第118回歯科国試解説

歯科医学各論Ⅳ：歯質・歯・顎顔面欠損と機能障害

40 67歳の男性。咀嚼困難を主訴として来院した。診察の結果、上顎右側にインプラント義歯による歯科補綴治療を行うこととした。上部構造装着前の口腔内写真（**別冊** No. 9 A）と製作した上部構造の写真（**別冊** No. 9 B）を別に示す。
装着のために準備する器材はどれか。**3つ選べ**。

a 咬合紙
b トルクレンチ
c アバットメント
d 補綴用スクリュー
e クラウンリムーバー

▶**正解へのアプローチ**◀

年齢・性別：67歳の男性

主 訴：咀嚼困難

画像診断：(A) 4|、6|、7|相当部にインプラントが埋入されており、アバットメントの装着まで認められる。

(B) ジルコニアを用いたブリッジが製作されており、かつスクリュー固定式であることがわかる。

▶**選択肢考察**◀

上部構造を装着する際、補綴用スクリューをトルクレンチで締結させ、デンタルフロスなどで上顎右側犬歯とのコンタクトを確認後、咬合紙にて咬合接触関係を確認する。

○a 咬合紙は、上部構造装着時に咬合関係を適切に評価・調整するために使用される。

○b トルクレンチは、スクリュー固定型の上部構造を装着する際に必要な器具である。

×c アバットメントは、すでに装着済みである。

○d 補綴用スクリューは、上部構造をインプラント体に固定するために使用される。

×e クラウンリムーバーは、セメント固定式補綴装置を撤去する際に用いられるが、本症例ではスクリュー固定式であるため必要ない。

▶**正 解**◀ **a、b、d**

No. 9

A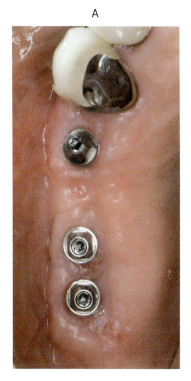

B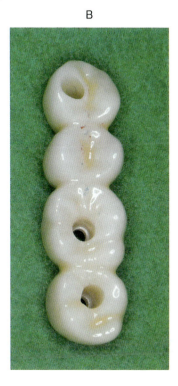

Complete⁺ EX 第118回歯科国試解説

歯科医学総論Ⅰ：保健・医療と健康増進

41 健康増進事業として実施される歯周疾患検診で正しいのはどれか。2つ選べ。
 a 代表歯を診査する。
 b 実施主体は市町村である。
 c 根拠法は地域保健法である。
 d 成人の全住民を対象とする。
 e 受診率の全国平均は約50％である。

▶アプローチ▶

　歯周病は、日本人の歯・口腔の主要な疾患となっており、成人期の有病者率が高いことや、全身疾患や生活習慣との関係が指摘されていること等から、歯周病対策をより一層推進していくことが求められている。このため、生涯を通じて歯・口腔の健康を保つために、歯周病検診を通じて、歯・口腔の健康状態の検査や歯・口腔の健康に関連する生活習慣や全身疾患の状況を踏まえた歯科口腔保健指導等を行い、日常的に受診者自らが予防に努める必要がある。なお、「歯周病検診マニュアル 2023」が普及し、歯周病検診を行う市区町村や民間企業等が増加することによって、結果的に歯周病の早期発見・早期治療につながり、ひいては国民一人ひとりの歯・口腔の健康の保持・増進が一層推進されることが期待されている。

▶選択肢考察◀

○ a 代表歯を診査する。
　　口腔を6分画（17〜14、13〜23、24〜27、47〜44、43〜33、34〜37）し、下記の歯を各分画の代表歯とする。

17	16	11		26	27
47	46		31	36	37

○ b 実施主体は市町村である。
× c 健康増進法に基づく健康増進事業の一環として実施されている。
× d 20歳、30歳、40歳、50歳、60歳及び70歳の男女を対象者として行う。
× e 受診率の全国平均は約5％である。

▶正　解◀　**a、b**

MEMO

Complete⁺ EX 第118回歯科国試解説

歯科医学各論Ⅱ：歯・歯髄・歯周組織の疾患

42 54歳の女性。上顎左側側切歯の激しい疼痛を主訴として来院した。1か月前から違和感を自覚していたが痛みがないためそのままにしていたところ、2日前から自発痛を認めるようになったという。打診痛と根尖部歯肉圧痛を認めるが、波動は触れない。プロービング深さは全周2mm以内で、歯髄電気診に生活反応を示さなかった。初診時の口腔内写真（別冊 No.10A）とエックス線画像（別冊 No.10B）を別に示す。
　当日の適切な対応はどれか。**3つ選べ**。
　a　根管洗浄
　b　根尖搔爬
　c　根管通過法
　d　抗菌薬の投与
　e　根尖孔の穿通

▶正解へのアプローチ◀

年齢・性別：54歳の女性
主　訴：上顎左側側切歯の激しい疼痛
現病歴：1か月前から違和感を自覚していたが痛みがないため放置していたところ、2日前から自発痛を生じた。
画像診断：（A）|2 は舌側転位し、根尖部歯肉に腫脹と発赤がみられる。
　　　　　（B）|2 根尖部周囲に透過像を認める。
診　断：慢性化膿性根尖性歯周炎の急性化

▶選択肢考察◀

〇a　根管内の感染源を除去するために、感染根管治療を開始して根管拡大と根管洗浄を行う。
×b　まずは感染根管治療が必要であり、外科的処置は行わない。
×c　根管通過法は瘻孔がある場合に行う感染根管治療の補助的療法である。
〇d　急性症状への応急処置として抗菌薬の投与を行う。
〇e　根管への排膿を促すために根尖孔の穿通を行う。

▶正　解◀　**a、d、e**

No. 10

A

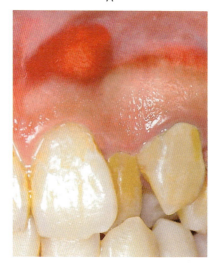

B

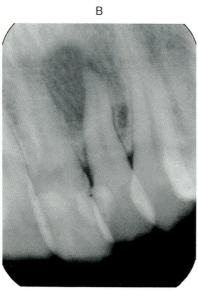

Complete⁺ EX 第118回歯科国試解説

> 歯科医学各論Ⅰ：成長発育に関連した疾患・病態
>
> 43　7歳の男児。左下の奥歯が生えてこないことを主訴として来院した。E̲ は4歳ころに生え始めたが、完全には生えてこないという。初診時の口腔内写真（別冊 No.11A）とエックス線画像（別冊 No.11B）を別に示す。
> 　E̲ への対応で適切なのはどれか。1つ選べ。
> 　a　牽引を行う。
> 　b　自然萌出を待つ。
> 　c　歯肉切除を行う。
> 　d　ただちに抜歯する。
> 　e　6̲ 萌出後に抜歯する。

▶正解へのアプローチ◀

年齢・性別：7歳の男児
主　訴：左下の奥歯が生えてこない。
現病歴：E̲ は4歳ころに生え始めたが、完全には生えてこなかった。
画像診断：(A) E̲ は近心歯冠の一部は確認できるが、途中で萌出が止まって低位乳歯の状態である。
　　　　　(B) 6̲ は近心傾斜し、E̲ 遠心と接し、顎骨内に埋伏を認める。
診　断：E̲、6̲ の萌出不全

▶選択肢考察◀

×a　E̲ の歯根は骨性癒着を起こしていると考えられ、牽引は困難である。
×b　このまま経過観察しても、E̲ の萌出は期待できず、6̲ も埋伏したまま推移することが予想される。
×c　歯肉切除を行っても原因が E̲ の骨性癒着であるため、萌出は期待できない。
○d　5̲ の萌出にも支障が生じることから、E̲ をただちに抜歯し、近心位に萌出するであろう 6̲ の萌出を待って、リゲイニングを行う。
×e　このままでは、6̲ も埋伏したままである可能性が高い。

▶正　解◀　d

▶要　点◀

　骨性癒着とは歯と歯槽骨が癒着したもので、エックス線画像で歯根膜腔が消失し、打診では金属音を呈するのが特徴である。好発部位は下顎乳臼歯で、癒着により乳歯が晩期残存し、永久歯萌出遅延が生じる。交換期には周囲骨とともに抜歯されることが多い。

No. 11
A

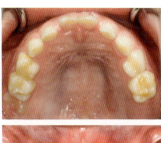
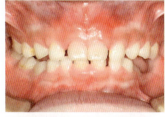
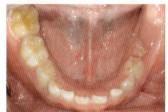

B

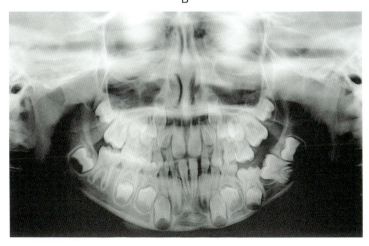

C Complete⁺ EX 第118回歯科国試解説

歯科医学各論Ⅰ：成長発育に関連した疾患・病態

44 器具の写真（**別冊** No.12）を別に示す。
ファーストオーダーベンドに用いるプライヤーはどれか。**2つ選べ**。
a ア
b イ
c ウ
d エ
e オ

▶選択肢考察◀

ファーストオーダーベンドとは、マルチブラケット装置のアーチワイヤーに付与される唇舌的な屈曲である。

×a アは、スリージョープライヤーである。急角度のワイヤーの屈曲に用いる。

×b イは、Young のプライヤーで、0.5〜0.9mm の技工用ワイヤーの屈曲に用いる。

○c ウは、Tweed のアーチベンディングプライヤーである。レクタンギュラーワイヤー、スクエアワイヤーの屈曲に使用し、ファーストオーダーベンドであるオフセット、インセットの他、サードオーダーベンドであるトルクの付与にも用いられる。

×d エは、バンドマージンコンタリングプライヤーである。バンド辺縁の調整に用いる。

○e オは、ライトワイヤープライヤーである。アーチワイヤーの屈曲やループの付与に用いる。

▶正 解◀ c、e

▶要 点◀

- ファーストオーダーベンド
  ワイヤーを唇舌的に屈曲（インセット、オフセットなど）する。
- セカンドオーダーベンド
  ワイヤーを垂直的に屈曲（ティップバックベンドなど）する。
- サードオーダーベンド
  ワイヤーにねじれを与え屈曲（トルク）する。

No. 12

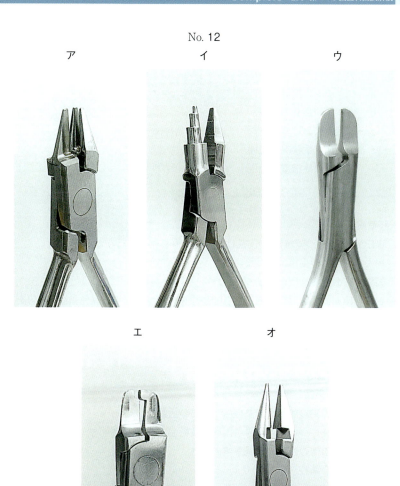

| 歯科医学総論Ⅰ：保健・医療と健康増進 |

> 45 パンデミック防止のために WHO が行うのはどれか。**2つ選べ。**
> a ワクチンの開発
> b 個人用防護具の生産
> c 国境等における検疫
> d 感染症発生状況の把握
> e 必要な保健措置の勧告

▶選択肢考察◀
×a WHOはワクチンの開発の支援は行うが、直接開発を行うわけでない。
×b 個人用防護具の生産は行わない。
×c 国境等における検疫は各国で行う。
○d、e WHOは世界での感染症発生状況の把握を行い、必要な保健措置の勧告を行う。

▶正 解◀ d、e

▶要 点◀
● WHOの具体的な活動分野
- 国際保健事業の指導的かつ調整機関としての活動
- 保健事業の強化についての世界各国への技術協力
- 感染症及びその他の疾病の撲滅事業の推進
- 医学情報の総合調整
- 保健分野における研究の促進・指導
- 生物学的製剤及び類似の医薬品、食品に関する国際的基準の発展・向上
- 健康関連SDGs目標に到達するために各国を支援

歯科医学総論Ⅷ：歯科材料と歯科医療機器

46 コンポジットレジンと象牙質との接着界面の走査電子顕微鏡像（**別冊** No.13）を別に示す。
矢印間の構造物の機能で正しいのはどれか。**2つ選べ。**
a 外来刺激の遮断
b スミヤー層の除去
c レジンの重合促進
d コラーゲン線維の溶解
e 微細機械的保持の獲得

▶選択肢考察◀

電子顕微鏡像から、樹脂含浸層（ハイブリットレイヤー）であることがわかる。コンポジットレジンの接着において、象牙質の表面にコラーゲンとボンディングレジンからなる樹脂含浸層を形成することで、コンポジットレジンとの共重合を構築し接着力の向上が期待される。また、開口した象牙細管を物理的に封鎖するため、外来刺激の遮断が可能となる。

No. 13

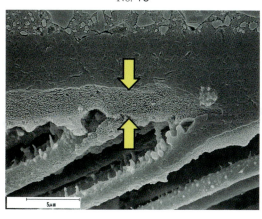

○a 樹脂含浸層により開口した象牙細管を封鎖することで、外来刺激が遮断される。
×b スミヤー層は、リン酸処理後の水洗によって除去される。
×c レジンの重合は、カンファーキノンから生成されるフリーラジカルによって促進される。
×d ボンディングレジンにコラーゲン線維を融解する機能は存在しない。
○e 樹脂含浸層によって得られた微細な機械的保持によって、コンポジットレジンの接着力は向上する。

▶正　解◀　**a、e**

Complete⁺ EX 第118回歯科国試解説

歯科医学各論Ⅳ：歯質・歯・顎顔面欠損と機能障害

47　58歳の女性。下顎左側臼歯部の欠損による咀嚼困難を主訴として来院した。口腔内検査後、研究用模型上でも検査することとした。初診時の口腔内写真（別冊 No.14 A）、研究用模型の写真（別冊 No.14 B）及びワックスアップ後の模型の写真（別冊 No.14 C）を別に示す。
　ワックスアップの目的はどれか。**2つ選べ。**
　a　咬合高径の設定
　b　歯冠形態の設定
　c　歯冠色調の決定
　d　欠損部空隙の確認
　e　最終補綴装置の決定

▶選択肢考察◀

　診断用ワックスアップとは、患者の歯列模型上でワックスを用いて理想的な歯の形態を再現することで、補綴治療、インプラント治療、矯正治療における治療計画の立案や審美性の確認を目的として行われる。

×a、c、e　咬合高径の設定、歯冠色調の決定、最終補綴装置の決定は、ワックスアップの目的ではない。

○b、d　ワックスアップを元にシリコーンコアを製作し、支台歯形成時に使用することで切削量を確認できる。本症例では、上顎左側臼歯の挺出により下顎に製作されると想定される部分床義歯のデンチャースペースが不足していることがわかる。そのため、診断用ワックスアップを用いて、上顎臼歯の歯冠形態を事前に決定することで、欠損部空隙を確認し、部分床義歯のスペースを把握する。

▶正　解◀　**b、d**

▶要　点◀
● 診断用ワックスアップの用途
　① 治療計画の可視化
　② 機能的・審美的な評価
　③ 患者とのコミュニケーション向上
　④ プロビジョナルレストレーションや最終補綴物のガイド
　⑤ 支台歯形成量の確認

No. 14
A

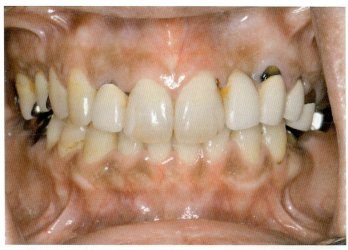
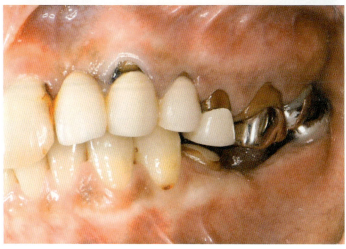

B

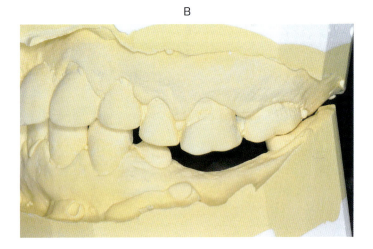

C

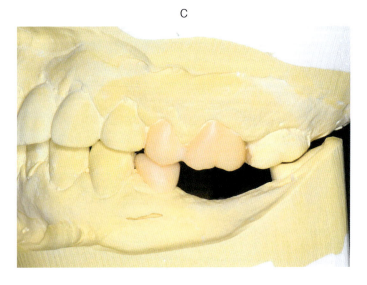

歯科医学各論Ⅲ：顎・口腔領域の疾患

48 下顎大臼歯部から下顎枝に及ぶ波動を伴う顎骨囊胞に対して開窓術を行う目的はどれか。**2つ選べ**。
 a 根治性の向上
 b 周囲骨の新生
 c 治療期間の短縮
 d 病的骨折の防止
 e 下歯槽神経の温存

▶選択肢考察◀
× a 開窓術は、囊胞内の圧を減じることにより、囊胞が底部より上皮化するのを期待する治療法である。治癒途中で死腔の形成や感染することがあるため、根治性の向上を目的としたものではない。
○ b 開窓術を行うことにより、囊胞内の圧が減じ周囲より骨が新生する。
× c 開窓術は、周囲より骨が新生されることで治癒するため、治療期間は長くなる。
× d 開窓術は、開窓した面（底部）より徐々に骨が形成されるため、囊胞腔が骨で満たされるまでに時間がかかる。その間に骨折する危険があるため、病的骨折の防止にはならない。
○ e 囊胞が下歯槽神経に近接している場合には、摘出すると下歯槽神経を損傷する可能性がある。開窓術により徐々に下歯槽神経と囊胞間に骨が新生されることで、下歯槽神経を温存できる。

▶正 解◀ b、e

Complete⁺ EX 第118回歯科国試解説

歯科医学総論Ⅱ：正常構造と機能・発生・成長、発達、加齢

49 幼若エナメル質に最も多く含まれるタンパク質はどれか。1つ選べ。

a　エナメリン

b　アメロゲニン

c　ホスホホリン

d　Ⅰ型コラーゲン

e　アメロブラスチン

▶選択肢考察◀

× a　エナメリンは、幼若エナメル質に少量（約5％）含有される酸性糖蛋白である。エナメル質の成熟過程でエナメライシン（MMP-20）によって分断されるが、酸性アミノ酸や糖鎖（シアル酸）を多く含むため、ヒドロキシアパタイトに強固に結合すると考えられ、完全には脱却されずに成熟エナメル質にわずかに残存する。

○ b　アメロゲニンは、幼若エナメル質に最も多く（約85～90％）含有される高プロリン糖蛋白である。エナメル質の成熟過程でエナメライシンやカリクレイン4（セリンプロテアーゼの1種）の作用により完全に脱却される（消失する）。

× c　ホスホホリンは、象牙質固有の強酸性糖蛋白（pH1.1）で、象牙質の非コラーゲン性蛋白の約60％を占める。RGD配列をもち、象牙質と石灰化前線に局在することから、象牙質の石灰化に関与すると考えられる。

× d　Ⅰ型コラーゲンは、間葉系（中胚葉、外胚葉性間葉）に由来するエナメル質を除いた硬組織や結合組織で最も多く含有される蛋白質である。上皮系（外胚葉）を由来とするエナメル質は構成成分が大きく異なり、Ⅰ型コラーゲンは幼若エナメル質には一切含有されない。

× e　アメロブラスチンは、シースリンともいい、幼若エナメル質に少量（約10％）含有される酸性糖蛋白である。エナメル小柱鞘での局在が認められる。エナメル質の成熟過程で脱却されると考えられ、成熟エナメル質には存在しない。

▶正　解◀　**b**

要点

● エナメル質の基質蛋白

　エナメル質の形成は、基質形成期エナメル芽細胞によってエナメル蛋白と総称される基質蛋白が分泌され、石灰化度の低い幼若エナメル質が形成されることで始まる。その後のエナメル質の成熟過程で、エナメル芽細胞は成熟期エナメル芽細胞に変化し、エナメライシンやカリクレイン4といった蛋白質分解酵素を産生・分泌し、エナメル蛋白を分解・断片化する。分解産物は波状縁をもつ成熟期エナメル芽細胞にエンドサイトーシスにより吸収され、エナメル質はヒドロキシアパタイト結晶に置換される。

- アメロゲニン：主要な基質蛋白質、疎水性の高プロリン糖蛋白
- エナメリン：酸性糖蛋白、ヒドロキシアパタイト結晶に強固に結合、成熟エナメル質に残存
- アメロブラスチン（シースリン）：酸性糖蛋白、エナメル小柱鞘に局在
- タフテリン：成熟エナメル質で微量に認められる
- エナメル芽細胞が産生する蛋白質分解酵素：エナメライシン（MMP-20）
  　　　　　　　　　　　　　　　　　　　　エナメル・セリンプロテアーゼ（カリクレイン4）

Complete+ EX 第118回歯科国試解説

> 歯科医学各論Ⅱ：歯・歯髄・歯周組織の疾患

50　58歳の男性。食事中に上顎左側第一小臼歯が欠けたことを主訴として来院した。自発痛はなく、歯髄電気診に生活反応を示した。|4 にコンポジットレジン修復を行うこととした。初診時の口腔内写真（**別冊** No.15A）と修復操作中の口腔内写真（**別冊** No.15B）を別に示す。
次に行うのはどれか。1つ選べ。
 a　裏　層
 b　隔壁設置
 c　歯肉圧排
 d　プレウェッジ
 e　ボンディング材塗布

▶正解へのアプローチ◀

年齢・性別：58歳の男性
主　訴：食事中に|4 が欠けた。
現病歴：自発痛はなく、歯髄電気診に生活反応を示した。
画像診断：（A、B）|4 の遠心辺縁隆線部のエナメル質が破折し、実質欠損が生じている。
診　断：|4 遠心部の齲蝕

▶選択肢考察◀

×a　臨床症状が軽度であるため、裏層は不要と考えられる。
○b　|4 は複雑窩洞であり、コンポジットレジン修復を容易にする目的で、次に隔壁設置を行う。
×c　窩洞は歯肉縁下に及んでいないため、歯肉圧排は行わない。
×d　プレウェッジは隣在歯窩洞形成中の歯間乳頭の保護を目的とする。本症例では窩洞形成が終了していると考えられるため、次に行うことではない。
×e　歯質の欠損部分の防湿処置が完了したことを確認したのち、コンポジットレジン修復の操作に移行する。

▶正　解◀　b

No. 15

A

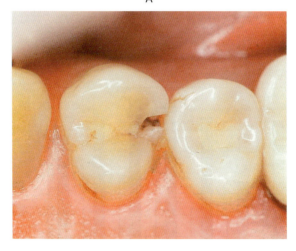

B

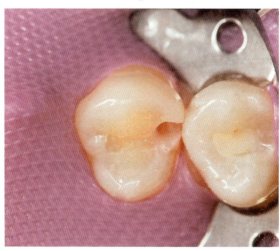

歯科医学総論Ⅰ：保健・医療と健康増進

51 平成30年国民健康・栄養調査結果の総数と年齢階級別の該当者の割合を男女別に図に示す。

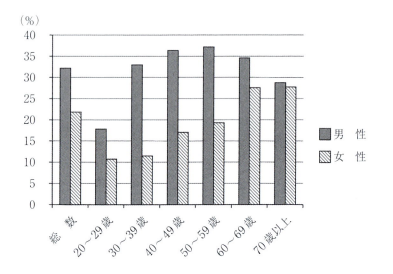

該当するのはどれか。1つ選べ。
a 肥満者（BMI ≧ 25）
b 運動習慣のある者
c 糖尿病が強く疑われる者
d 現在習慣的に喫煙している者
e 生活習慣病のリスクを高める量を飲酒している者

アプローチ

国民健康・栄養調査は健康増進法に基づき、国民の身体の状況、栄養摂取量及び生活習慣の状況を明らかにし、国民の健康の増進の総合的な推進を図るための基礎資料を得るために実施する。国民生活基礎調査を親調査とする一般統計である。

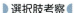

選択肢考察

- ◯ a 肥満者（BMI ≧ 25 kg／m²）の割合は、男性 32.2%、女性 21.9%である。
- × b 運動習慣のある者の割合は、男性で 31.8%、女性で 25.5%である。
- × c 糖尿病が強く疑われる者の割合は、男性 18.7%、女性 9.3%である。
- × d 現在習慣的に喫煙している者の割合は、17.8%であり、男性 29.0%、女性 8.1%である。
- × e 生活習慣病のリスクを高める量を飲酒している者の割合は、男性 15.0%、女性 8.7%である。

正解 a

要点

● 肥満者（BMI ≧ 25 kg／m²）の割合（20 歳以上、性・年齢階級別）

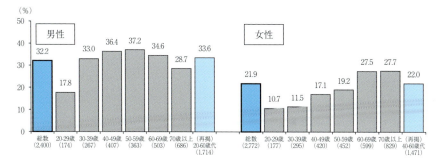

Complete⁺ EX 第118回歯科国試解説

歯科医学各論Ⅱ：歯・歯髄・歯周組織の疾患

52 65歳の女性。下顎前歯部の動揺を主訴として来院した。6か月前から自覚し、痛みがないのでそのままにしていたが、1週前から動揺が大きくなってきたという。初診時の口腔内写真（**別冊 No.16A**）とエックス線画像（**別冊 No.16B**）を別に示す。初診時の歯周組織検査結果の一部を表に示す。

舌　側*	⑦	④	⑧	④	⑤	④	③	④	2	3
歯　種	2̄		1̄			1			2	
唇　側*	⑨	④	⑧	⑧	④	⑥	⑤	2	④	2	3
動揺度**	3		3		1		0	

　＊　：プロービング深さ（mm）
　○印：プロービング時の出血
　＊＊：Miller の判定基準

口腔清掃指導と暫間固定の次に行うのはどれか。1つ選べ。
a　歯肉整形
b　連結前装冠製作
c　歯周ポケット掻爬術
d　局所薬物配送システム〈LDDS〉
e　スケーリング・ルートプレーニング

▶正解へのアプローチ◀

年齢・性別：65歳の女性
主　訴：下顎前歯部の動揺
現病歴：6か月前から下顎前歯部の動揺を自覚していたが、痛みはなかった。
画像診断：（A）下顎前歯部歯肉に浮腫性の歯肉腫脹がみられる。
　　　　　（B）高度な水平性歯槽骨吸収と歯肉縁下歯石がみられる。
診　断：重度慢性歯周炎

▶選択肢考察◀

×a、c　高度な歯槽骨吸収と深い歯周ポケットがみられるため、歯肉整形、歯周ポケット掻爬術は適応とならない。
×b　下顎右側前歯は動揺度3であるため、連結前装冠の製作を行うとは考えられない。炎症症状の改善がみられた後、改めて評価を行う。

388

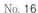

No. 16

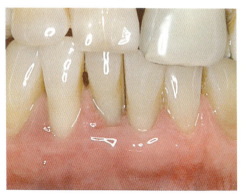

× d　急性炎症症状がないため、局所薬物配送システム〈LDDS〉は不要である。
○ e　プラーク付着増加因子である歯石を除去し、根面を滑沢にするためスケーリング・ルートプレーニングを行う。

▶正　解◀　e

▶写真解説◀

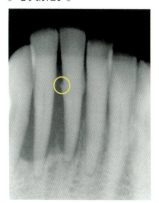

歯肉縁下歯石が認められる。

歯科医学各論Ⅲ：顎・口腔領域の疾患

53 88歳の男性。高血圧、脳梗塞および不整脈の既往がある。下顎左側第一大臼歯の抜去が予定された。局所麻酔中に突然胸部不快感を訴え、その直後に意識を消失した。呼びかけに反応がなく、頸動脈の拍動を触知できない。このときの心電図（**別冊** No.17）を別に示す。
直ちに行うのはどれか。**2つ選べ。**
 a 電気的除細動
 b β遮断薬の投与
 c 胸骨圧迫心マッサージ
 d ニトログリセリンの投与
 e アトロピン硫酸塩水和物の投与

No. 17

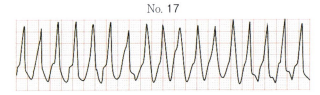

▶正解へのアプローチ◀
年齢・性別：88歳の男性　　既　往：高血圧、脳梗塞、不整脈
治療方針：下顎左側第一大臼歯の抜去
画像診断：幅広いQRS波が規則正しく連続して出現している。
診　断：無脈性心室頻拍（pulseless VT）

▶選択肢考察◀
　本症例は、意識が消失し、呼びかけに反応がなく、頸動脈の拍動を触知できず、心室頻拍の波形を示すことから、無脈性心室頻拍（pulseless VT）である。無脈性心室頻拍は、頻脈のために血液が心臓から拍出できない状態である。
○a 　心停止のうち、心室細動（VF）と無脈性心室頻拍は、電気的除細動の適応である。
×b、d、e　心室細動と無脈性心室頻拍の薬物投与の場合、アドレナリン1mgの静脈内投与を行う。
○c 　心停止と判断したら、直ちに胸骨圧迫心マッサージを行う。適切な胸骨圧迫により、心拍出量が得られ、脳と心臓に十分な血液が送られる。

▶正　解◀　**a、c**

歯科医学総論Ⅷ：歯科材料と歯科医療機器

54 硬化体にキレート結合を有するのはどれか。**2つ選べ。**
 a 水硬性セメント
 b リン酸亜鉛セメント
 c グラスアイオノマーセメント
 d 酸化亜鉛ユージノールセメント
 e ポリカルボキシレートセメント

▶**選択肢考察**◀

　キレート結合とは、金属イオンカルボン酸やリン酸基などの配位子との間に形成される強固な化学結合であり、一次結合に属する。
×a 水硬性セメントは、硫酸カルシウムの水和反応で硬化するセメントである。
×b リン酸亜鉛セメントは、酸塩基反応で硬化するセメントである。
×c グラスアイオノマーセメントは、フッ化アルミナシリケートガラスとポリアクリル酸水溶液を主成分としている。カルシウムイオンやアルミニウムイオンによる「架橋」と酸塩基反応によって硬化するセメントであるため、硬化体の中にキレート結合は存在しない。
○d、e 酸化亜鉛ユージノールセメント、ポリカルボキシレートセメントは、キレート結合にて硬化する。

▶**正　解**◀　**d、e**

C **Complete⁺ EX** 第118回歯科国試解説

| 歯科医学各論Ⅲ：顎・口腔領域の疾患 |

> **55** 右側頬部の違和感と鼻閉感で来院した患者のエックス線画像（**別冊** No.18A、
> B）とCT（**別冊** No.18C）を別に示す。
> 　原因で最も疑われるのはどれか。1つ選べ。
> 　a　真　菌
> 　b　放線菌
> 　c　緑膿菌
> 　d　レンサ球菌
> 　e　黄色ブドウ球菌

▶**選択肢考察**◀

○a　石灰化物を伴う上顎洞炎は、上顎洞真菌症の特徴的な所見である。菌種は*Aspergillus*
　　が最も多く、菌塊（fungus ball）を形成する。菌塊が増殖すると内部は壊死に陥り、そ
　　の部位にカルシウムが沈着することによって石灰化が生じる。
×b、c、d、e　放線菌、緑膿菌、レンサ球菌、黄色ブドウ球菌は、石灰化物を形成
　　することはない。

▶**正　解**◀　**a**

▶**要　点**◀
◉**副鼻腔真菌症**
　上顎洞の真菌症は、上顎洞炎のうち約15 - 25％程度といわれている。高齢化、抗菌
薬やステロイド薬の普及、糖尿病など様々な要因で宿主の抵抗性低下により、近年増加
している疾患である。副鼻腔に片側性に好発するが、上顎洞が最も多い。
　MRI T2強調像では、真菌の代謝によって生じたマンガンや鉄イオンにより菌塊は無
信号（黒）にみられる。

392

No. 18

A

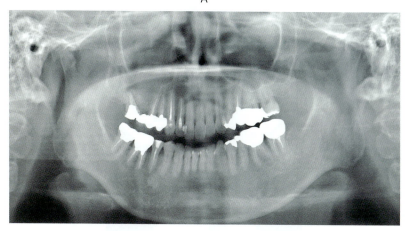

B

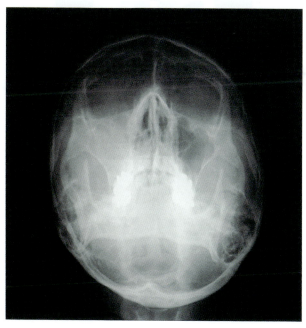

Complete⁺ EX 第118回歯科国試解説

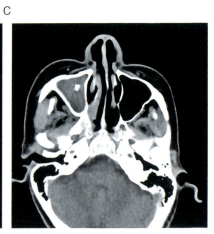

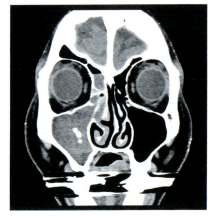

▶写真解説◀
(A、B) 右側上顎洞は不透過性である。
(C) 右側上顎洞に粘膜肥厚を認め、内部には石灰化物がみられる。

MEMO

Complete⁺ EX 第118回歯科国試解説

歯科医学各論Ⅳ：歯質・歯・顎顔面欠損と機能障害

56　73歳の男性。咀嚼困難を主訴として来院した。3年前に製作した上下顎全部床義歯は安定しているが、食事の際に物が噛みづらくなり、上顎前歯部人工歯の脱離を繰り返していたという。初診時の咬頭嵌合位での顔面写真（**別冊**No.19A）、下顎安静位での顔面写真（**別冊**No.19B）及び使用中の義歯の写真（**別冊**No.19C）を別に示す。
　　咀嚼困難の原因として考えられるのはどれか。**2つ選べ。**
　　a　口唇の過豊隆
　　b　人工歯の咬耗
　　c　下顎の前方偏位
　　d　床縁の形態不良
　　e　臼歯部人工歯の水平的排列位置不良

正解へのアプローチ

年齢・性別：73歳の男性
主　訴：咀嚼困難
現病歴：3年前に製作した上下顎全部床義歯が咀嚼困難となり、上顎前歯部人工歯の脱離を繰り返している。
画像診断：（A）正面観では、上唇より下唇の方が厚く口角が下垂している。オトガイ部にはシワの形成が認められる。
　　　　　側面観では、下顎の前突感が認められ、口角の下垂が認められる。
　　　　（B）正面観では、鼻の下の部分が伸長され、リップサポートが強化されている。上唇と下唇の厚みも均等になり、口角の下垂も改善されている。
　　　　　側面観では、下顎の前突感が改善され、口角の下垂も改善されている。
　　　　（C）上下顎とも金属床義歯である。人工歯の咬耗の状態は明瞭ではないが、咬合接触の印記から前歯部の強い咬合接触が認められる。

No. 19

A

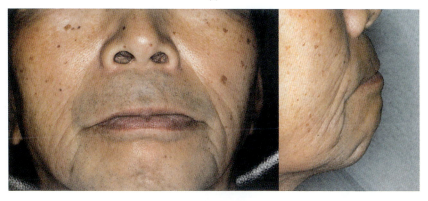

B

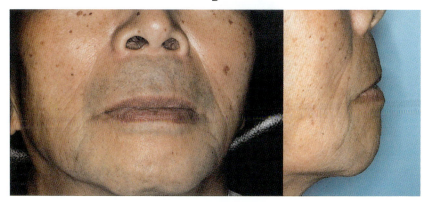

▶選択肢考察◀

× a 口唇の過豊隆は咀嚼にほぼ影響しない。また、患者は3年前に上下顎全部床義歯を製作しており、口唇の過豊隆が咀嚼困難の原因とは考えにくい。
○ b 長期使用により臼歯部人工歯が咬耗し、前歯部咬合になっていると考えられる。
○ c 現病歴と顔面写真により、下顎の前方偏位が咀嚼困難の原因と考えられる。
× d 床縁形態の不良が原因であれば、装着当初から咀嚼困難が生じたと考えられる。
× e 臼歯部人工歯の排列位置が不良である場合、装着当初から咀嚼困難が生じたと考えられる。

▶正　解◀　b、c

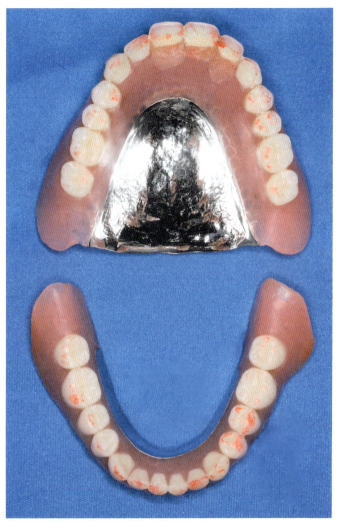

Complete⁺ EX 第118回歯科国試解説 C

歯科医学総論Ⅱ：正常構造と機能・発生・成長、発達、加齢

---

57 中枢性パターン発生器〈central pattern generator〉によって制御されるのは
どれか。1つ選べ。

a 咀　嚼

b 発　声

c あくび

d 舌突出

e ブローイング

▶選択肢考察◀

○a　中枢性パターン発生器〈central pattern generator〉とは、決まったパターンを出
　　力する運動パターンを生成する神経回路網をいう。咀嚼の下顎、舌、頰および口
　　唇の基本的な運動パターンは、脳幹に存在する中枢性パターン発生器によって制
　　御される。咀嚼のCPGは、リズム発生機構（咀嚼のリズムを形成する機構）と、
　　群発形成機構（咀嚼に関与する筋群の活動の強さや咀嚼サイクル内での活動時期
　　を決定する機構）および協調機構（咀嚼に関与する各筋相互の協調を図る機構）か
　　ら成り立っている。

×b　発声は、言語中枢での決定が運動中枢に伝達されることで行われる。

×c　あくびは、低酸素状態で生じる反射的な運動である。

×d　舌突出（舌挺出）反射は、形のある物が舌に触れると舌で物を押し返そうとする
　　反射で、パターン運動ではない。

×e　ブローイングは、息を吐き出す運動であり、パターン運動ではない。

▶正　解◀　**a**

Complete+ EX 第118回歯科国試解説

歯科医学総論Ⅵ：検査

58 胸部正面の模式図（**別冊** No.20）を別に示す。
　３点誘導法によるモニタ心電図で、赤色の電極を装着する位置はどれか。１つ選べ。
　a　ア
　b　イ
　c　ウ
　d　エ
　e　オ

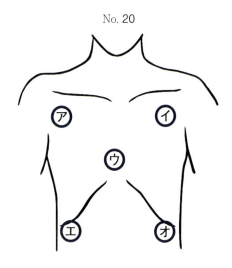

No. 20

▶選択肢考察◀

　３点誘導法によるモニタ心電図とは、肢誘導を指し、Ⅰ、Ⅱ、Ⅲ、aV_R、aV_L、aV_Fがある。特に、Ⅰ～Ⅲ誘導（標準肢誘導）が電気的に心臓を中心とする正三角形となると仮定したものを、Einthovenの三角形という。
〇a、×b、c、d、e　肢誘導の場合、赤色の電極を右鎖骨下（ア）または右手首、黄色の電極を左鎖骨下（イ）または左手首、緑色の電極を左下胸部（オ）または左足首に装着する。また、黒色の電極（アース）を右下胸部（エ）または右足首に装着することがある。

▶正　解◀　**a**

400

歯科医学各論Ⅳ：歯質・歯・顎顔面欠損と機能障害

59 全部床義歯製作時の垂直的顎間関係を記録する際に患者に行わせるのはどれか。**3つ選べ**。
a 嚥　下
b 発　音
c 噛みしめ
d 舌の挙上
e タッピング

選択肢考察
垂直的顎位の決定法を問う設問である。
○a、b、c、×d、e ▶要　点◀参照。

正　解 a、b、c

要　点
● 垂直的顎位・水平的顎位の決定法

垂直的顎位	水平的顎位
顔面計測法（Willis法・Bruno法など）	タッピング運動
安静空隙利用法	筋疲労法
発音位利用法	筋触診法（筋把握法）（咬筋・側頭筋）
嚥下位利用法	Walkhoff小球利用法
咬合力測定法	頭部後屈（後傾）法
旧義歯を利用する方法	嚥下位利用法
	ゴシックアーチ描記法
	下顎位誘導法

嚥下位利用法は、垂直と水平の両方を決定できる方法とされている。

歯科医学各論Ⅲ：顎・口腔領域の疾患

60 54歳の男性。オトガイ下部の腫脹を主訴として来院した。10年前から自覚し、痛みがないためそのままにしていたが、徐々に増大してきたという。摘出術を施行した。初診時の顔貌写真（別冊 No.21 A）、MRI 脂肪抑制 T2 強調像（別冊 No.21 B）及び摘出物の H‐E 染色病理組織像（別冊 No.21 C）を別に示す。
診断名はどれか。1つ選べ。
 a 鰓囊胞
 b 脂肪腫
 c ラヌーラ
 d 類皮囊胞
 e 類表皮囊胞

No. 21
A

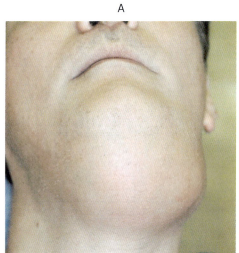

▶正解へのアプローチ◀
年齢・性別：54歳の男性
主　訴：オトガイ下部の腫脹
現病歴：10年前から自覚し、痛みがないためそのままにしていたが、徐々に増大してきた。
診　断：類表皮囊胞

B

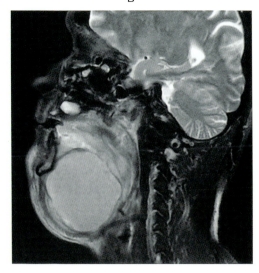

C

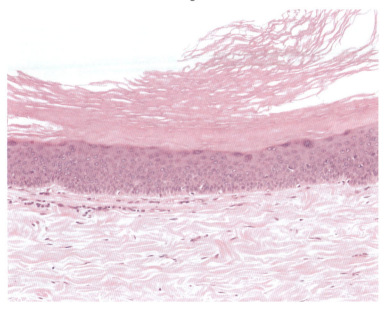

403

C Complete⁺ EX 第118回歯科国試解説

▌選択肢考察▐

×a　鰓囊胞は、側頸囊胞ともいわれ、片側性に生じる囊胞である。また、本症例の病理組織像では、リンパ濾胞を伴うリンパ組織はみられず、鰓囊胞の所見と矛盾する。

×b　脂肪腫は、MRI 脂肪抑制 T2 強調像で低信号を呈する。また、本症例の病理組織像では、脂肪組織はみられず、脂肪腫の所見と矛盾する。

×c　ラヌーラは、口底部の片側性に生じる囊胞である。また、本症例の病理組織像では、角化重層扁平上皮の裏装がみられ、ラヌーラの所見と矛盾する。

×d　本症例の病理組織像では、上皮下に皮膚付属器がみられず、類皮囊胞の所見と矛盾する。

○e　オトガイ部に腫脹を認め、同部位は MRI 脂肪抑制 T2 強調像で内部均一な高信号を示し、囊胞様の所見である。H-E 染色病理組織像から囊胞壁は角化重層扁平上皮で裏層され、上皮下に皮膚付属器官は認めないため類表皮囊胞と診断できる。▌要　点▐▌写真解説▐参照。

▌正　解▐　e

▌要　点▐

　類表皮囊胞と類皮囊胞の主要な鑑別点は、皮膚付属器（汗腺、毛囊、皮脂腺など）の有無である。

◗ 写真解説 ◖

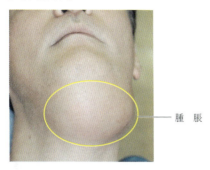

腫　脹

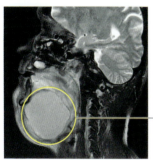

境界明瞭かつ内部均一な高信号像

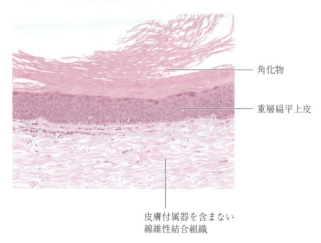

角化物

重層扁平上皮

皮膚付属器を含まない
線維性結合組織

（A）オトガイ下部に手拳大の腫瘤を認める。
（B）オトガイ部は境界明瞭かつ均一な高信号を呈する。
（C）角化重層扁平上皮の裏装を認め、上皮下に皮膚付属器を伴わない線維性結合組織が
　　みられる。

歯科医学各論Ⅳ：歯質・歯・顎顔面欠損と機能障害

61　73歳の女性。上顎左側犬歯の審美不良を主訴として来院した。診察の結果、前装冠による補綴処置を行うこととした。製作途中の補綴装置試適時の口腔内写真（別冊 No.22 A）と完成した補綴装置装着後の口腔内写真（別冊 No.22 B）を別に示す。
　　AとBの間に行うのはどれか。**2つ選べ**。
　　a　グレージング
　　b　フッ化水素酸処理
　　c　オペーク陶材の築盛
　　d　サンドブラスト処理
　　e　メタルプライマーの塗布

▶正解へのアプローチ◀

年齢・性別：73歳の女性
主　訴：上顎左側犬歯の審美不良
画像診断：（A）口腔内にメタルフレームが試適されている。また、フレームにリテンションビーズがあるため、製作している補綴装置はレジン前装冠であることがわかる。
　　　　（B）レジン前装冠が装着されている。

▶選択肢考察◀

×a　グレージングは、陶材焼付冠製作時に艶出しを目的として行う処理である。
×b　フッ化水素酸処理は、陶材焼付冠製作時に酸化膜の調整として行う処理である。
×c　オペーク陶材の築盛は、陶材焼付冠製作時に金属色遮断のために行う処理である。
○d、e　前装部のサンドブラスト処理後、メタルプライマー塗布を行う。

▶正　解◀　**d、e**

No. 22

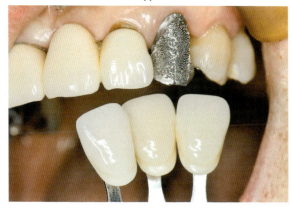

A

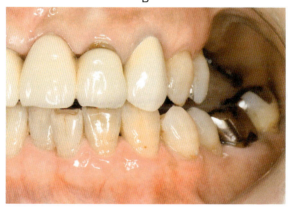

B

▶要 点◀
● レジン前装冠の製作手順
　① 作業用模型上にてフルカントゥアのワックスアップを行う。
　② シリコーンコア採得したのち、窓開けを行う。
　③ 窓開けしたワックスパターンに接着剤を塗布後、リテンションビーズを付与する。
　④ 埋没鋳造を行い、メタルフレームを完成させる。
　⑤ 口腔内試適
　⑥ 前装部のサンドブラスト処理後、メタルプライマー塗布を行う。
　⑦ オペークレジンを築盛後、エナメルなどのレジンを築盛し、硬化させる。
　⑧ ステイニング

> 歯科医学各論Ⅳ：歯質・歯・顎顔面欠損と機能障害

62 カ行の発音が困難な全部床義歯装着者の義歯の写真（**別冊** No.23）を別に示す。
調整を検討する部位はどれか。1つ選べ。
a ア
b イ
c ウ
d エ
e オ

▶選択肢考察◀
×a アは、サ音の発音時にみられる接触状態である。
×b イは、ヒ音の発音時にみられる接触状態である。
×c ウは、ラ音の発音時にみられる接触状態である。
×d エは、タ・ナ音の発音にみられる接触状態である。
○e ▶要　点◀参照。

▶正　解◀　e

▶要　点◀
● パラトグラム検査の結果

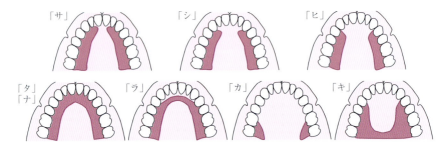

No. 23

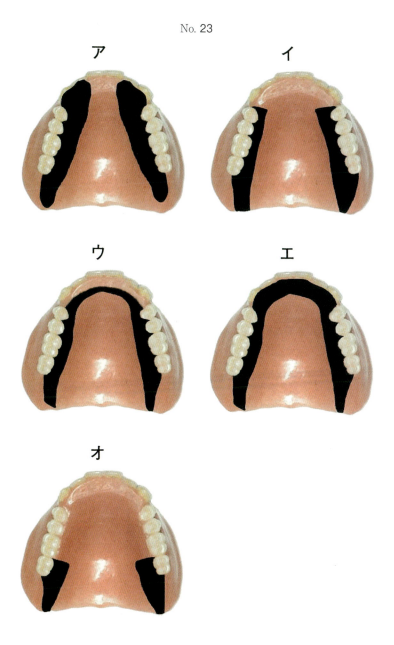

※黒塗り部は調整検討部位を示す。

Complete⁺ EX 第118回歯科国試解説

歯科医学各論Ⅳ：歯質・歯・顎顔面欠損と機能障害

63　76歳の女性。下顎義歯の破損を主訴として来院した。診察の結果、下顎部分床義歯を製作することとした。初診時の口腔内写真（**別冊** No.24 A）と個人トレーの写真（**別冊** No.24 B）を別に示す。
　　矢印で示す部位の役割はどれか。**2つ選べ。**
　　a　残存歯への加圧
　　b　印象材の剥離防止
　　c　印象材の厚みの確保
　　d　印象材の築盛量の目安
　　e　口腔内での定位置保持

▶正解へのアプローチ◀
年齢・性別：76歳の女性
主　訴：下顎義歯の破損
画像診断：（A）片側遊離端欠損（Kennedy Ⅱ級欠損）であり、両側に下顎隆起を認める。
　　　　（B）個人トレー内面である。矢印はストッパーを指している。

▶選択肢考察◀
×a　ストッパーは、残存歯への加圧を目的に付与されているのではない。
×b　印象材の剥離防止には、接着剤を使用する。
○c　ストッパーが歯と接触することで、個人トレーの過度な沈み込みが抑制され、印象材の厚みが確保できる。
×d　ストッパーは、印象材の築盛量の目安にはならない。
○e　ストッパーが歯と接触することで、個人トレーを定位置に保持することができる。

▶正　解◀　**c、e**

▶要　点◀
● ストッパーの役割
　・ストッパーが歯質に接触するため、圧接時のガイドとなる。
　・歯面〜トレー間距離が一定に保たれるので、印象材の厚みが確保できる。
　・歯面〜トレー間距離が一定に保たれるので、余剰な印象材を辺縁から流失させ、歯に対しては無圧に近い状態で印象採得が行える。

No. 24

A

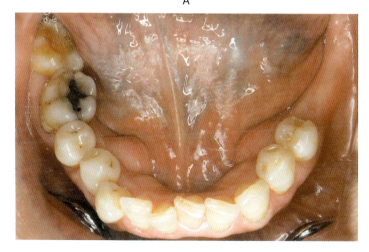

B

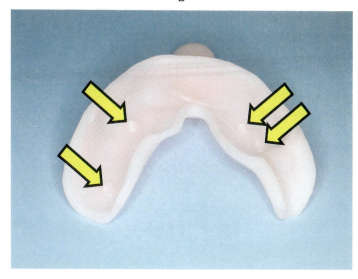

Complete⁺ EX 第118回歯科国試解説

歯科医学各論Ⅲ：顎・口腔領域の疾患

64　86歳の男性。上顎全部床義歯の不適合を主訴として来院した。新義歯製作目的で印象採得中に印象材が咽頭に流れ込み、強い呼吸困難を訴えた。腹部突き上げ法で印象材の除去を試みたが不可能で、その後意識を消失した。このときの生体情報モニタ画面の写真（**別冊** No.25）を別に示す。
　　まず行う処置はどれか。1つ選べ。
　　a　背部叩打法
　　b　電気的除細動
　　c　フルマゼニルの投与
　　d　胸骨圧迫心マッサージ
　　e　ラリンジアルマスクの挿入

▶正解へのアプローチ◀

年齢・性別：86歳の男性
主　訴：上顎全部床義歯の不適合
治療方針：新義歯製作のための印象採得
画像診断：血圧（赤色）45/21mmHg、SpO$_2$（水色）55％、心拍数（緑色）5/分で低値を示す。また、心電図（緑色の波形）は高度の徐脈を示し、脈波（水色の波形）は平坦であり脈が触れない状態である。
診　断：気道異物による意識消失

▶選択肢考察◀

×a、○d　腹部突き上げ法の後に意識が消失したため、背部叩打法ではなく胸骨圧迫心マッサージを行う。
×b　生体情報モニタより高度の徐脈を認めるため、電気的除細動は不適応である。
×c　フルマゼニルはベンゾジアゼピン系薬剤の拮抗薬であり、本症例では静脈内鎮静法を行っていない。
×e　気道異物があるため、ラリンジアルマスクを挿入しても気道を確保できない。

▶正解◀　d

No. 25

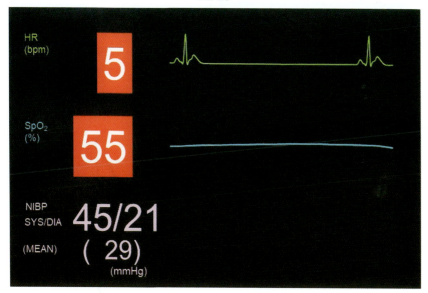

歯科医学各論Ⅰ：成長発育に関連した疾患・病態

65 6歳の女児。歯並びが悪いことを主訴として来院した。口唇裂と口蓋裂に対する手術の既往がある。診断の結果、ある装置を用いて矯正歯科治療を行うこととした。初診時の口腔内写真（**別冊 No.26A**）とエックス線画像（**別冊 No.26B**）を別に示す。セファロ分析の結果を図に示す。

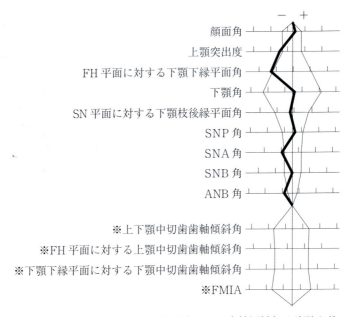

※上下顎中切歯は未萌出のため歯軸傾斜角は計測せず。

適切な装置はどれか。**3つ選べ**。
a 緩徐拡大装置
b リップバンパー
c 上顎前方牽引装置
d トゥースポジショナー
e スライディングプレート

No. 26

A

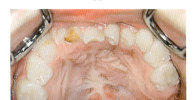
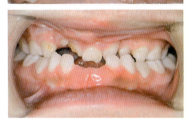
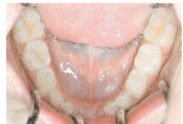

B

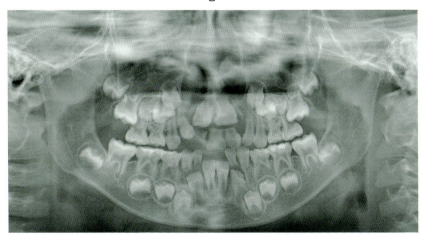

C Complete⁺ EX 第118回歯科国試解説

▶正解へのアプローチ◀

年齢・性別：6歳（成長期）の女児　主　訴：歯並びが悪い。

既往歴：口唇裂と口蓋裂に対する手術を行っていた。

セファロ分析：骨格性の分析 → SNA角は小さい。SNB角、SNP角は標準偏差内である。
　　　　　　　ANB角が小さい。上顎突出度が小さい。垂直的には
　　　　　　　ローアングルを認める。

画像診断：（A）上顎に術後瘢痕を認める。下顎前歯は認められないが、前歯部で交叉咬
　　　　　　　合を呈し上顎の狭窄歯列を認める。

　　　　　（B）⌊2 の先天欠如を認める。

主な診断項目：口唇口蓋裂、骨格性Ⅲ級、⌊2 の先天欠如

▶選択肢考察◀

○ a　上顎の狭窄歯列が認められるため、拡大を行う必要がある。

× b　リップバンパーは、下顎前歯の萌出後唇側傾斜をおこし、交叉咬合が悪化する可
　　　能性があるため使用するべきでない。

○ c　セファロ分析から上顎骨は後方位であり、前方成長促進を行う必要がある。

× d　トゥースポジショナーは、永久歯列において僅かな歯の移動を行うシリコーン製
　　　の装置である。

○ e　前歯部の被蓋を改善する際、前歯の干渉がおこらないようスライディングプレー
　　　トを併用する。

▶正　解◀　a、c、e

▶要　点◀

　口唇口蓋裂の場合、上顎のボリュームが前後的、水平的に足りないことが多く、成長
期の矯正治療では、上顎の側方拡大や前方成長促進を行うことが多い。

416

歯科医学各論Ⅰ：成長発育に関連した疾患・病態

66 上顎中切歯が早期喪失した8歳児に保隙装置を装着する目的はどれか。3つ選べ。
　　a　発声の改善
　　b　審美性の改善
　　c　口腔外傷の予防
　　d　舌突出癖の防止
　　e　咀嚼機能障害の防止

▶選択肢考察◀
×a　保隙装置の装着は、発声の改善を目的としたものではない。
○b　審美性は、大きく改善される。
×c　保隙装置で口腔外傷の予防はできない。
○d　両側の中切歯が喪失した場合、舌突出癖が生じる可能性があるため、保隙装置を装着することで防止が可能であると考えられる。
○e　可撤型であるため、中切歯本来の咀嚼機能には及ばないが、咀嚼機能障害をある程度防止できる。

▶正　解◀　b、d、e

▶要　点◀
　上顎中切歯が早期に喪失した場合、成長を妨げないために、ブリッジなどの固定式補綴装置の装着は、成長が落ち着く17〜18歳以降に行われる。それまでの間は、可撤型の装置を用いてスペースの確保や審美性の改善を図る。

Complete⁺ EX 第118回歯科国試解説

歯科医学各論Ⅲ：顎・口腔領域の疾患

67　85歳の男性。舌の腫脹を主訴として来院した。7年前から自覚していたがそのままにしていたという。15年前から慢性腎不全のために血液透析を受けている。舌全体の粘膜下に硬化性の腫瘤を認め、所属リンパ節に明らかな腫脹を触知しない。初診時の口腔内写真（**別冊** No.27A）、生検時のH－E染色病理組織像（**別冊** No.27B）及びCongo－Red染色病理組織像（**別冊** No.27C）を別に示す。

　診断名はどれか。1つ選べ。
　a　脂肪腫
　b　神経鞘腫
　c　多形腺腫
　d　リンパ管腫
　e　アミロイドーシス

No. 27
A

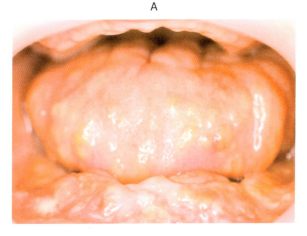

▶正解へのアプローチ◀

年齢・性別：85歳の男性　　主　訴：舌の腫脹
現病歴：7年前から自覚していたがそのままにしていた。
既往歴：15年前から慢性腎不全のために血液透析を受けている。
現　症：舌全体の粘膜下に硬化性の腫瘤を認め、所属リンパ節に明らかな腫脹を触知しない。
診　断：アミロイドーシス

B

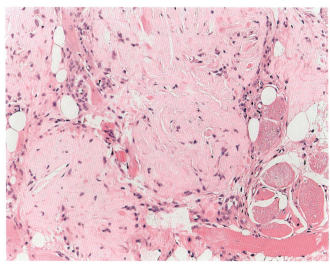

C

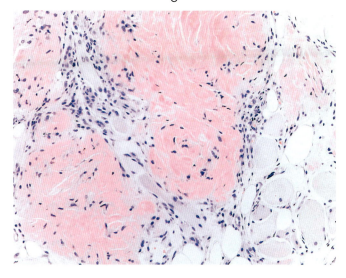

Complete⁺ EX 第118回歯科国試解説

▶選択肢考察◀

× a、b、c、d、○ e　本症例の病理組織像では、H‒E染色で結合組織部がエオジンに好染し、Congo‒Red染色で赤橙色に染色されたことから、アミロイド様物質の沈着を認める。アミロイド様物質の沈着を認める疾患はアミロイドーシスである。

▶正　解◀　e

▶写真解説◀

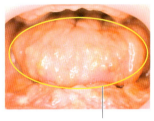

舌全体に及ぶ腫瘤

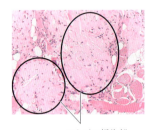

エオジン好染部

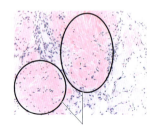

Congo‒Red染色陽性部

（A）舌全体に腫瘤を認める。
（B）H‒E染色病理組織像で結合組織部がエオジンに好染している。
（C）Congo‒Red染色病理組織像で赤橙色に染色される塊状の構造物を認める。

MEMO

Complete+ EX 第118回歯科国試解説

歯科医学各論Ⅴ：高齢者等に関連した疾患・病態・予防ならびに歯科診療

68　72歳の女性。市が行った介護予防教室でオーラルフレイルを指摘されて来院した。身長は150cm、体重は50kgで6か月前と比べて体重変化はなく、口腔内に気になる症状はないという。口腔機能検査の結果を表に示す。

検査項目	低下の該当基準	検査結果
舌苔の付着程度	50％以上	66.7％
口腔粘膜湿潤度	27 未満	26
咬合力	350N 未満	450N
オーラルディアドコキネシス	どれか1つでも、6回/秒 未満	「パ」6.0回/秒 「タ」6.0回/秒 「カ」6.0回/秒
最大舌圧	30kPa 未満	26kPa
咀嚼能力	100mg/dL 未満	240mg/dL
嚥下スクリーニング検査	3点以上	0点

適切な対応はどれか。**2つ選べ。**
a　栄養指導
b　構音訓練
c　舌抵抗訓練
d　口腔衛生指導
e　ミールラウンド

▶正解へのアプローチ◀

年齢・性別：72歳の女性
主　訴：介護予防教室でオーラルフレイルを指摘された。
現病歴：口腔内に気になる症状はない。
口腔機能検査の結果：舌苔の付着程度・口腔粘膜湿潤度・最大舌圧の3項目が該当している。
診　断：口腔機能低下症

選択肢考察

- ×a 身長150cm、体重50kgで6か月前から体重変化もないため、栄養指導は行わない。
- ×b 舌口唇運動機能低下（オーラルディアドコキネシス）は基準値であり、構音状態は問題ないと考えられる。従って構音訓練は行わない。
- ○c 最大舌圧が26kPaであり、低舌圧の状態である。従って舌抵抗訓練を行うことが望ましい。
- ○d 舌苔の付着程度が66.7％と口腔衛生状態が不良である。よって口腔衛生指導を行うべきである。
- ×e ミールラウンドは食事の場面で多職種が協力して観察を行い、食事の摂取状況を評価する活動である。患者の嚥下スクリーニング検査〈EAT-10〉は0点であり、問題ないと考えられる。

正解 c、d

要点

　オーラルフレイルは、わずかなむせや食べこぼし、滑舌の低下といった口腔機能が低下した状態を示すものであり、国民の啓発に用いる用語である。一方、口腔機能低下症は、検査結果に基づく疾患名である。従って、オーラルフレイルと口腔機能低下症はオーバーラップする部分が多く、区別されるものではないが、どちらも重要な概念であり、よく留意する必要がある。

C Complete⁺ EX 第118回歯科国試解説

歯科医学各論Ⅲ：顎・口腔領域の疾患

69 15歳の男子。開口困難を主訴として来院した。昨夜、自転車で転倒し顔面を強打したという。観血的整復固定術を行うこととした。初診時のエックス線画像（**別冊** No.28 A）と 3 D - CT（**別冊** No.28 B）を別に示す。
　次に示す 5 つのステップのうち、3 番目に行うのはどれか。1 つ選べ。
a　顎間固定
b　線副子の装着
c　粘膜骨膜弁の剥離
d　スクリューによる固定
e　骨接合用プレートの試適

▶正解へのアプローチ◀

年齢・性別：15歳の男子

主　訴：開口困難

現病歴：昨夜、自転車で転倒し顔面を強打した。

画像診断：（A）エックス線画像で下顎右側犬歯近心部から同側下顎下縁、左側下顎角部に骨折線様透過像を認める。
　　　　　（B）3 D - CT で同部に骨折線を認める。

診　断：下顎骨骨折（犬歯部骨体）

▶選択肢考察◀

○ a 、× b 、c 、d 、e　下顎骨骨折に対する観血的整復固定術は、① 粘膜骨膜弁の剥離および骨折部の整復、② 線副子の装着、③ 顎間固定、④ 骨接合用プレートの試適、⑤ スクリューによる固定　の順に行う。

▶正　解◀　**解なし（採点除外）**

問題として適切であるが、受験者レベルでは難しすぎるため、採点対象から除外する。

▶要　点◀

　観血的整復固定術では、プレート固定よりも先に骨折部の整復と顎間固定を行う必要がある。先にプレート固定してしまうと骨折部の整復が困難になり、術後の咬合異常を生じる可能性があるためである。

424

No. 28

A

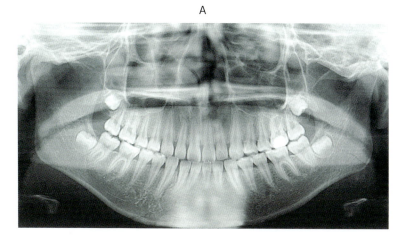

B

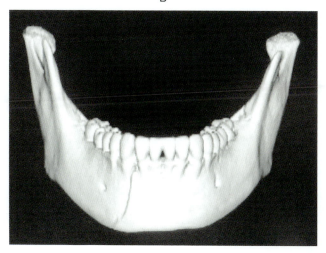

▶写真解説◀

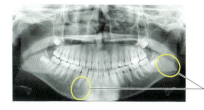
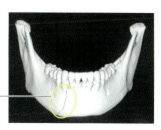

骨折線

Complete⁺ EX 第118回歯科国試解説

歯科医学各論Ⅲ：顎・口腔領域の疾患

70 下顎左側臼歯部の咬合時の違和感を主訴として来院した患者のエックス線画像（別冊 No.29A）、CT（別冊 No.29B）、MRI（別冊 No.29C）及び H‐E 染色病理組織像（別冊 No.29D）を別に示す。
　診断名はどれか。1つ選べ。
　a　軟骨腫
　b　歯原性粘液腫
　c　単純性骨嚢胞
　d　歯原性角化嚢胞
　e　石灰化上皮性歯原性腫瘍

No. 29
A

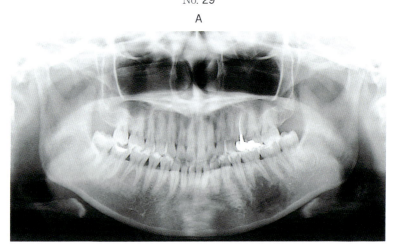

▶選択肢考察◀

×a、c、d、e　軟骨腫、単純性骨嚢胞、歯原性角化嚢胞、石灰化上皮性歯原性腫瘍は、画像所見および病理所見が異なる。
○b　画像所見および病理所見から、歯原性粘液腫と診断される。▶写真解説◀ 参照。

▶正　解◀　b

B

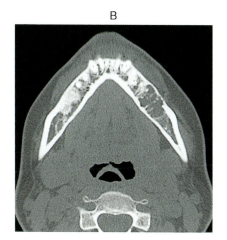

C

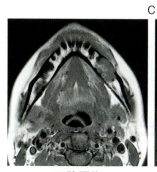
T1強調像

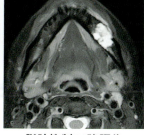
脂肪抑制T2強調像

D

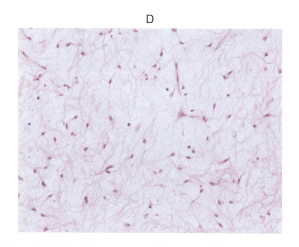

C Complete⁺ EX 第118回歯科国試解説

▶**写真解説** ◀

（A）下顎左側第一大臼歯根尖部から下顎下縁にかけて、やや境界明瞭で不整形の透過像がみられる。

（B）下顎左側頬舌側皮質骨に菲薄化が認められる。隔壁構造が直線様を呈している。

（C）Ｔ1強調像で低信号、脂肪抑制Ｔ2強調像で高信号である。

（D）粘液性基質中に紡錘形の細胞が疎に配列する粘液腫様組織が認められる。

MEMO

歯科医学各論Ⅰ：成長発育に関連した疾患・病態

71 22歳の女性。上顎前歯の突出感を主訴として来院した。診断の結果、上下顎両側第一小臼歯の抜去後、マルチブラケット装置と歯科矯正用アンカースクリューを併用した矯正歯科治療を行うこととした。初診時の顔面写真（**別冊 No.30 A**）、口腔内写真（**別冊 No.30 B**）及びエックス線画像（**別冊 No.30 C**）を別に示す。セファロ分析の結果を図に示す。

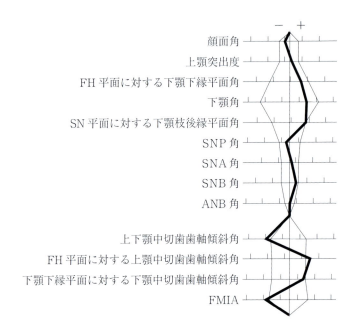

治療後に予想される変化はどれか。**3つ選べ**。

a FMIA の増加
b SNB 角の減少
c 顔面角の減少
d 鼻唇角の増加
e 上下顎中切歯歯軸傾斜角の増加

No. 30

A

B

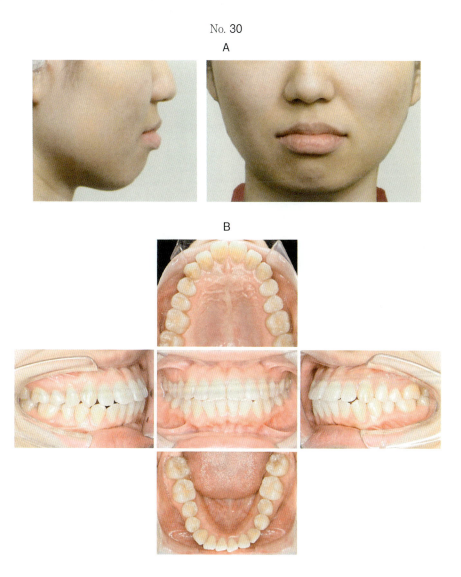

C

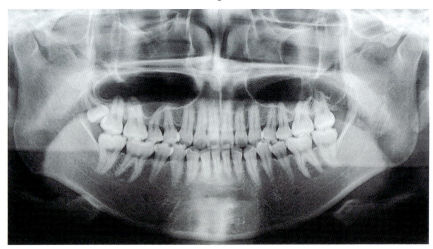

▶正解へのアプローチ◀

年齢・性別：22歳の女性

主　訴：上顎前歯の突出感

セファロ分析：骨格性の分析　→　SNA角、SNB角、SNP角は標準偏差内である。垂直的な問題は認められない。

　　　　　　　歯性の分析　→　上顎前歯、下顎前歯ともに唇側傾斜している。

画像診断：（A）口元の突出を認める。

　　　　　（B）大臼歯関係は両側共にAngle Ⅰ級である。歯数に異常は認めない。

　　　　　（C）上顎右側第三大臼歯は埋伏歯である。

主な診断項目：歯性上下顎前突

▶選択肢考察◀

○a　下顎前歯は舌側移動するため、FMIAは増加する。

×b、c　骨格的な変化はおこらないため、SNB角や顔面角の減少は生じない。

○d　上顎前歯が後退することで、鼻唇角は増加する。

○e　上下顎前歯が舌側移動することで、上下顎中切歯歯軸傾斜角は増加する。

▶正　解◀　a、d、e

:MEMO:

C Complete⁺ EX 第118回歯科国試解説

歯科医学各論Ⅲ：顎・口腔領域の疾患

72 皮膚の色素沈着を伴うのはどれか。1つ選べ。

a Down 症候群

b Crouzon 症候群

c Gardner 症候群

d Ramsay Hunt 症候群

e McCune‐Albright 症候群

▶選択肢考察◀

× a Down 症候群は、常染色体21番のトリソミーによって生じ、眼裂斜上、内眼角贅皮、扁平な特異顔貌が特徴である。口腔領域では、高口蓋や口蓋裂、巨舌、溝状舌、歯の形成異常・萌出遅延、下顎前突などがみられる。

× b Crouzon 症候群は、眼球突出や上顎の低形成、高口蓋などを特徴とする。

× c Gardner 症候群は、大腸ポリポーシス、皮膚の線維腫・脂肪腫・類皮嚢胞・多発性骨腫を特徴とする。口腔領域では、含歯性嚢胞、過剰歯、歯の萌出遅延などを伴うことがあるが、色素斑は伴わない。

× d Ramsay Hunt 症候群は、水痘・帯状疱疹ウイルスにより顔面神経の膝神経節に炎症が起きることで生じる。末梢性の顔面神経麻痺の症状として、鼓索神経麻痺による味覚異常がみられることがある。

○ e McCune‐Albright 症候群は、全身の骨に多発する線維性異形成症、皮膚の色素沈着（カフェオレ斑）と性的早熟などの内分泌異常を呈するまれな疾患である。口腔粘膜にも色素斑がみられる。▶要 点◀参照。

▶正 解◀ **e**

▶要 点◀

◉ 色素沈着を生じる疾患

1 Peutz‐Jeghers 症候群
 • 色素沈着、腸管ポリポージス（癌化はしない）
 • 常染色体顕性（優性）遺伝

2 Addison 病
 • 全身性メラニン沈着
 • コルチゾール分泌欠乏による内分泌障害

3 McCune‐Albright 症候群
- 片側性、多骨性の線維性異形成症、同側の皮膚のカフェオレ斑
- 内分泌障害が生じる：性的早熟
- 女性に好発する。

4 von Recklinghausen 症候群（神経線維腫症）
- 多発性神経線維腫
- 皮膚のカフェオレ斑
- 中枢神経腫瘍
- 神経堤由来細胞の異常
- 常染色体顕性（優性）遺伝

C Complete⁺ EX 第118回歯科国試解説

歯科医学各論Ⅳ：歯質・歯・顎顔面欠損と機能障害

> **73** デンチャープラーク染め出し後の義歯の写真（**別冊** No.31 A、B）を別に示
> す。患者は毎食後に義歯用ブラシで清掃を行っているという。
>   清掃状態の改善のために行うのはどれか。**2つ選べ。**
>   a　アルコール浸漬
>   b　サンドブラスト処理
>   c　人工歯咬合面の研磨
>   d　義歯洗浄剤の使用指示
>   e　義歯用ブラシ使用法の再指導

▶選択肢考察◀

×a、b、c　アルコール浸漬、サンドブラスト処理、人工歯咬合面の研磨は、清掃状
　　態の改善のために行うものではない。

○d　上顎義歯の歯冠部、床内面及び辺縁や下顎義歯の前歯部、隣接面などにデン
　　チャープラークの付着がみられる。清掃状態の改善のために義歯洗浄剤の使用指
　　示を行う。

○e　義歯用ブラシ使用法は、義歯完成時に指導を行っていると考えられるが、清掃状
　　態の改善のため再指導を行う。

▶正　解◀　**d、e**

No. 31

A

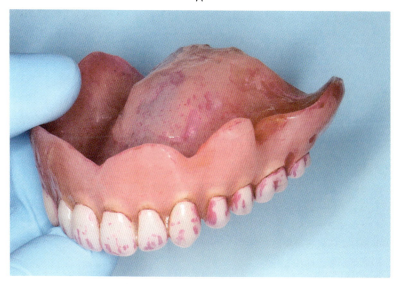

B

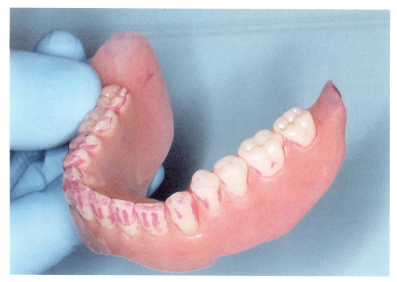

Complete+ EX 第118回歯科国試解説

歯科医学総論Ⅴ：診察

> 74 薬剤による有害事象が高齢者に多い原因はどれか。**3つ選べ。**
> a 急性疾患の増加
> b 咀嚼機能の低下
> c 認知機能の低下
> d 複数疾患の罹患
> e 薬物動態の加齢変化

▶選択肢考察◀

×a 高齢者は、生活習慣病などの慢性疾患と老年症候群が重積しているという特徴がある。その結果、疾患に対する治療薬や症状を緩和するための薬物の処方が増加し、ポリファーマシー（害のある多剤服用）になりやすい。

×b 薬剤による有害事象が高齢者に多い理由として、咀嚼機能の低下よりも嚥下機能の低下が考えられる。

○c 認知機能の低下によって、薬の飲み忘れや飲み間違いが増える。その結果、薬物有害事象の増加に繋がる。

○d、e 高齢者で薬物有害事象が増加する要因の1つとして、複数疾患の罹患による服用薬剤数の増加や、薬物動態の加齢変化に基づく薬物感受性の増大があげられる。

▶正 解◀ c、d、e

▶要 点◀

高齢者では、一般成人に比べて薬物有害事象の発生が多い。急性期病院の入院症例では、高齢者の6〜15％に薬物有害事象を認めており、60歳未満に比べて70歳以上では1.5〜2倍の出現率を示す。また、高齢者の薬物有害事象は多臓器に出現しやすく、重症例や救急搬送される症例が多いことも特徴である。高齢者の薬剤についての設問は、第117回歯科医師国家試験C35でも出題されており、良く理解する必要がある。

歯科医学総論Ⅵ：検査

75 機能性反対咬合の改善によって小さくなるのはどれか。1つ選べ。
 a Y軸角
 b 下顎角
 c 顔面角
 d ANB角
 e 上顎前突度

選択肢考察

× a Y軸角は、Y軸（S‐Gn）とフランクフルト平面（Or‐Po）のなす角度であり、オトガイ部の位置や下顎骨の成長方向を評価する。この角度が小さい場合はオトガイの前方位を、大きい場合はオトガイの後方位を示す。

× b 下顎角は、下顎下縁平面と下顎後縁平面とのなす角度である。

○ c 顔面角は、顔面平面（N‐Pog）とフランクフルト平面（Or‐Po）のなす角度であり、オトガイ部の前後的な位置を評価する。機能性反対咬合は、前歯部の早期接触や臼歯部の咬頭干渉により下顎が機能的に偏位することにより生じる。この反対咬合の改善によりオトガイが後方位となると角度は小さくなる。

× d ANB角は、直線ANと直線NBのなす角度であり、上下顎の相対的な前後的な位置関係を示す骨格型の評価項目である。上顎前突で大きく、反対咬合では小さくなる傾向がある。

× e 上顎前突度は、直線NAと直線A‐Pogのなす角度（補角）である。A点が顔面平面より前方にある場合をプラス、後方にある場合をマイナスとして、オトガイ部に対する上顎歯槽基底部の前後的な位置関係をあらわす骨格型の評価項目である。角度がプラスの場合はオトガイ部が前方位、マイナスの場合は後方位を示す。

正解 c

Complete⁺ EX 第118回歯科国試解説

歯科医学各論Ⅱ：歯・歯髄・歯周組織の疾患

76　61歳の女性。上顎右側犬歯の歯肉腫脹を主訴として来院した。1か月前から自覚していたがそのままにしていたという。初診時の口腔内写真（**別冊 No.32 A**）とエックス線画像（**別冊 No.32 B**）を別に示す。歯周組織検査結果の一部を表に示す。

唇　側*	3	2	3	3	⑧	3	3	3
歯　種		5			3		2	
口蓋側*	3	3	3	3	3	3	3	3
動揺度**		0			1		0	

　　＊　：プロービング深さ（mm）
　　〇印：プロービング時の出血
　＊＊　：Millerの判定基準

原因として考えられるのはどれか。**2つ選べ**。
　a　歯根破折
　b　根尖性歯周炎
　c　歯肉縁下歯石
　d　頰小帯付着異常
　e　二次性咬合性外傷

▶正解へのアプローチ◀

年齢・性別：61歳の女性
主　訴：3の歯肉腫脹
現病歴：1か月前から3の歯肉腫脹に気付いていたがそのままにしていた。
画像診断：（A）3根尖相当部の唇側歯肉に腫脹がみられる。唇側中央にのみ8mm、BOP陽性の限局した深いポケットがみられる。
　　　　（B）辺縁の歯槽骨吸収はなく、根尖部に透過像がみられる。コアと歯質との間にエックス線透過像がみられ適合していない。
診　断：3唇側中央部の歯根破折、慢性化膿性根尖性歯周炎

No. 32

A

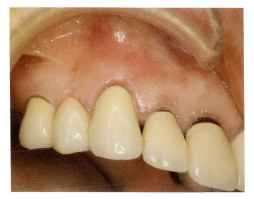

B

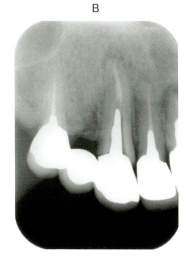

▶選択肢考察◀

○a、b ▶正解へのアプローチ◀ 参照。
×c、d、e 歯肉縁下歯石、頰小帯付着異常、二次性咬合性外傷は原因として考えられない。

▶正 解◀ a、b

▶写真解説◀

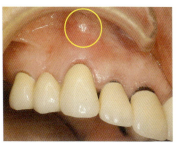

3|根尖部に膿瘍形成がみられる。瘻孔はみられない。

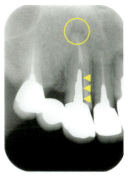

3|根尖部にエックス線透過像がみられる。

歯質とコアの間に隙間が生じている。

441

Complete+ EX 第118回歯科国試解説

歯科医学各論Ⅱ：歯・歯髄・歯周組織の疾患

77 補綴装置の脱離を主訴として来院した患者の口腔内写真（**別冊**No.33A）とエックス線画像（**別冊**No.33B）を別に示す。
　　感染歯質除去の次に行うのはどれか。1つ選べ。
　　a　隔壁形成
　　b　支台築造
　　c　感染根管治療
　　d　歯冠長延長術
　　e　歯根尖切除術

▶選択肢考察◀
○a、×c　歯冠の崩壊が著しく残根状態であるため、感染歯質を除去し、まずは隔壁形成を行う。その後ラバーダム防湿を行い、感染根管治療を施す。
×b　支台築造は、感染根管治療が終了した後に行う。
×d　歯冠長延長術は、感染根管治療が終了した後、場合により行う。
×e　歯根尖切除の前に、まずは通常の感染根管治療を行い、患歯の治癒を目指す。

▶正　解◀　a

▶要　点◀
　6｜近心根根尖周囲にエックス線透過像を認め、感染根管治療が必要である。歯冠歯質は崩壊しており、無菌的処置に際しラバーダム防湿を施せるように隔壁形成を行う必要がある。

No. 33

A

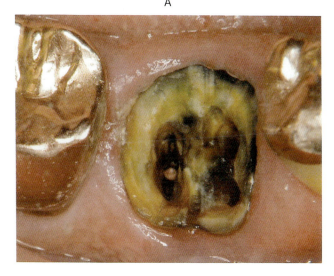

B

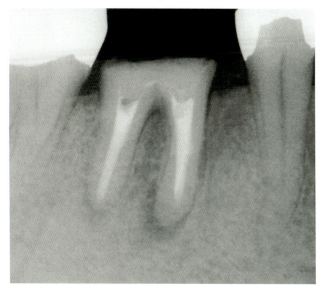

C Complete⁺ EX　第118回歯科国試解説

歯科医学各論Ⅳ：歯質・歯・顎顔面欠損と機能障害

> **78** 上顎前歯部にレジン前装ブリッジを製作することとした。口腔内で支台歯とフレームワークの適合を確認後に常温重合レジンで固定し、ろう付け後に口腔内で再度試適したところ支台歯に適合しなくなった。
> 　　不適合の原因で考えられるのはどれか。**2つ選べ。**
> 　　a　不十分な固定
> 　　b　支台歯形成量の不足
> 　　c　歯型のトリミング不足
> 　　d　支台歯の不鮮明な印象
> 　　e　埋没材の不適切な混水比

▶**選択肢考察**◀

　口腔内で試適したフレームワークがろう付け後に適合しなくなるということは、ろう付け過程の操作に不具合があったと考えられる。

○a　固定が不十分であると、口腔内でのメタルフレーム同士の位置と口腔外で異なるため、ろう付け後に適合しない。

×b　支台歯形成量の不足は、補綴装置の破折の原因である。

×c　トリミング不足では、メタルフレームのマージンとフィニッシュラインの不適合がろう付け前に生じる。

×d　支台歯の不鮮明な印象では、ろう付け前にメタルフレームが口腔内に適合しない。

○e　ろう付け用埋没材の不適切な混水比では、ろう付け後に不適合が生じる。

▶**正　解**◀　**a、e**

▶**要　点**◀

● **レジン前装冠のろう付け手順**

①メタルフレームの口腔内試適を行い、適合確認を行う。

②常温重合レジンなどを用いて、フレームワーク同士の固定を行う。

③石膏コアを採得する。

④口腔外へフレームワークとコアを撤去する。

⑤コアにフレームワークを適合させた状態で、ボクシングを行いろう付け用埋没（ろう付け模型の製作）を行う。

⑥ろう付け

444

| 歯科医学総論Ⅵ：検査 |

79 在宅歯科診療でエックス線撮影を行う際、撮影に関与しない者が患者およびエックス線管から確保すべき最低距離（m）はどれか。1つ選べ。
 a 0.5
 b 1
 c 2
 d 3
 e 5

▶選択肢考察◀

×a、b、d、e 0.5m、1m、3m、5m以上とは記載されていない。
○c 医薬品、医療機器等の品質、有効性及び安全性の確保等に関する法律（薬機法）に2m以上と記載されている。

▶正 解◀ c

▶要 点◀

 在宅医療や訪問歯科の広がりにより、携帯型口内法エックス線装置を使用して手持ち撮影を行う場面が増加している。その現状に対応するため、令和7年4月1日に医薬品、医療機器等の品質、有効性及び安全性の確保等に関する法律（薬機法）の改正が行われた。改正の内容は以下である。

1）漏れ放射線からの防御
　エックス線管焦点から1メートルの距離において、0.25ミリグレイ毎時以下
　加えて、装置表面において、0.05ミリグレイ毎時以下
2）迷放射線からの防御
　公称管電圧70キロボルトで0.25ミリメートル鉛当量以上の取り外しのできない後方散乱エックス線シールド構造を備えること

▶写真解説◀

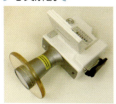

コーンの先端にみられる円盤状の板が後方散乱エックス線シールドである。

Complete⁺ EX 第118回歯科国試解説

歯科医学各論Ⅰ：成長発育に関連した疾患・病態

80 3歳の女児。歯がぐらぐらすることを主訴として来院した。1時間前に転倒し顔面を強打したという。上顎右側乳中切歯の動揺度は2度であった。初診時の口腔内写真（別冊 No.34 A）とエックス線画像（別冊 No.34 B）を別に示す。
　適切な対応はどれか。1つ選べ。
　　a　経過観察
　　b　整復固定
　　c　生活歯髄切断
　　d　抜　髄
　　e　抜　歯

▶正解へのアプローチ◀

年齢・性別：3歳の女児
主　訴：歯がぐらぐらする。
現病歴：1時間前に転倒し顔面を強打した。A̲の動揺度は2度であった。
画像診断：(A) A̲は外傷により挺出を認める。
　　　　　(B) A̲歯頸側1/3寄りに破折線を認める。
診　断：A̲の歯根破折

▶選択肢考察◀

×a　経過観察しても自然治癒は望めない。
×b　歯根破折が歯頸部寄りに存在すると、固定をしても口腔内からの感染が起こりやすく、膿瘍などが生じやすいため予後が良くない。
×c、d　歯根破折歯は歯髄処置の適応外である。
○e　抜歯後、保隙処置を行う。

▶正　解◀　e

▶要　点◀

　基本的に乳歯の歯根破折が歯根中央部から歯頸部よりに生じた場合は、予後が悪いことから抜歯が適応とされている。

No. 34

A

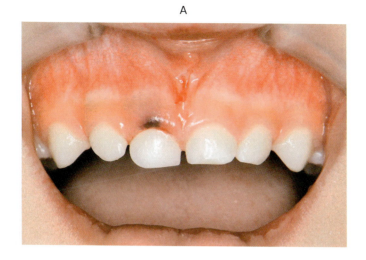

B

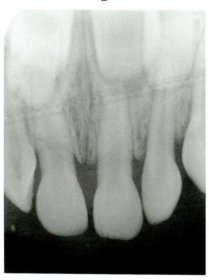

Complete⁺ EX 第118回歯科国試解説

歯科医学各論Ⅲ：顎・口腔領域の疾患

81 免疫能が低下した患者にウイルスの日和見感染で生じるのはどれか。1つ選べ。
　　a　多形紅斑
　　b　類天疱瘡
　　c　毛状白板症
　　d　白色海綿状母斑
　　e　扁平苔癬様病変〈口腔苔癬様病変〉

▶選択肢考察◀

× a　多形紅斑は、薬剤に対する反応のほか、感染、自己免疫疾患、妊娠、寒冷刺激、内臓悪性腫瘍など様々な原因で発症する。また、単純ヘルペスウイルスなどの感染が発症に関連していると考えられているが、日和見感染で生じる疾患ではない。

× b、d　類天疱瘡は自己免疫性疾患で、白色海綿状母斑は遺伝性疾患である。どちらもウイルスの日和見感染で生じる疾患ではない。

○ c　毛状白板症は、HIV感染症に合併し、EBウイルスの日和見感染により生じる。

× e　扁平苔癬様病変〈口腔苔癬様病変〉は、原因不明の慢性炎症性疾患である。金属アレルギー、薬剤アレルギー、移植片対宿主反応〈GVHD〉などと関連があるが、ウイルスの日和見感染で生じる疾患ではない。

▶正　解◀　c

歯科医学総論Ⅰ：保健・医療と健康増進

82 健やか親子21（第2次）で示された基盤課題はどれか。**3つ選べ。**
a 若年性認知症施策の強化
b 切れ目ない妊産婦・乳幼児への保健対策
c 障害児の健やかな育成のための発達支援
d 学童期・思春期から成人期に向けた保健対策
e こどもの健やかな成長を見守り育む地域づくり

アプローチ

健やか親子21（第2次）は「すべての子どもが健やかに育つ社会」の実現を目指し、関係するすべての人々、関連機関・団体が一体となって取り組む国民運動である。期間は平成27年度～令和6年度で、達成すべき3つの基盤課題「切れ目のない妊産婦・乳幼児への保健対策」「学童期・思春期から青年期に向けた保健対策」「子どもの健やかな成長を見守り育む地域づくり」と、2つの重点課題「育てにくさを感じる親に寄り添う支援」と「妊娠期からの児童虐待防止対策」を掲げている。

選択肢考察

×a、c、○b、d、e　アプローチ 参照。

正解　b、d、e

C Complete⁺ EX 第118回歯科国試解説

歯科医学各論Ⅱ：歯・歯髄・歯周組織の疾患

---

83 咬頭嵌合位において臼歯部に Jankelson Ⅱ級の早期接触が認められた。
削合する部位はどれか。1つ選べ。

a　下顎頬側咬頭外斜面

b　下顎頬側咬頭内斜面

c　上顎頬側咬頭内斜面

d　上顎口蓋側咬頭外斜面

e　上顎口蓋側咬頭内斜面

▶**選択肢考察**◀

×a、b、c、e、○d　Jankelson の分類は、咬頭嵌合位の早期接触部位とその削合部位を示している。Jankelson Ⅱ級は、上顎臼歯部口蓋側咬頭外斜面と下顎臼歯部舌側咬頭内斜面の早期接触で、上顎の口蓋側咬頭外斜面を削合する。

▶**正　解**◀　**解なし（採点除外）**

問題として適切であるが、受験者レベルでは難しすぎるため、採点対象から除外する。

▶**要　点**◀

● Jankelson の分類（咬頭嵌合位における早期接触の分類）

	早期接触部位	削合部位
Jankelson Ⅰ級	• 上顎臼歯部頬側咬頭内斜面と下顎臼歯部頬側咬頭外斜面 • 上顎前歯舌側面と下顎前歯部唇側面	• 臼歯部では下顎の頬側咬頭内斜面を削合 • 前歯部では下顎の切縁を削合
Jankelson Ⅱ級	• 上顎臼歯部口蓋側咬頭外斜面と下顎臼歯部舌側咬頭内斜面	• 上顎の口蓋側咬頭外斜面を削合
Jankelson Ⅲ級	• 上顎臼歯部舌側咬頭内斜面と下顎臼歯部頬側咬頭内斜面	• 上顎の口蓋側咬頭内斜面を削合（または下顎の頬側咬頭内斜面を削合）

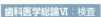

| 歯科医学総論Ⅵ：検査 |

84 E‐line の評価に必要な部位はどれか。**3つ選べ**。
　a　鼻下点
　b　額の最突出点
　c　上唇の最突出点
　d　下唇の最突出点
　e　オトガイ部の最突出点

▶選択肢考察◀
×a、b　鼻下点、額の最突出点は、E‐line の評価に関係しない。
○c、d、e　E‐line は、口もとの審美性を側貌から評価する基準線である。軟組織側貌上の鼻尖とオトガイ部最突出点を結ぶ直線で、上唇の最突出点はほぼ E‐line 上にあり、下唇の最突出点は E‐line より1mm 程度前方にある。

▶正　解◀　**c、d、e**

Complete⁺ EX 第118回歯科国試解説

> 歯科医学各論Ⅴ：高齢者等に関連した疾患・病態・予防ならびに歯科診療

> 85 摂食嚥下障害患者が行うバルーン拡張訓練で、改善が期待できるのはどれか。
> 1つ選べ。
> a 喀出力
> b 口唇閉鎖
> c 喉頭挙上
> d 声門閉鎖
> e 食道入口部開大

▶選択肢考察◀
× a 喀出力の改善が期待できるのは、主に咳嗽訓練である。
× b 口唇閉鎖の改善が期待できるのは、口輪筋のトレーニング器具や母音発声、舌の可動域訓練、ボタン引き訓練などである。
× c 喉頭挙上の改善が期待できるのは、主に頭部挙上訓練（Shaker exercise）である。喉頭挙上に関わる舌骨挙上筋群などを鍛えることにより、喉頭の前上方移動を改善し、食道入口部の開大を図る効果もある。
× d 声門閉鎖の改善が期待できるのは、主にプッシング・プリング訓練である。
◯ e バルーン拡張訓練は、食道入口部開大不全に対して行われる訓練である。バルーンを用いて輪状咽頭筋部を繰り返し拡張する方法である。

▶正 解◀ e

▶要 点◀
　バルーン拡張訓練は、Wallenberg症候群、多発性筋炎、突発性輪状咽頭嚥下障害、頭頸部癌術後の後遺症などで上部食道括約筋が開大せず、食道入口部の食塊通過が不良な患者に行われる。摂食嚥下障害の患者に対して行う間接訓練については、よく理解しておく必要がある。

452

歯科医学総論Ⅵ：検査

86 MRI T2強調像で無信号を呈するのはどれか。1つ選べ。
a 舌
b 顎下腺
c 脂肪髄
d 皮質骨
e 内側翼突筋

選択肢考察

×a、e 舌、内側翼突筋などの筋組織は、T1強調像で低〜中信号（黒〜グレー）T2強調では低信号（黒）を呈する。
×b 顎下腺などの腺組織は、T1強調像で低〜中信号（黒〜グレー）T2強調では中〜高信号（グレー〜白）を呈する。
×c 脂肪髄は、T1強調像で高信号（白）、T2強調像で中程度の信号（グレー）を呈する。
○d 皮質骨は、T1・T2強調像ともに無信号（真っ黒）を呈する。

正解 d

要点

	高信号（白）	低信号（黒）	無信号
T1強調像	脂肪	水	皮質骨、ガス
T2強調像	水	筋	流れの速い血管など

Complete⁺ EX 第118回歯科国試解説

歯科医学総論Ⅳ：主要症候

> 87 異常呼吸と疾患の組合せで正しいのはどれか。1つ選べ。
> a 奇異呼吸 ──────────── 心不全
> b 起坐呼吸 ──────────── 脳梗塞
> c 呼気延長 ──────────── 気管支喘息
> d 口すぼめ呼吸 ──────── 糖尿病
> e Kussmaul〈クスマウル〉呼吸 ── 過換気症候群

▶選択肢考察◀

×a 左心不全の場合、肺うっ血により起坐呼吸や呼気性喘鳴、頻呼吸、呼吸困難などを認める。奇異呼吸（シーソー呼吸）は、正常な呼吸とは逆に、吸気時に胸郭が収縮し、呼気時に拡張する呼吸運動であり、意識消失に伴う舌根沈下の際にみられる。

×b 脳梗塞のような脳血管障害は、重症例で舌根沈下による気道閉塞、呼吸抑制などを認める。起坐呼吸は、強い呼吸困難の際に仰臥位になれず起坐して、ものに寄り掛かる体位をとることである。

○c 気管支喘息は、慢性の気道炎症や気道過敏性亢進、可逆性の気道閉塞を特徴とし、閉塞性換気障害をきたす。聴診により笛音（wheezes）を認め、呼気が延長する。

×d 1型糖尿病患者に多くみられる糖尿病ケトアシドーシスは、ケトン体の過剰産生によりアシドーシスを引き起こし、Kussmaul〈クスマウル〉呼吸や意識障害がみられる。口すぼめ呼吸は、口をすぼめてゆっくり呼吸を行う呼吸パターンであり、呼気の延長がみられる。

×e 過換気症候群は、ストレスや不安により過換気発作が現れ、多呼吸、呼吸困難、動悸などを認める。Kussmaul〈クスマウル〉呼吸は、ゆっくり、深い呼吸パターンであり、呼吸の不整はない。

▶正　解◀　c

| 歯科医学各論Ⅰ：成長発育に関連した疾患・病態 |

88　先天異常と不正咬合の組合せで正しいのはどれか。**2つ選べ。**
　　a　Down 症候群 ──────────── 上顎前突
　　b　骨形成不全症 ──────────── 鋏状咬合
　　c　Crouzon 症候群 ────────── 下顎前突
　　d　Treacher Collins 症候群 ────── 上下顎前突
　　e　Beckwith - Wiedemann 症候群 ── 開　咬

選択肢考察

× a　Down 症候群は、21トリソミー症候群ともいわれ、特徴的な顔貌、精神発達遅滞、先天性心疾患などさまざまな先天異常を呈する疾患である。口腔領域では、高口蓋、巨舌、歯の形成異常などがみられ反対咬合を呈することが多い。

× b　骨形成不全症は、全身の骨に脆弱性を認める疾患である。口腔内では、象牙質形成不全、歯の変色、歯髄腔の狭窄などがみられる。

○ c　Crouzon 症候群は、*FGER* 関連頭蓋早期癒合症に分類される先天異常疾患である。頭蓋早期癒合、上顎骨の低形成により上顎狭窄歯列や相対的下顎前突がみられる。

× d　Treacher Collins 症候群は、第一および第二鰓弓に由来する組織の発育障害が両側性に生じる先天異常疾患である。頬骨や下顎骨の著明な低形成から小下顎を呈する。

○ e　Beckwith - Wiedemann 症候群は、巨体、巨舌、臍帯ヘルニアを特徴とする過形成性病変で、EMG 症候群ともいわれる。巨舌により下顎前突、反対咬合、前歯部開咬などの不正咬合がみられる。

正　解　　c、e

Complete⁺ EX 第118回歯科国試解説

歯科医学総論Ⅲ：病因、病態

89 顎骨内に発生した囊胞のH‐E染色病理組織像（**別冊**No.35）を別に示す。
診断名はどれか。1つ選べ。
a 歯根囊胞
b 含歯性囊胞
c 単純性骨囊胞
d 鼻口蓋管囊胞
e 歯原性角化囊胞
f 術後性上顎囊胞
g 石灰化歯原性囊胞

▶選択肢考察◀

×a 歯根囊胞は、非角化重層扁平上皮に裏装されその直下に炎症性肉芽層、さらに外側に線維性結合組織と3層構造の囊胞壁からなる。本設問の病理組織像とは所見が異なる。

×b 含歯性囊胞は、埋伏歯の歯冠を取り囲む囊胞で、囊胞壁は2層〜4層の薄い非角化上皮と線維性結合組織からなる。本設問の病理組織像とは所見が異なる。

×c 単純性骨囊胞は、外傷性囊胞、出血性囊胞などともよばれる。囊胞壁は線維性結合組織からなり、上皮の裏装を欠いている。本設問の病理組織像とは所見が異なる。

×d 鼻口蓋管囊胞は、鼻口蓋管の残遺上皮から生じる発育性囊胞で、囊胞壁は重層扁平上皮あるいは線毛上皮や円柱上皮と線維性性結合組織からなり、神経血管束がみられることがある。本設問の病理組織像とは所見が異なる。

×e 歯原性角化囊胞は、錯角化を伴う重層扁平上皮と線維性性結合組織からなる。上皮の基底細胞は柵状に配列し、囊胞壁には上皮島や娘囊胞がみられることがある。本設問の病理組織像とは所見が異なる。

×f 術後性上顎囊胞は、上顎洞炎に対する上顎洞根治術の後、数十年後に生じる囊胞で、病理組織像では囊胞壁は円柱上皮、線毛上皮、扁平上皮などに裏装され上皮下は線維性結合組織からなる。本設問の病理組織像とは所見が異なる。

○g 石灰化歯原性囊胞は、裏装上皮は不均一ではあるが、厚みをもち多数の幻影細胞を含んでいる。上皮層にはエナメル器の星状網に類似した細胞や扁平上皮様細胞がみられ、基底細胞は柵状に配列を示している。従って本設問の病理組織像は石灰化歯原性囊胞と考えられる。

▶正 解◀ **g**

No. 35

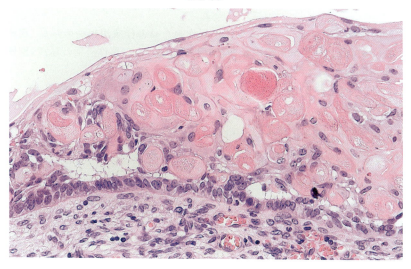

Complete+ EX 第118回歯科国試解説

歯科医学各論Ⅳ：歯質・歯・顎顔面欠損と機能障害

90 下顎部分床義歯フレームワーク製作のための作業用模型の写真（**別冊** No.36 A）、口腔内試適前の写真（**別冊** No.36 B）及び製作過程の写真（**別冊** No.36 C）を別に示す。
　製作過程を実施の順番に並べよ。

　解答：A → ① → ② → ③ → ④ → ⑤ → B

　　a　ア
　　b　イ
　　c　ウ
　　d　エ
　　e　オ

▶**選択肢考察**◀

　作業用模型を完成させ、サベイングと設計線の記載を終えてから、メタルフレームが完成するまでの手順を正しい順序で並べさせる問題である。
　写真 A は、メタルフレームの設計線が描かれた作業用模型である。一方、写真 B は、完成したメタルフレームと作業用模型である。

a　アは、作業用模型の陰形に耐火模型作成用の埋没材を注入している。2番目に行う。
b　イは、ワックスアップが済んだ耐火模型をボクシングして型ごと埋没用の埋没材を注入している。5番目に行う。
c　ウは、完成した耐火模型である。3番目に行う。
d　エは、耐火模型にワックスアップを行い、スプルーイングが完了した状態である。4番目に行う。
e　オは、リリーフやブロックアウトが終わった作業用模型に印象材を注入している。1番目に行う。

▶**正　解**◀　①e　②a　③c　④d　⑤b

458

No. 36

A

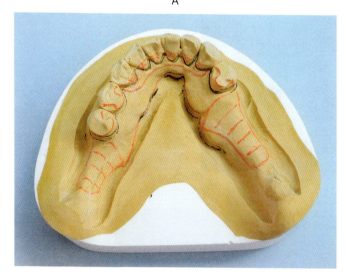

B

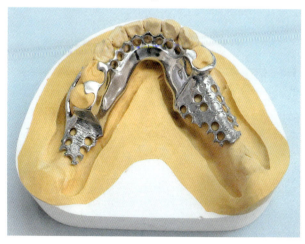

C Complete⁺ EX 第118回歯科国試解説

ア　　　　　　イ

ウ　　　　　　エ

オ

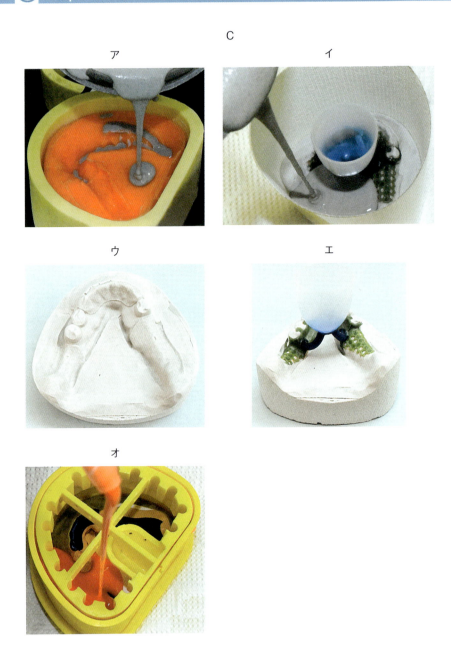

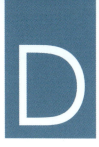

必修の基本的事項
歯科医学総論
歯科医学各論

D Complete⁺ EX 第118回歯科国試解説

必修の基本的事項：予防と健康管理・増進

1 口腔衛生管理に含まれるのはどれか。1つ選べ。

    a 抜　歯

    b 感染根管治療

    c 摂食機能療法

    d 口腔粘膜炎処置

    e バイオフィルム除去

▶選択肢考察◀

×a、b、c、d　抜歯、感染根管治療、摂食機能療法、口腔粘膜炎処置は、口腔機能
管理に分類される。

○e　バイオフィルム除去は、口腔衛生管理に分類される。

▶正　解◀　e

▶要　点◀

● 口腔のケアの分類

口腔健康管理			
口腔管理		口腔ケア	
口腔機能管理	口腔衛生管理	口腔清潔等	食事への準備等
項目例		項目例	
齲蝕処理 感染根管処置 口腔粘膜炎処置 歯周関連処置* 抜　歯 ブリッジや義歯等の処置 ブリッジや義歯等の調整 摂食機能療法	バイオフィルム除去 歯間部清掃 口腔内洗浄 舌苔除去 歯石除去等 フッ化物塗布	口腔清拭 歯ブラシの保管 義歯の清掃・着脱・保管 歯磨き	嚥下体操指導（ごっくん体操など） 唾液腺マッサージ 舌・口唇・頰粘膜ストレッチ訓練 姿勢調整 食事介助

*歯周関連処置と口腔衛生管理には重複する行為がある

（日本歯科医学会：2015）

必修の基本的事項：検査・臨床判断の基本

2 模型計測中の写真（**別冊** No. 1）を別に示す。
計測しているのはどれか。1つ選べ。
 a 歯列弓長径
 b 歯列弓幅径
 c 歯冠近遠心幅径
 d 歯槽基底弓長径
 e 歯槽基底弓幅径

▶選択肢考察◀

×a 歯列弓長径は、左右第一大臼歯遠心接触点を結ぶ線から中切歯中点までの垂直的な距離を大坪式模型計測器で計測する。

×b 歯列弓幅径は、左右第一小臼歯頰側咬頭頂間距離をノギスで計測する。

×c 歯冠近遠心幅径は各歯の近遠心幅径をノギスで計測する。

○d 写真は、大坪式模型計測器を用いて、左右第一大臼歯遠心接触点から中切歯唇側歯肉の最深部の距離を計測している。計測しているのは歯槽基底弓長径である。

×e 歯槽基底弓幅径は、左右第一小臼歯の根尖相当歯肉最深部間の距離をノギスで計測する。

▶正 解◀ **d**

No. 1

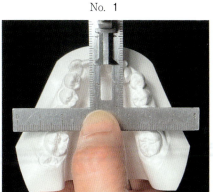

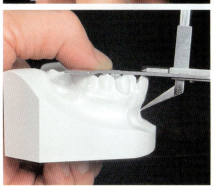

必修の基本的事項：社会と歯科医療

3 廃棄物においてバイオハザードマークの色で区別しているのはどれか。1つ選べ。
a 性　状
b 発生場所
c 保管期間
d 処理委託先
e 感染症の種類

▶アプローチ▶

感染性廃棄物の保管については、① 感染性廃棄物が運搬されるまでの保管は極力短期間とする。

② 感染性廃棄物の保管場所は、関係者以外立ち入れないように配慮し、感染性廃棄物は他の廃棄物と区別して保管しなければならない。③ 感染性廃棄物の保管場所には、関係者の見やすい箇所に感染性廃棄物の存在を表示するとともに、取扱いの注意事項等を記載しなければならないとされている。また、感染性廃棄物の保管容器の表示については、関係者が感染性廃棄物であることを識別できるよう、「黄色：鋭利なもの」、「橙色：固形状のもの」、「赤色：液状又は泥状のもの」の3種類のバイオハザードマークで区別するとしている。

▶選択肢考察▶
○a、×b、c、d、e　▶アプローチ▶、▶要　点▶参照。

▶正　解▶　**a**

▶要　点▶
● 「バイオハザードマーク」

赤色：液状又は泥状のもの

橙色：固形状のもの　　黄色：鋭利なもの

必修の基本的事項：人体の発生・成長・発達・加齢

4 胎生5週ヒト胚子の頭頸部の模式図を示す。

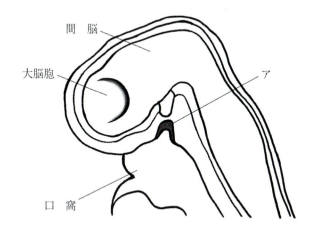

アから形成されるのはどれか。1つ選べ。
a 松果体
b 下垂体前葉
c 下垂体後葉
d 甲状腺
e 副甲状腺

▶選択肢考察◀

　本設問図のアは、口窩（原始口腔）の背側上方にある陥凹を指している。この外胚葉性上皮の陥凹部を、Rathke 嚢という。
×a　松果体は、左右の視床の間に存在する小さな内分泌器官で、神経管（間脳）から発生する。
○b、×c　Rathke 嚢は、胎生2か月の終わりまでに口腔との連絡を失い、間脳（神経管）が下垂してできる漏斗（下垂体後葉の原基で、本設問図ではアの上方にある脳側からの下垂構造）と癒合し、脳の一部として引き込まれ下垂体前葉（腺性下垂体）となる。
×d　甲状腺は、胎生4週ころ将来の舌盲孔付近に上皮性憩室として原基が発生し、甲状舌管を下降して胎生7週頃までに最終的な位置に到達する。内胚葉上皮に由来する。

D Complete+ EX 第118回歯科国試解説

× e　副甲状腺（上皮小体）は、甲状腺背側の上下左右の四隅に存在する小さな内分泌
　　　腺で、胎生5週ころに第三咽頭嚢から下上皮小体が、第四咽頭嚢から上上皮小体
　　　が発生し、甲状腺背側部に移動し、副甲状腺となる。内胚葉上皮に由来する。

▶正　解◀　b

問題として適切であるが、受験者レベルでは難しすぎるため、正解した受験者については採点対象に含め、不正解の受験者については採点対象から除外する。

▶要　点◀

◉ 主な内分泌器の発生由来

外胚葉	神経管	松果体、下垂体後葉
	神経堤	副腎髄質
	表皮外胚葉	下垂体前葉
中胚葉		副腎皮質、性腺
内胚葉		甲状腺、副甲状腺、Langerhans 島（膵臓）

Complete⁺ EX　第118回歯科国試解説 D

必修の基本的事項：主要な疾患と障害の病因・病態

> 5　ステージとグレードによる歯周炎の分類で、グレードの修飾因子はどれか。
> 1つ選べ。
>> a　BOP
>> b　喫　煙
>> c　歯の喪失
>> d　歯の動揺度
>> e　プロービング深さ

▶選択肢考察◀

　ステージとグレードによる歯周炎の分類において、ステージは重症度と治療の複雑さを考慮しⅠ～Ⅳの4段階に分類されている。また、グレードは疾患の進行速度に関する直接的・間接的エビデンスと修飾因子（リスクファクター）が組み込まれており、A、B、Cの3段階に分類されている。

×a、c、d、e　BOP、歯の喪失、歯の動揺度、プロービング深さはグレードの修飾
　　　　　　　因子ではない。

○b　グレードの修飾因子には喫煙と糖尿病が含まれる。

▶正　解◀　b

D Complete⁺ EX 第118回歯科国試解説

必修の基本的事項：社会と歯科医療

> **6** 医療法に基づいて患者への説明のために作成されるのはどれか。1つ選べ。
>   a 処方箋
>   b 診断書
>   c 診療録
>   d 診療報酬請求書
>   e 入院診療計画書

アプローチ》》

　医療法では医療機関の管理者に対して、入院から退院に至るまでの当該患者に対し提供される医療に関する計画書を作成し患者またはその家族に対して交付し、適切な説明を行うことを義務付けている。

▶選択肢考察◀

× a　処方箋は、医師法・歯科医師法に基づく。飼育動物に限り獣医師法に基づく。
× b　診断書は、医師法・歯科医師法に基づく。飼育動物に限り獣医師法に基づく。
× c　診療録は、医師法・歯科医師法に基づく。
× d　診療報酬請求書は、社会保険診療報酬支払基金法および国民健康保険法に基づく。
○ e　入院診療計画書は、医療法に基づいて患者への説明のために作成交付される。

▶正　解◀　**e**

▶要　点◀
● **入院時診療計画の記載内容**
　① 患者の氏名、生年月日及び性別
　② 当該患者の診療を主として担当する医師又は歯科医師の氏名
　③ 入院の原因となった傷病名及び主要な症状
　④ 入院中に行われる検査、手術、投薬その他の治療（入院中の看護及び栄養管理を含む）に関する計画
　⑤ その他厚生労働省令で定める事項

468

Complete⁺ EX 第118回歯科国試解説 D

必修の基本的事項：社会と歯科医療

---

7 病院における周術期口腔機能管理のアウトカム評価の対象となるのはどれ
か。1つ選べ。

 a 口腔機能管理の技術力

 b 入院患者の平均在院期間

 c 周術期口腔機能管理の患者数

 d 周術期口腔機能管理のための予算

 e 医科歯科連携カンファレンスの回数

▶**選択肢考察**◀

×a 口腔機能管理の技術力は、活動状況であり、プロセス評価である。

○b 入院患者の平均在院期間は、事業の目的であり、アウトカム評価である。

×c 周術期口腔機能管理の患者数は、事業の実施量であり、アウトプット評価である。

×d 周術期口腔機能管理のための予算は、ストラクチャー評価である。

×e 医科歯科連携カンファレンスの回数は、事業の実施量であり、アウトプット評価である。

▶**正 解**◀ **b**

▶**要 点**◀

評価は、一般的に、ストラクチャー（構造）、プロセス（過程）、アウトプット（事業実施量）、アウトカム（結果）の観点から行う。

 ① ストラクチャー（構造）評価   保健事業を実施するための仕組みや体制を評価するもの。

 ② プロセス（過程）評価   目標の達成に向けた過程（手順）や活動状況を評価するもの。

 ③ アウトプット（事業実施量）評価   目的・目標の達成のために行われる事業の結果を評価するもの。

 ④ アウトカム（結果）評価   事業の目標の達成度を評価するもの。

469

D Complete⁺ EX 第118回歯科国試解説

必修の基本的事項：検査・臨床判断の基本

> **8** 口内法エックス線画像（**別冊** No. 2 A、B）を別に示す。
> A と B で変更したのはどれか。1つ選べ。
> a　照射時間
> b　検出器の種類
> c　コーンの垂直的投影角度
> d　コーンの水平的投影角度
> e　床面に対する患者の咬合平面の角度

▶選択肢考察◀

　口内法エックス線画像は、二等分法で撮影している。Bの画像では8̄の歯冠が7̄と重なってみられるため、偏心投影になっていることがわかる。

×a、b　画像の変化は、照射時間、検出器の種類によるものではない。

×c　垂直的角度が変わると歯の長さが長くなったり短くなったりすることがあるが、本設問の画像では歯の長さに変化はみられない。

○d　隣接面の重なりが大きくなって偏心投影になっていることから、コーンの水平的角度が変化したと考えられる。

×e　床面に対する咬合平面の角度が変わっても、歯軸・コーン・検出器の角度が一定であれば同じ画像を撮影できる。

▶正　解◀　d

▶写真解説◀

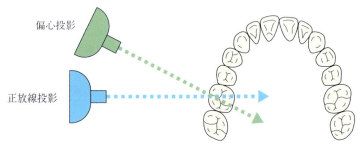

470

No. 2

A

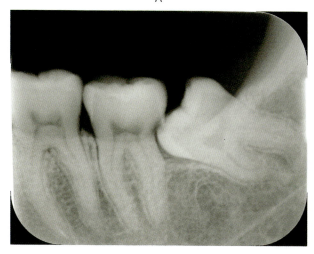

B

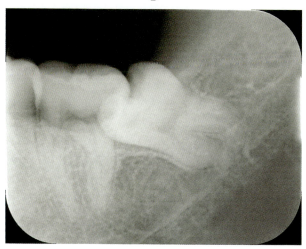

D | Complete⁺ EX 第118回歯科国試解説

必修の基本的事項：主要な疾患と障害の病因・病態

> 9　閉口障害の原因となるのはどれか。1つ選べ。
> a　破傷風
> b　てんかん
> c　放線菌症
> d　顎関節前方脱臼
> e　滑膜性骨軟骨腫症

▶選択肢考察◀

× a　破傷風は、破傷風菌（*Clostridium tetani*）が外傷部位などから組織内に侵入し、嫌気的な環境下で増殖した結果、産生される破傷風毒素により、神経刺激伝達障害を起こす感染症である。毒素により、筋の硬直、開口障害、四肢の強直性痙攣、呼吸困難、後弓反張（opisthotonus）などの症状が出現するが、閉口障害の原因とはならない。

× b　てんかんは、慢性の疾患で、大脳の神経細胞が過剰興奮するため、発作が反復性に起こる。症状は意識障害、ひきつけ、けいれんなどの運動異常や感覚障害等さまざまで、口腔内ではけいれんによる咬傷や治療薬剤による薬物性歯肉増殖などがみられるが、閉口障害の原因とはならない。

× c　放線菌症は、口腔常在菌の*Actinomyces israelii*や化膿性菌との混合感染により発症する。下顎に好発し、感染が顎骨周囲の軟組織に波及すると開口障害を呈するが、閉口障害の原因とはならない。

○ d　顎関節前方脱臼は、下顎頭が下顎窩から前方に逸脱し固定された状態をいう。患側耳前部は陥凹し、顎関節部の疼痛、顎運動障害、閉口障害などがみられる。

× e　滑膜性骨軟骨腫症は、顎関節において滑膜組織の化生が生じた腫瘍類似疾患である。顎関節の疼痛、雑音、運動障害などを呈し、増大すると開口障害がみられることがあるが、閉口障害の原因とはならない。

▶正　解◀　　**d**

Complete⁺ EX 第118回歯科国試解説 D

必修の基本的事項：主要な症候

10 歯の喪失に伴う二次性障害はどれか。1つ選べ。
　　a　開口困難
　　b　審美不良
　　c　早期接触
　　d　咀嚼筋痛
　　e　咀嚼困難

▶選択肢考察◀

　歯の喪失に伴う障害は、一次性障害、二次性障害、三次性障害に分けられる。一次性障害は、歯の喪失と同時に生じる障害で、咀嚼障害、審美障害、構音障害、感覚障害などがある。二次性障害は、歯を喪失してから時間の経過とともに発生する障害で、隣接歯の傾斜、対合歯の挺出など歯列、咬合平面の乱れから生じる障害である。早期接触、咬頭干渉、食片圧入や咬合性外傷による歯槽骨の吸収などが含まれる。三次性障害は、一次性、二次性障害を経て、障害が咀嚼筋や顎関節に及んだ結果生じる。

×a、d　開口困難、咀嚼筋痛は、歯の喪失に伴う三次性障害である。

×b、e　審美不良、咀嚼困難は、歯の喪失に伴う一次性障害である。

○c　早期接触は、歯の喪失に伴う二次性障害である。

▶正　解◀　**c**

D | Complete⁺ EX 第118回歯科国試解説

必修の基本的事項：人体の正常構造・機能

11　正常な血管内皮はどれか。1つ選べ。

　　a　移行上皮

　　b　重層扁平上皮

　　c　単層円柱上皮

　　d　単層扁平上皮

　　e　単層立方上皮

選択肢考察

× a　移行上皮（尿路上皮）は、腎盂、尿管、膀胱、尿道の一部を被覆する。

× b　重層扁平上皮は、角化型が表皮、口腔の一部を、非角化型が口腔〜食道までの消化管、喉頭腔、膣、尿道の一部などを被覆する。

× c　単層円柱上皮は、胃〜直腸までの消化管、子宮壁などを被覆する。

○ d　（血管）内皮や中皮は、単層扁平上皮により構成される。

× e　単層立方上皮は、尿細管、甲状腺の濾胞上皮、大唾液腺の介在部導管内腔を被覆する。

正　解　**d**

要　点

● 上皮組織

- 上皮組織（細胞）は、外界や内腔に接する自由表面（頂部面）と身体内部に接する基底面をもつ。基底面は基底膜に付着し、結合組織に裏打ちされている。局在により上皮、内皮、中皮に分類される。

- 上皮細胞は、体表や外界に開く管の内面を被覆する。表皮・消化管・気管などの表層を構成する細胞である。

- 内皮細胞は、外界に開かない管や腔所の内面を被覆する。血管やリンパ管の内壁を構成する細胞である。

- 中皮細胞は、体腔の内面や内臓器官の表面を被覆する。漿膜（心囊膜、胸膜、腹膜）の表層を構成する細胞である。

- 中皮、内皮を構成する細胞は、単層扁平上皮細胞である。

Complete⁺ EX 第118回歯科国試解説 D

● 上皮の種類と主な存在部位

細胞の種類		主な存在部位
扁平上皮	角化重層扁平上皮	表皮、口腔の一部
	非角化重層扁平上皮	口腔、喉頭の一部、咽頭、食道、肛門管の一部、結膜、腟、尿道の一部
	単層扁平上皮	肺　胞
円柱上皮	単層円柱上皮	消化管粘膜（胃、小腸、大腸）、子宮壁
	線毛上皮（多列線毛円柱上皮）	気管、気管支、鼻腔、副鼻腔
	線毛上皮（単層線毛円柱上皮）	卵管、胆囊、膵管
立方上皮		尿細管、甲状腺の濾胞上皮
尿路上皮（移行上皮）		腎盂、尿管、膀胱、尿道の一部
その他　重層円柱上皮、重層立方上皮		

● 中皮と内皮

	存在部位	構成細胞
中　皮	漿膜（胸膜、腹膜、心囊膜）	中皮細胞（単層扁平上皮細胞）
内　皮	血管、リンパ管	内皮細胞（単層扁平上皮細胞）

475

D Complete⁺ EX 第118回歯科国試解説

必修の基本的事項：一般教養的事項

12 (　　　) treatment is a dental procedure to remove inflamed or infected pulp on the inside of the tooth which is then carefully cleaned and disinfected, then filled and sealed.

(　　　) に入るのはどれか。1つ選べ。

a Endodontic
b Oral surgical
c Orthodontic
d Periodontic
e Prosthodontic

▶選択肢考察◀

○ a 設問文は、「(　　　) 治療とは、歯の内部にある炎症を生じている、もしくは感染した歯髄を取り除き、慎重に清掃と消毒した後に、充填し密封する歯科治療である。」となるため、"Endodontic" treatment 根管治療が適切である。

× b "Oral surgical" treatment は口腔外科治療である。

× c "Orthodontic" treatment は矯正歯科治療である。

× d "Periodontic" treatment は歯周治療である。

× e "Prosthodontic" treatment は補綴治療である。

▶正　解◀　**a**

Complete⁺ EX 第118回歯科国試解説 D

必修の基本的事項：治療の基礎・基本手技

13 表面麻酔に用いられるのはどれか。**2つ選べ。**

　　a　プロカイン塩酸塩

　　b　リドカイン塩酸塩

　　c　メピバカイン塩酸塩

　　d　ブピバカイン塩酸塩水和物

　　e　アミノ安息香酸エチル〈ベンゾカイン〉

▶**選択肢考察**◀

× a、c、d　プロカイン塩酸塩、メピバカイン塩酸塩、ブピバカイン塩酸塩水和物
　　は、表面麻酔として使用できない。プロカイン塩酸塩とブピバカイン塩酸塩水和
　　物は、組織浸透性が特に弱いためである。

○ b　リドカイン塩酸塩は、医科・歯科を問わず、表面麻酔にも用いる。

○ e　日本で主に使用されている歯科用表面麻酔薬製剤には、20％ベンゾカイン製剤
　　と、10％ベンゾカイン、1％テトラカイン、1％ジブカインの3種混合製剤があ
　　る。

▶**正　解**◀　**b、e**

問題として適切であるが、必修問題としては妥当でないため、正解した受験者については採点対象に含
め、不正解の受験者については採点対象から除外する。

477

D Complete⁺ EX 第118回歯科国試解説

必修の基本的事項：主要な疾患と障害の病因・病態

---

14 顎下腺が硬く腫大するのはどれか。1つ選べ。

 a Frey 症候群

 b Küttner 腫瘍

 c Warthin 腫瘍

 d Sjögren 症候群

 e Heerfordt 症候群

▶**選択肢考察**◀

× a Frey 症候群は、手術や外傷により損傷した耳介側頭神経が汗腺を支配する交感神経線維に迷入再生することで、味覚刺激の際に耳下腺部の発赤と発汗を生じる疾患である。病変は顎下腺部でなく、硬結を伴う腫大も生じない。

○ b Küttner 腫瘍（慢性硬化性唾液腺炎）は、唾液腺（主に顎下腺）に著明な線維性組織の増生を伴う慢性炎症性疾患である。無痛性で硬結を伴う腫脹がみられる。

× c Warthin 腫瘍は、好酸性上皮性成分（オンコサイト）と非上皮性成分（リンパ系組織）からなる唾液腺腫瘍である。顎下腺に生じるのは極めて稀であり、硬結も触れない。

× d Sjögren 症候群は、慢性唾液腺炎と乾燥性角結膜炎を主徴とする自己免疫疾患である。顎下腺に生じることがあるが、硬結を伴う腫脹はみられない。

× e Heerfordt 症候群は、耳下腺腫脹、ぶどう膜炎、顔面神経麻痺、微熱を呈するサルコイドーシスの一亜型である。顎下腺の腫脹はみられない。

▶**正　解**◀ **b**

Complete⁺ EX 第118回歯科国試解説 **D**

必修の基本的事項：主要な症候

---

15 母指吸引癖で生じるのはどれか。1つ選べ。

　　a　上顎骨の劣成長

　　b　下顎骨の過成長

　　c　下顎歯列弓の狭窄

　　d　臼歯部の交叉咬合

　　e　臼歯部の鋏状咬合

▶選択肢考察◀

×a、b、c、e　上顎骨の劣成長、下顎骨の過成長、下顎歯列弓の狭窄、臼歯部の鋏状咬合などの不正咬合は母指吸引癖が原因とは考えられない。

○d　母指吸引癖で生じる不正咬合には、開咬、上顎前歯の唇側傾斜、下顎前歯の舌側傾斜、上顎歯列弓の狭窄や臼歯部の交叉咬合などがある。

▶正　解◀　**d**

D Complete⁺ EX 第118回歯科国試解説

必修の基本的事項：治療の基礎・基本手技

16 3歳児の歯科診療に適した時間帯はどれか。1つ選べ。

a　10～11時
b　12～13時
c　14～15時
d　16～17時
e　18～19時

▶選択肢考察◀

○a　小児の歯科診療は午前中に行うのが望ましい。

×b、c、d、e　午後の時間帯は眠くなる、疲れて機嫌が悪くなるなど、治療に対して協力が得られにくくなる。

▶正　解◀　a

▶要　点◀

　一般的に、小児の歯科診療は疲れて機嫌が悪くならず、眠気の起きにくい午前中の時間帯に行うのが望ましいとされている。また治療後に、万が一痛みなどの急性症状が発生した場合でも午後の時間帯を使って対応することができる。

480

Complete⁺ EX　第118回歯科国試解説 **D**

必修の基本的事項：社会と歯科医療

17　歯科技工指示書の記載事項のうち、歯科技工士法施行規則で規定されている
のはどれか。1つ選べ。
　　a　使用材料
　　b　患者の年齢
　　c　患者の病名
　　d　歯科技工士名
　　e　装着予定年月日

アプローチ》

　歯科技工士法では、歯科医師または歯科技工士は、厚生労働省令で定める事項を記載
した歯科医師の指示書によらなければ、業として歯科技工を行つてはならないと定めら
れている。さらに、歯科技工士法施行規則により歯科技工指示書の記載事項が定められ
ている。

▶選択肢考察◀
○a、×b、c、d、e　▶要　点◀ 参照。

▶正　解◀　**a**

▶要　点◀
◉ 歯科技工士法施行規則に定められた歯科技工指示書の記載事項
　①　患者の氏名
　②　設計
　③　作成の方法
　④　使用材料
　⑤　発行の年月日
　⑥　発行した歯科医師の氏名及び当該歯科医師の勤務する病院又は診療所の所在地
　⑦　当該指示書による歯科技工が行われる場所が歯科技工所であるときは、その名称
　　　及び所在地

Complete⁺ EX 第118回歯科国試解説

> **必修の基本的事項：主要な症候**
>
> **18** 症候と全身疾患の組合せで正しいのはどれか。1つ選べ。
> a 多　尿 ──────── 脂質異常症
> b 浮　腫 ──────── ネフローゼ症候群
> c 平滑舌 ──────── 慢性骨髄性白血病
> d 関節内出血 ────── 血小板減少性紫斑病
> e チアノーゼ ────── 巨赤芽球性貧血

▶選択肢考察◀

×a 多尿は、糖尿病などで生じる。脂質異常症は、基本的に無症状である。

○b ネフローゼ症候群では、尿中に蛋白質が排出されることで低蛋白血症となり、浮腫を生じる。

×c 平滑舌は、鉄欠乏性貧血などで生じる。慢性骨髄性白血病は、貧血や出血が少なく、脾腫による腹部膨満感や全身倦怠感が多い。

×d 関節内出血は、血友病などで生じる。特発性（免疫性）血小板減少性紫斑病は、血小板数の減少により点状出血や粘膜出血を認める。

×e チアノーゼは、先天性心疾患などでみられる。巨赤芽球性貧血は、貧血症状以外に、Hunter舌炎や萎縮性胃炎などの消化器症状、四肢末端のしびれなどの神経障害を認める。

▶正　解◀　**b**

Complete⁺ EX 第118回歯科国試解説 **D**

必修の基本的事項：人体の正常構造・機能

19 尿の生成過程で原尿からほぼすべて再吸収されるのはどれか。1つ選べ。
a K⁺
b Mg^{2+}
c 尿 素
d アミノ酸
e クレアチニン

▶選択肢考察◀

× a K⁺は近位尿細管で70〜80％が再吸収されるが、ヘンレの上行脚や遠位尿細管、集合管では分泌と再吸収が行われ、体内のK⁺量を一定に保つように調節されている。

× b 糸球体でろ過されたMg^{2+}は、約70％がヘンレの上行脚で再吸収される。

× c 尿素は一部が再吸収されるのみで、大半は尿中に排泄される。

○ d ブドウ糖やアミノ酸は、近位尿細管でほぼ100％再吸収される。これらは近位尿細管でNa^+が再吸収される際に、Na^+とともに再吸収（共輸送）される。

× e クレアチニンは、尿細管でほとんど再吸収されず尿中に排泄される。

▶正 解◀ d

D Complete⁺ EX 第118回歯科国試解説

必修の基本的事項：人体の正常構造・機能

20 鞭毛の線維を構成するのはどれか。1つ選べ。

a　ポーリン

b　フラジェリン

c　フィンブリリン

d　ペプチドグリカン

e　リポポリサッカライド〈LPS〉

▶選択肢考察◀

× a、e　ポーリン、LPS は Gram 陰性菌の外膜を構成する。Gram 陰性菌は Gram 陽性菌に比して細胞壁を構成するペプチドグリカン層が非常に薄く、その外側に LPS を主体とする外膜をもつ。ポーリンは、外膜表層に存在する筒状の蛋白質で、低分子物質の取り込み機能をもち、細胞内外間の物質運搬に関与する。

○ b　鞭毛は毛状の構造物で、細菌の運動器官である（運動性菌がもつ）。鞭毛線維はフラジェリンという単一の蛋白質からなり、抗原性がある（H 抗原）。

× c　フィンブリリンは、線毛を構成する蛋白質の1種である。線毛は細菌の接合（性線毛による）や宿主細胞表面への付着に働く病原因子である。

× d　ペプチドグリカンは細菌の細胞壁の主成分で、ペプチドと糖からなる高分子化合物である。Gram 陽性菌で厚く、Gram 陰性菌は薄い。*Mycoplasma* 科、*Chlamydia* 科及び *Rickettsia* 科の *Orientia* 属は細胞壁をもたない（ペプチドグリカン層がない）。

▶正　解◀　**b**

484

要点

● 鞭毛と有鞭毛菌

- 細胞質内から細胞壁を貫通する毛状の構造物で、線維状、らせん状の細菌の運動器官である。
- 鞭毛はフラジェリンという単一の蛋白質からなり、抗原性（H抗原）をもつ。
- 鞭毛は電子顕微鏡あるいは鞭毛染色（Leifson法）により観察可能である。
- 鞭毛をもつ口腔内細菌として、*Treponema denticola*（ペリプラズム鞭毛）や *Selenomonas sputigona*、*Campylobacter rectus* が挙げられる。
- 鞭毛の数と位置は菌種により特徴がある。

	代表的菌種
無毛菌	*Shigella dysenteriae*、*Klebsiella pneumoniae*、*Bacillus anthracis*、*Clostridium perfringens* など
単毛菌（極毛菌）	*Aeromonas* 属、*Legionella* 属、*Vibrio* 属、*Pseudomonas aeruginosa* など
両毛菌（双毛菌）	*Campylobacter* 属など
叢毛菌 （束毛菌、極多毛菌）	*Burkholderia cepacia*、*Helicobacter* 属、*Plesiomonas shigelloides*、*Pseudomonas putida*、*Pseudomonas fluorescens*、*Stenotrophomonas maltophilia* など
周毛菌（周囲鞭毛）	腸内細菌科細菌（*Klebsiella* 属、*Shigella* 属、*Yersinia pestis* を除く）、*Bacillus* 属（*B. anthracis* を除く）、*Clostridioides difficile*、*Clostridium* 属（*C. perfringens* を除く）、*Listeria* 属など

D Complete⁺ EX 第118回歯科国試解説

歯科医学総論Ⅵ：検査

21 上顎左側犬歯の根尖部圧痛を主訴として来院した患者のエックス線画像（**別冊** No. 3）を別に示す。
　　診断と治療方針の決定に必要なのはどれか。**2つ選べ。**
　　a　切削診
　　b　麻酔診
　　c　歯髄電気診
　　d　レーザー蛍光強度測定
　　e　歯科用コーンビーム CT

▶選択肢考察◀

×a　切削診は歯を切削するため、歯髄電気診や温度診で判定不可能な場合に行う。

×b　麻酔診は、歯髄疾患による自発痛の原因歯を他の検査法で特定できない場合に、疑われる部位に麻酔を行い、痛みの消退の有無によって原因歯を特定する検査法である。

○c、e　エックス線透過像が|3 から|2 周囲に認められるため、慢性根尖性歯周炎が疑われる。2歯の歯髄の生死の診断に歯髄電気診、病変の広がりや歯根形態の観察のために歯科用コーンビーム CT 検査が必要である。

×d　レーザー蛍光強度測定は、齲蝕の進行状況の検査法である。

▶正　解◀　**c、e**

No. 3

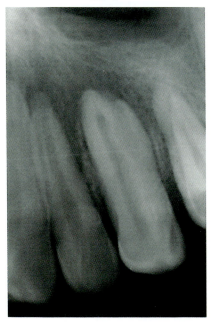

D Complete⁺ EX 第118回歯科国試解説

歯科医学各論Ⅳ：歯質・歯・顎顔面欠損と機能障害

22　81歳の女性。上顎全部床義歯の脱落と咀嚼時の疼痛を主訴として来院した。義歯は5年前に製作し、3か月前から自覚しているという。診察の結果、ある処置後に硬質リライン材を用いた直接法によるリラインを行うこととした。初診時の口腔内写真（**別冊** No. 4 A）、操作中の写真（**別冊** No. 4 B）及び処置後の上顎義歯の写真（**別冊** No. 4 C）を別に示す。
　　この処置はどれか。1つ選べ。
　　a　咬合印象
　　b　咬座印象
　　c　粘膜調整
　　d　ダイナミック印象
　　e　ウォッシュインプレッション

▶正解へのアプローチ◀

年齢・性別：81歳の女性
主　訴：上顎全部床義歯の脱落と咀嚼時の疼痛
現病歴：上顎全部床義歯は5年前に製作し、3か月前から自覚している。
画像診断：（A）無歯顎の上顎顎堤
　　　　　（B）粘膜調整材を混和している。
　　　　　（C）粘膜調整材を用いた処置が完了した義歯床粘膜面
診　断：上顎全部床義歯不適合

▶選択肢考察◀

　長期使用の全部床義歯において、義歯の粘膜面に粘膜調整材を貼付しており、この後に硬質リライン材を用いた直接法を行う。
×a　咬合印象は、咬合床あるいはろう義歯を用いて、咬合圧を加圧源として採得される印象法である。
×b　咬座印象は、ろう義歯を用いて、咬合圧を加圧源として採得される印象法である。
○c　B、Cより粘膜調整を行っていると考えられる。粘膜調整は、リラインを実施する前に粘膜面を正常化する目的で行われる処置である。
×d　ダイナミック印象は、同様の方法で実施されるものだが、後から直接法によるリラインを予定しているため適切ではない。

488

No. 4

A

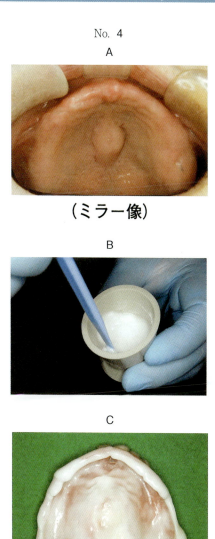

（ミラー像）

B

C

×e ウォッシュインプレッションは、有床義歯の印象採得に用いられる。本症例では印象採得を行っていないため適切ではない。

▶正 解◀ c

D Complete⁺ EX 第118回歯科国試解説

歯科医学各論Ⅱ：歯・歯髄・歯周組織の疾患

23 62歳の女性。上顎前歯の審美不良を家族に指摘され来院した。15年前に処置を受けたという。歯科治療に恐怖心があり、当該歯のみの処置を希望している。自発痛と誘発痛はなく、歯髄電気診に生活反応を示した。コンポジットレジン修復を行うこととした。初診時の口腔内写真（**別冊** No. 5 A）とエックス線画像（**別冊** No. 5 B）を別に示す。

審美性の回復に有効なのはどれか。**2つ選べ**。

a　ブロットドライ
b　レイヤリング法
c　ラウンドベベルの付与
d　オペーク色レジンの利用
e　セレクティブエッチング

▶**正解へのアプローチ**◀

年齢・性別：62歳の女性
主　訴：上顎前歯の審美不良
画像診断：（A）上顎前歯のコンポジットレジンの劣化と切縁部に破折を認める。

▶**選択肢考察**◀

歯科に恐怖心があることから、極力歯質の削合は行わずコンポジットレジン修復を選択する。その際に、審美性の回復に有効な手技を問う問題である。

×a　ブロットドライは、セルフプライミングボンディング法で行う接着前処理であり、審美性の回復には寄与しない。

○b　オペークレジンを使用した後、各シェードのコンポジットレジンをレイヤリングすることで審美性の回復が可能である。

×c　審美性の回復に有効なのは、ラウンドベベルではなくストレートベベルである。

○d　切縁部にオペークレジンを使用せずに通常の透過性があるコンポジットレジンを使用すると、口腔内の暗さを透過させてしまい、切縁部が黒く見えてしまうため審美的ではない。従って、口腔内の色を遮断するために、オペークレジンを使用し、その後各種シェードのコンポジットレジンをレイヤリングしていく。

×e　セレクティブエッチングは、セルフエッチングシステムに使用されるコンポジットレジン修復の接着力を向上させる処置である。審美性の回復には寄与しない。

490

No. 5

A

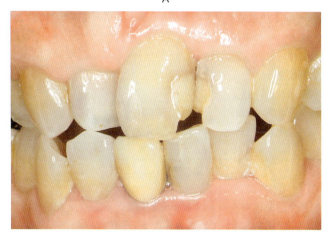

B

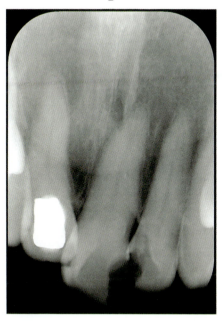

▶正　解◀　**解なし（採点除外）**

設問が不明確で正解が得られないため、採点対象から除外する。

D Complete⁺ EX 第118回歯科国試解説

歯科医学総論Ⅰ：保健・医療と健康増進

24 2019年の国民生活基礎調査における介護が必要となった主な原因で最も多いのはどれか。1つ選べ。

a 認知症

b 関節疾患

c 骨折・転倒

d 悪性新生物（がん）

e 脳血管疾患（脳卒中）

アプローチ》》

2019年の国民生活基礎調査における介護が必要となった主な原因は、総数では認知症が最も多く約17.6％、次いで脳血管疾患（脳卒中）が16.1％、高齢による衰弱が12.8％、骨折・転倒が12.5％、関節疾患が10.8％となっている。要介護度別にみると、要支援者では関節疾患が18.9％で最も多く、次いで高齢による衰弱が16.1％となっている。要介護者では認知症が24.3％で最も多く、次いで脳血管疾患（脳卒中）が19.2％となっている。

▶選択肢考察◀

○ a 認知症は総数（17.6％）、要介護者（24.3％）で第1位であり、原因として最も多い。

× b 関節疾患は要支援者の範囲では18.9％を占め第1位であり、総数（10.8％）では第5位である。

× c 骨折・転倒は総数（12.5％）で第4位であり、要支援者の範囲（14.2％）、要介護者の範囲（12.0％）ともに第3位である。

× d 悪性新生物（がん）は総数（2.6％）で第8位である。

× e 脳血管疾患（脳卒中）は総数（16.1％）、要介護者（19.2％）でともに第2位である。

▶正　解◀　**a**

MEMO

D | Complete⁺ EX 第118回歯科国試解説

歯科医学各論Ⅱ：歯・歯髄・歯周組織の疾患

25 82歳の男性。下顎右側前歯部の審美不良を主訴として来院した。20年前に近医にて処置を受け、症状なく経過していたが、1年前から歯頸部の実質欠損を自覚し、徐々に増大しているという。初診時の口腔内写真（**別冊** No. 6 A）とエックス線画像（**別冊** No. 6 B）を別に示す。

実質欠損の活動性の判定に有効なのはどれか。1つ選べ。

a 探　針
b 光照射器
c 齲蝕検知液
d アイボリーセパレーター
e エチルクロライドスプレー

▶正解へのアプローチ◀

年齢・性別：82歳の男性

主　訴：下顎右側前歯部の審美不良

現病歴：20年前に近医にて処置を受け、症状なく経過していたが、1年前から歯頸部の実質欠損を自覚している。

画像診断：（A）唇側歯肉が退縮し、露出した歯根面が着色して審美不良の状態である。

（B）下顎右側前歯部の歯髄処置は完了している。

診　断：下顎前歯部の歯肉退縮による歯根露出と根面齲蝕による実質欠損

▶選択肢考察◀

○ a　探針を用いて、齲蝕、実質欠損の位置、大きさ、軟化象牙質の量、硬さなどを検査する。

× b　光照射器は、実質欠損の活動性の判定に有効ではない。

× c　齲蝕検知液は、主に齲蝕象牙質の識別に用いられる。

× d　アイボリーセパレーターは、歯間分離の際に用いられる。

× e　エチルクロライドスプレーは、温度診の冷刺激の際に用いられる。

▶正　解◀　a

No. 6

A

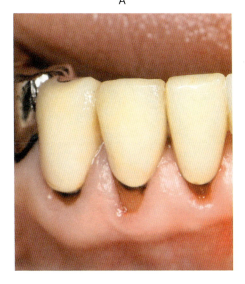

B

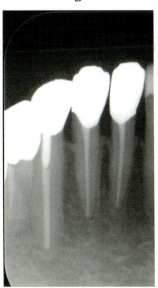

D Complete⁺ EX 第118回歯科国試解説

歯科医学総論Ⅵ：検査

26 CPI（WHO、2013年）の診査項目はどれか。**2つ選べ。**
a 歯の動揺
b 歯石の付着
c 歯槽骨の吸収
d プロービング深さ
e プロービング時の出血

▶選択肢考察◀

　CPIは歯周疾患の程度の評価であり、2013年のWHO口腔診査法第5版より方法が改訂された。この改訂法では歯石の有無が評価から除外され、歯肉出血と歯周ポケットを別に記録する。

×a、c　歯の動揺、歯槽骨の吸収は診査項目に含まれない。

×b　2013年の改訂より、歯石の付着は項目から除外された。

○d　プロービング深さ（歯周ポケットスコア）は、スコア0：健全、スコア1：4～5mmのポケット、スコア2：6mm以上のポケットとして記録する。

○e　プロービング時の出血（歯肉出血スコア）は、スコア0：健全、スコア1：出血ありとして記録する。

▶正　解◀　**d、e**

▶要　点◀

　CPI（地域歯周疾患指数）は、歯周病に関する指数である。集団における歯周病の実態を把握する。診査にはWHO型プローブ（CPIプローブ）を使用し、全ての歯の歯肉出血と歯周ポケットについてコードを記録する。

	コード	所　見	判定基準
歯肉出血	0	健全	以下の所見が認められない。
	1	出血あり	プロービング後10～30秒以内に出血が認められる。
	9	除外歯	プロービングができない歯（例：根の露出が根尖に及ぶ）
	X	該当する歯なし	
歯周ポケット	0	健全	以下の所見がすべて認められない。
	1	4～5mmに達するポケット	プローブの黒い部分に歯肉縁が位置する。
	2	6mmを超えるポケット	プローブの黒い部分が見えなくなる。
	9	除外歯	プロービングができない歯（例：根の露出が根尖に及ぶ）
	X	該当する歯なし	

Complete⁺ EX 第118回歯科国試解説 D

歯科医学各論Ⅴ：高齢者等に関連した疾患・病態・予防ならびに歯科診療

27 急性の呼吸困難をきたすのはどれか。**2つ選べ。**
    a 気 胸
    b 肺気腫
    c 間質性肺炎
    d 肺高血圧症
    e 肺血栓塞栓症

▶選択肢考察◀

○a 気胸は胸腔に空気が貯留し、肺の虚脱が生じた状態をいう。急性の胸痛や呼吸困難をきたす。

×b 肺気腫は慢性閉塞性肺疾患（COPD）の一病変で、肺胞壁が破壊され、肺胞の弾力収縮力が低下する。タバコ煙を主とする有害物質を長期にわたり吸入、曝露することで生じる炎症性疾患である。急性の呼吸困難をきたすことはない。

×c 間質性肺炎は肺の間質を中心に炎症が生じ、慢性化することで不可逆性の線維化をきたす疾患である。急性の呼吸困難をきたすことはない。

×d 肺高血圧症は、肺動脈圧の上昇を認める病態の総称である。心疾患や肺疾患を原因疾患とするものや原因不明のものなど様々であるが、急性の呼吸困難をきたすことはない。

○e 肺血栓塞栓症は、主に下肢や骨盤内の静脈で形成された血栓が遊離し（深部静脈血栓症）、血流と共に運ばれ肺動脈を閉塞して肺循環障害をきたす疾患である。急性の呼吸困難、胸痛、頻呼吸などがみられる。

▶正 解◀ **a、e**

歯科医学各論Ⅰ：成長発育に関連した疾患・病態

28 ブラケットが装着された上顎中切歯とアーチワイヤーの矢状断面の模式図（別冊 No. 7）を別に示す。
　矢印の方向に矯正力を作用させ、傾斜移動するときの回転中心はどれか。1つ選べ。
　a　ア
　b　イ
　c　ウ
　d　エ
　e　オ

No. 7

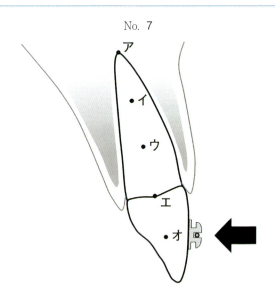

▶選択肢考察◀

　模式図からブラケットにはラウンドワイヤーが装着されており、この場合、上顎中切歯は舌側傾斜移動が起こる。
×a、c、d、e、○b　傾斜移動の場合、根尖側1/3付近（イ）を回転中心として歯の移動が起こる。サードオーダーベンドを付与したレクタンギュラーワイヤーが装着された場合はトルクがかかり、歯冠部（オ）を回転中心とした歯の移動が起こる。

▶正　解◀　b

要　点

● 歯の移動様式

傾斜移動

歯体移動

トルク

圧　下

挺　出

回　転

D Complete⁺ EX 第118回歯科国試解説

歯科医学各論Ⅲ：顎・口腔領域の疾患

29 術前の小児に感染性心内膜炎予防のためアモキシシリン水和物を単回経口投与することとした。
体重1kgあたりの投与量（上限2g）と投与時期の組合せで正しいのはどれか。1つ選べ。

a 30mg/kg ──── 処置1時間前
b 30mg/kg ──── 処置3時間前
c 50mg/kg ──── 処置30分前
d 50mg/kg ──── 処置1時間前
e 50mg/kg ──── 処置3時間前

▶選択肢考察◀

×a、b、c、e、○d 『感染性心内膜炎の予防と治療に関するガイドライン』では、感染性心内膜炎予防のため、小児の場合はアモキシシリン50mg/kg（最大2g）処置1時間前、単回投与を行うとされている。

▶正 解◀ **d**

▶要 点◀

成人の場合は処置1時間前に2g（または体重当たり30mg/kg）を単回投与する。
また、ペニシリンアレルギーを有する場合は、マクロライド系（クリンダマイシン）を使用することが推奨される。

500

MEMO

歯科医学総論Ⅱ：正常構造と機能・発生・成長、発達、加齢

30 脳内でシナプス結合するニューロン（ア）とニューロン（イ）に生じた膜電位を図に示す。

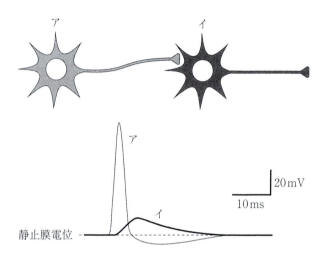

アから放出されるのはどれか。1つ選べ。
a　ドパミン
b　ヒスタミン
c　グルタミン酸
d　エンケファリン
e　ノルアドレナリン

▶選択肢考察◀

× a、e　ドパミンは中枢神経系に存在する神経伝達物質であり、アドレナリン、ノルアドレナリンの前駆体でもある。アドレナリン、ノルアドレナリンは内因性のカテコラミンと呼ばれ、アミノ酸であるチロシンから一連の酵素反応により、ドパ → ドパミン → ノルアドレナリン → アドレナリンの順に合成される。

× b　ヒスタミンはヒスチジン由来のアミン類の炎症性ケミカルメディエーターである。ヒスタミンは肥満細胞に貯蔵され、IgEに抗原が認識されると細胞外に遊離し、Ⅰ型アレルギー反応を引き起こす。

○c 膜電位の図より、脳内でシナプス結合するシナプス前ニューロン（ア）が興奮し、（ア）のシナプス前膜から放出された神経伝達物質により、シナプス後ニューロン（イ）の膜電位が脱分極を起こしている。
脱分極を起こすシナプス伝達を興奮性シナプス伝達と呼ぶ。脳内（中枢神経系）の主要な興奮性神経伝達物質はグルタミン酸である。
×d エンケファリンはオピオイドの一種であり、オピオイド受容体（δ）に作用し鎮痛作用を示す。

▶正 解◀ c

D Complete⁺ EX 第118回歯科国試解説

歯科医学総論Ⅲ：病因、病態

> **31** 13歳の女子の口腔内写真（**別冊** No. 8 A）とエックス線画像（**別冊** No. 8 B）
> を別に示す。
> 　認められるのはどれか。**2つ選べ。**
> 　a　歯内歯
> 　b　埋伏歯
> 　c　癒合歯
> 　d　癒着歯
> 　e　矮小歯

▶選択肢考察◀

×a　歯内歯は認められない。

○b　Bより、|3 が埋伏している。

×c、d　癒合歯、癒着歯は認められない。

○e　Aより、2|2 は矮小歯である。

▶正　解◀　**b、e**

▶写真解説◀

(A) |C の残存を認め、2|2 は正常の側切歯に比べて歯冠が小さく、矮小歯である。

(B) |3 は|1 2 歯根間の顎骨に埋伏している。

504

No. 8

A

B

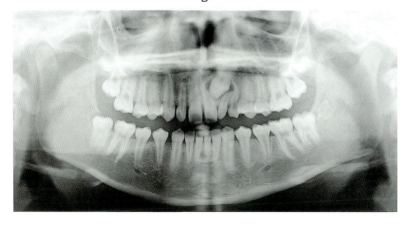

Complete⁺ EX 第118回歯科国試解説

歯科医学総論Ⅶ：治療

32 欠損部粘膜に凹みを形成するポンティック基底面形態はどれか。1つ選べ。
   a 鞍状型
   b 船底型
   c 偏側型
   d オベイト型
   e リッジラップ型

▶選択肢考察◀
×a 鞍状型は、非自浄型のポンティックであり、ポンティック基底面は歯槽頂に馬の鞍状に接する。
×b 船底型は、半自浄型のポンティックであり、ポンティック基底面は歯槽頂に点あるいは線状に接する。
×c 偏側型は、半自浄型のポンティックであり、ポンティック基底面は歯槽頂に唇・頬側で線状に接する。
○d オベイト型は、非自浄型のポンティックであり、ポンティック基底面は顎堤頂の粘膜に形成した陥凹部分にはまり込む。
×e リッジラップ型は、半自浄型のポンティックであり、ポンティック基底面は唇・頬側から歯槽頂までＴ字あるいはＩ字状に接する。

▶正　解◀　**d**

Complete⁺ EX 第118回歯科国試解説 D

▶要 点◀

◉ 基底面形態による分類と特徴

自浄性 による分類	基底面形態 （抜歯前　抜歯後）		自浄性／ 清掃性	審美性	装着感	適応 （部位など）	特　徴
完全自浄型	離底型		◎	×	×	下顎臼歯	基底面が完全に顎堤から離れる。
半自浄型	船底型		○	△	△	下　顎	基底面は顎堤に点または線状に接する。
	偏側型		○	◎	△	全　顎	基底面が顎堤の唇・頬側で線状に接する。
	リッジ ラップ型		△	◎	○	主に上顎	基底面が顎堤の唇・頬側で歯槽頂まで接する。
非自浄型	鞍状型		××	◎	◎	可撤性 ブリッジ	基底面が顎堤の唇・頬側〜舌側まで鞍状に全体が接する。
	有床型		××	○	○	可撤性 ブリッジ	基底面に付与された床が欠損顎堤を広く覆い、形態を回復する。
	オベイト型		×	◎	◎	前　歯	基底面が顎堤に付与された陥没部に入る →歯根部から立ち上がったような自然な形態となり、歯間乳頭の保護にも役立つ。

507

D Complete⁺ EX 第118回歯科国試解説

歯科医学各論Ⅲ：顎・口腔領域の疾患

> **33** 右側頸部郭清術後の写真（**別冊** No. 9）を別に示す。
>
> 矢印の神経の支配筋はどれか。**2つ選べ**。
>
> a 広頸筋
>
> b 顎舌骨筋
>
> c 舌骨舌筋
>
> d 茎突舌骨筋
>
> e オトガイ舌骨筋

▶**選択肢考察**◀

矢印の神経は、舌骨上筋付近で前下方に弓状をなしており、舌下神経である。舌下神経は、純運動性神経である。

× a 広頸筋は、顔面神経に支配される。

× b 顎舌骨筋は、三叉神経第3枝の下顎神経（顎舌骨筋枝）に支配される。

〇 c 舌骨舌筋は外舌筋の一つで、舌骨小角、大角に起始し舌内に停止する。舌筋はすべて舌下神経に支配される。

× d 茎突舌骨筋は顔面神経に支配される。

〇 e オトガイ舌骨筋は、舌下神経のオトガイ舌骨筋枝に支配される。

▶**正　解**◀　　**c、e**

No. 9

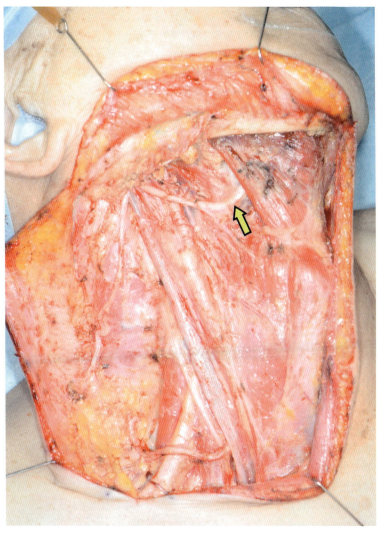

D Complete⁺ EX 第118回歯科国試解説

歯科医学各論Ⅱ：歯・歯髄・歯周組織の疾患

34　15歳の女子。下顎右側臼歯部の歯肉腫脹を主訴として来院した。5年前に下顎右側第二小臼歯の疼痛で治療を受けていたが、痛みが消失したため通院を中断していたところ、2日前から腫脹してきたという。初診時の口腔内写真（別冊 No.10 A）とエックス線画像（別冊 No.10 B）を別に示す。
　処置と薬剤・器材の組合せで正しいのはどれか。**2つ選べ。**
　a　根管形成 ────── Ni‒Ti ロータリーファイル
　b　根管洗浄 ────── 次亜塩素酸ナトリウム
　c　根管貼薬 ────── 水酸化カルシウム製剤
　d　仮　封 ────── 軟質レジン系仮封材
　e　根管充填 ────── パラホルムアルデヒド製剤

▶正解へのアプローチ◀

年齢・性別：15歳の女子
主　訴：下顎右側臼歯部の歯肉腫脹
現病歴：5年前に 5| の治療を受けていたが、痛みが消失したため通院を中断した。2日前から歯肉が腫脹してきた。
画像診断：（A） |6 と 5| の間の歯肉に膿瘍がみられる。
　　　　　（B） 5| の根尖周囲に透過像を認め、根尖は未完成である。
診　断：慢性根尖性歯周炎の急性化

▶選択肢考察◀

×a　根管が太く彎曲も小さいため Ni‒Ti ロータリーファイルの使用は必然ではない。
○b　次亜塩素酸ナトリウムを用いて根管洗浄を行うのは適切である。
○c　水酸化カルシウム製剤は基本的根管消毒薬として使用されている。
×d　軟質レジン系仮封材は、封鎖性に劣るので根管治療には使用しない。
×e　パラホルムアルデヒド製剤は、根管充填には使用しない。

▶正　解◀　b、c

▶要　点◀

　感染根管治療が必要であるが、患児は15歳であり、根未完成歯なのでアペキシフィケーションを行う。

510

No. 10

A

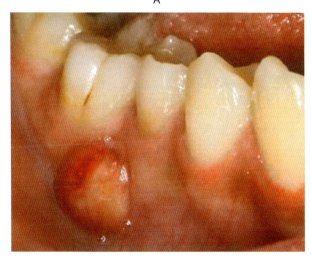

B

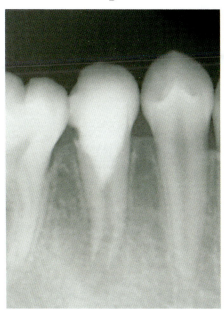

D Complete⁺ EX 第118回歯科国試解説

歯科医学各論Ⅱ：歯・歯髄・歯周組織の疾患

---

35 32歳の男性。下顎右側歯肉の腫脹と排膿を主訴として来院した。2日前から痛みが強くなってきたという。初診時の口腔内写真（**別冊** No.11 A）とエックス線画像（**別冊** No.11 B）を別に示す。歯周組織検査結果の一部を表に示す。

舌　側*	③	3	⑦	④	③	④	④	③	4
歯　種		4|			3|			2|	
唇　側*	③	⑤	⑦	⑤	④	④	④	③	4
動揺度**		1			1			1	

* 　　：プロービング深さ（mm）
○印：プロービング時の出血
** 　：Miller の判定基準

適切な対応はどれか。**2つ選べ。**

a　歯肉切除
b　歯肉膿瘍切開
c　歯周ポケット搔爬術
d　歯周ポケット内洗浄
e　局所薬物配送システム〈LDDS〉

▶正解へのアプローチ◀

年齢・性別：32歳の男性

主　訴：下顎右側歯肉の腫脹と排膿

現病歴：2日前から痛みが強くなってきた。

画像診断：（A）4 3 2|にかけて歯間乳頭の腫脹を認める。4|に歯肉退縮を認め、一部歯根の露出を認める。

　　　　　　（B）4 3 2|にかけて水平性骨吸収を認める。また4|近心側に垂直性骨吸収を認める。

診　断：急性歯槽膿瘍

▶選択肢考察◀

×a　Aから歯肉増殖は認められないため、歯肉切除は行わない。

×b　Aから下顎右側歯肉部からの排膿がみられるため、歯肉膿瘍の切開は行わない。

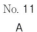

No. 11
A

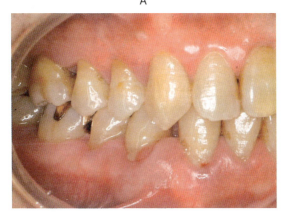

B

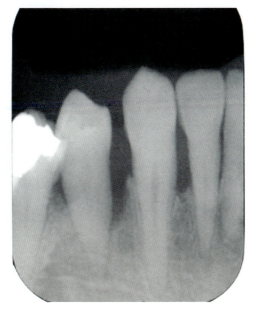

×c 歯周ポケット搔爬術は歯周基本治療が終了し、再評価後に必要に応じて行われる。
○d、e 下顎右側歯肉部にみられる膿瘍はすでに排膿しているため、歯周ポケット内を洗浄し、LDDSを用いた抗菌療法を行う。

▶正 解◀ d、e

D Complete⁺ EX 第118回歯科国試解説

▶要 点◀

　歯周治療の流れは、歯周基本治療 → 再評価 → 歯周外科治療 → 再評価 → 口腔機能回復治療 → 再評価 → メインテナンス・SPT である。

● 歯周治療の流れ

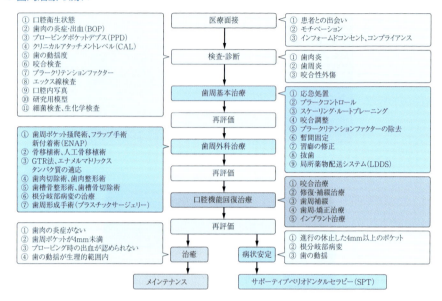

Complete⁺ EX 第118回歯科国試解説 D

歯科医学総論Ⅵ：検査

36 放射線療法において、生物学的効果比〈RBE〉が高いのはどれか。1つ選べ。
 a 電子線
 b 陽子線
 c ベータ線
 d ガンマ線
 e エックス線

▶**選択肢考察**◀

× a 電子は、質量を有するが陽子に比べるとはるかに小さい。このため、電子線は低
  LETとなり生物学的効果比〈RBE〉は比較的低い。

○ b 陽子線は設問の選択肢の中で最も質量が重く高LETのため、生物学的効果比
  〈RBE〉が最も高い。

× c ベータ線の実態は電子であるため、電子線と同様に低LETとなり生物学的効果
  比〈RBE〉は比較的低い。

× d、e ガンマ線、エックス線はエネルギーのみのため低LETとなり、生物学的効
  果比〈RBE〉は比較的低い。

▶**正　解**◀ **b**

515

D Complete⁺ EX 第118回歯科国試解説

歯科医学各論Ⅲ：顎・口腔領域の疾患

37 50歳の女性。左側舌の違和感を主訴として来院した。3か月前から自覚していたが徐々に症状が増しているという。全身状態は良好で、所属リンパ節と遠隔臓器に異常はない。初診時の口腔内写真（**別冊** No.12A）、舌の超音波検査像（**別冊** No.12B）、MRI脂肪抑制造影T1強調像（**別冊** No.12C）及び生検時のH‐E染色病理組織像（**別冊** No.12D）を別に示す。

適切な治療はどれか。**2つ選べ。**

a 舌亜全摘

b 舌半側切除

c 舌部分切除

d 組織内照射

e 化学放射線療法

▶**正解へのアプローチ**◀

年齢・性別：50歳の女性

主 訴：左側舌の違和感

現病歴：3か月前から自覚していたが徐々に症状が増している。

画像診断：（A）左側舌縁に白斑がみられる。後方では淡く、境界不明瞭である。

　　　　　（B）粘膜下組織に深さ5mm弱の低エコー域がみられる。

　　　　　（C）筋層に浸潤し周囲より高信号を呈する。

　　　　　（D）上皮下に癌真珠の形成を伴う腫瘍細胞の浸潤がみられる。

診 断：舌癌（T1N0M0）

▶**選択肢考察**◀

×a、b 病変の大きさから舌亜全摘、舌半側切除は適切ではない。

○c 病変の大きさ、深達度から舌部分切除が適切である。

○d 所属リンパ節と遠隔臓器に異常はないこと、病変の大きさから組織内照射は適切である。

×e 遠隔転移はないことから、化学放射線療法よりも手術療法が適切である。

▶**正 解**◀ **c、d**

516

No. 12
A

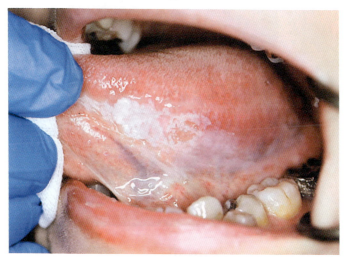

B

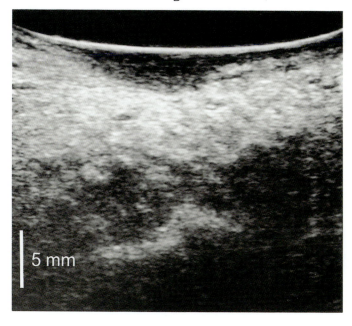

C

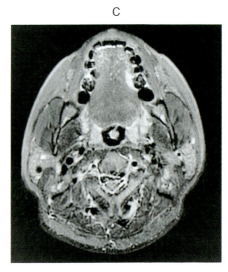

D

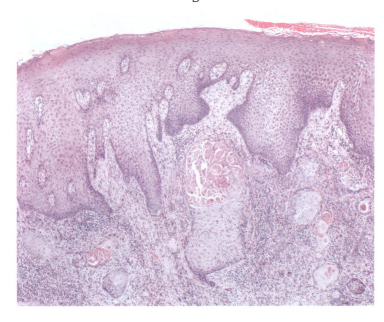

歯科医学総論Ⅰ：保健・医療と健康増進

38 学校保健の領域における心身の管理に該当するのはどれか。**2つ選べ。**
a 歯科健康診断
b 手洗い場の衛生管理
c 地域の歯科医師会と連携した活動
d GOと判定された児童に対する保健指導
e 総合的な学習（探究）の時間での歯科保健学習

▶アプローチ▶

　学校保健は、学校における保健教育と保健管理をいう（文部科学省設置法第4条12項）とされていることからも、保健教育と保健管理の活動を適切に行うことによって児童生徒や教職員の健康を保持増進し、心身ともに健康な国民の育成を図るという教育目的の達成に寄与することを目指して行われる。保健管理は、学校保健安全法の規定に基づく健康診断の実施と事後措置、健康相談、感染症の予防、学校環境衛生検査の実施と事後措置等を中心とした活動を通して、児童生徒及び教職員の健康の保持増進を図り、学校教育の円滑な実施とその成果の確保に寄与するものである。保健管理の対象は、「人」と「物」に大別され、「人」にかかわる事項としては、心身の管理と生活（行動）の管理を、「物」にかかわる事項としては、児童生徒の学習や生活の場としての学校環境の管理を取り上げることができる。

▶選択肢考察▶
○a、d　心身の管理は、健康観察、健康診断の実施と事後措置、健康相談、要養護児童生徒の継続観察と指導、疾病予防、感染症予防、救急処置等がある。
×b　保健管理における対物管理である。
×c　学校保健における組織活動である。
×e　学校における保健教育である。

▶正　解▶　**a、d**

D Complete⁺ EX 第118回歯科国試解説

歯科医学各論Ⅱ：歯・歯髄・歯周組織の疾患

39 44歳の男性。下顎右側第二大臼歯遠心部歯肉の腫脹を主訴として来院した。3年前に下顎右側智歯を抜去し、1年前から腫脹を繰り返していたがそのままにしていたという。初診時の口腔内写真（**別冊** No.13A、B）とエックス線画像（**別冊** No.13C）を別に示す。歯周組織検査結果の一部を表に示す。

舌　側*	⑥	④	④	④	3	④
歯　種		7̅			6̅	
頬　側*	⑧	3	④	④	3	4
動揺度**		0			0	

```
*   ：プロービング深さ（mm）
○印：プロービング時の出血
**  ：Miller の判定基準
```

7̅ に行う治療法で適切なのはどれか。**2つ選べ。**

a　ENAP

b　歯肉切除術

c　フラップ手術

d　歯肉弁根尖側移動術

e　エナメルマトリックスタンパク質の応用

▶ 正解へのアプローチ ◀

年齢・性別：44歳の男性　　主　訴：7̅遠心部歯肉の腫脹

現病歴：3年前に智歯抜去後、1年前から7̅遠心部歯肉腫脹を繰り返していた。

画像診断：（A、B）上下顎右側大臼歯部は口腔清掃状態が不良で、歯間乳頭に腫脹がみられる。7̅6̅に歯列不正がみられる。

　　　　　（C）7̅遠心部に明らかな垂直性骨吸収はみられない。

診　断：7̅BOP（＋）、プロービング深さ4mm以上を認める慢性歯周炎

▶ 選択肢考察 ◀

×a、b、d　骨縁下ポケットに適応する歯周外科治療ではない。

○c、e　歯周組織検査より7̅にBOP（＋）、4mm以上の歯周ポケットを認める。また7̅遠心に6mm以上の骨縁下ポケットが存在する。7̅歯周ポケットに対し、フラップ手術で歯肉を剥離し、結合組織性付着の獲得を目的とし、エナメルマトリックスタンパク質を応用した再生療法を行う。

▶ 正　解 ◀　　**c、e**

No. 13

A

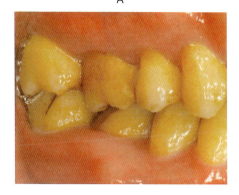

B

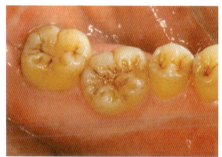

(ミラー像)

C

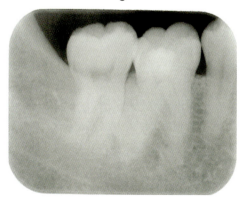

D Complete⁺ EX 第118回歯科国試解説

歯科医学各論Ⅲ：顎・口腔領域の疾患

---

40 9歳の女児。上下顎右側歯槽部の膨隆を主訴として来院した。6か月前から保護者が膨隆に気付いていたが自発痛の訴えはなく、徐々に下顎前歯の傾斜が強くなってきたという。初診時の口腔内写真（**別冊** No.14A）、エックス線画像（**別冊** No.14B）、CT（**別冊** No.14C）及びH‐E染色病理組織像（**別冊** No.14D）を別に示す。

まず行うのはどれか。**2つ選べ。**

a 開窓術

b 乳歯抜去

c 摘出掻爬術

d 上顎洞根治療

e 下顎区域切除術

▶**正解へのアプローチ**◀

年齢・性別：9歳の女児

主　訴：上下顎右側歯槽部の膨隆

現病歴：6か月前から気付いていたが自発痛はない。徐々に下顎前歯の傾斜が強くなってきた。

画像診断：(A) 上顎右側臼歯部、下顎右側臼歯部に膨隆を認める。

(B) 上顎右側臼歯部、6̲遠心部、6̲近心から C̲、E̲周囲に大小様々な透過像を認める。

(C) 右側上顎部、右側下顎部に境界明瞭かつ内部均一な骨膨隆像を認める。

(D) 病理組織像で、錯角化重層扁平上皮の裏装および基底細胞の柵状配列を認め、上皮下に線維性結合組織がみられる。

診　断：歯原性角化囊胞（多発例）

▶**選択肢考察**◀

歯原性角化囊胞の多発例は基底細胞母斑症候群（Gorlin 症候群）を疑う。

○a、b、×c、d、e　歯原性角化囊胞の主な治療法は、摘出および周囲骨の掻爬ないし削除、もしくは顎骨切除術である。しかし、患児は9歳と顎骨の発育途中段階にあり、現段階では摘出や顎骨切除を選択すべきでない。従って、まずは病変部の乳歯を抜去した上で開窓術を選択するのが適切である。

▶**正　解**◀　**a、b**

522

No. 14

A

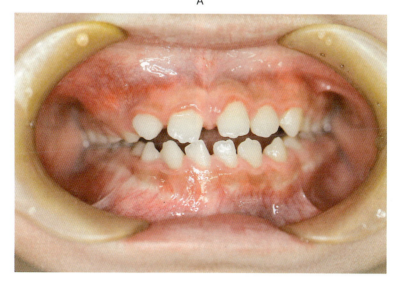

B

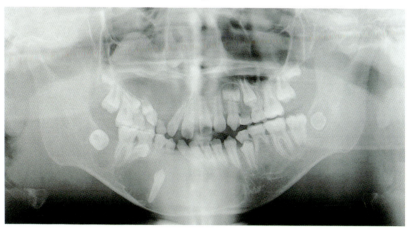

C

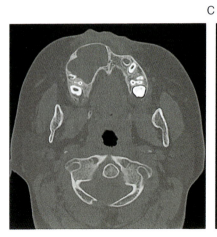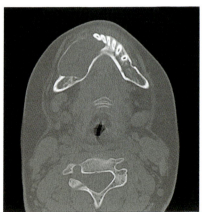

D

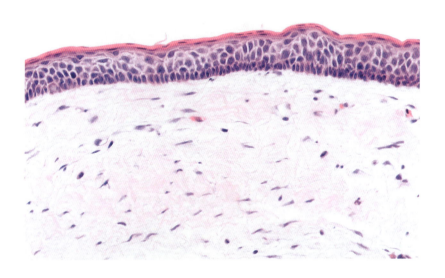

写真解説

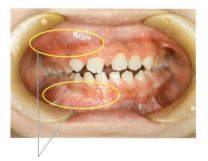

顎骨の膨隆

黄丸印···病変の存在が疑われる部位

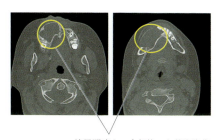

境界明瞭かつ内部均一な骨膨隆像

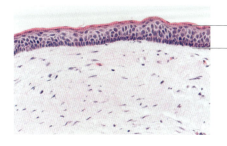

錯角化

基底細胞の柵状配列

D Complete⁺ EX 第118回歯科国試解説

歯科医学各論Ⅰ：成長発育に関連した疾患・病態

41 1歳の男児。下顎乳前歯の動揺を主訴として来院した。患児に口腔外傷の既
往はなく、保護者によるブラッシング時に気付いたという。初診時の口腔内写
真（**別冊** No.15A）とエックス線画像（**別冊** No.15B）を別に示す。

疑われるのはどれか。**2つ選べ。**

a 軟骨無形成症
b 鎖骨頭蓋骨異形成症
c 先天性好中球減少症
d 低ホスファターゼ症
e 先天性外胚葉形成不全

▶正解へのアプローチ◀

年齢・性別：1歳の男児
主　訴：下顎乳前歯の動揺
現病歴：患児に口腔外傷の既往はなく、保護者によるブラッシング時に気付いたという。
画像診断：（B）下顎乳前歯の歯槽骨吸収が顕著である。
診　断：低ホスファターゼ症、先天性好中球減少症、Papillon-Lefèvre症候群の疑い

▶選択肢考察◀

× a 軟骨無形成症は、四肢短縮型低身長症を示す。歯の先天欠如や萌出遅延はみられ
るが、歯周炎は合併しない。

× b 鎖骨頭蓋骨異形成症は、鎖骨の欠損、形成不全、頭蓋骨縫合部の骨化遅延、歯の
萌出遅延が主症状で、永久歯の埋伏、多数の過剰歯、乳歯根の吸収不全はみられ
るが、歯周炎は伴わない。

○ c 先天性好中球減少症は、乳児期早期に発症する好中球減少症である。歯槽骨吸
収、歯肉炎、口内潰瘍がみられる。

○ d 低ホスファターゼ症は、アルカリホスファターゼ活性の低下、骨の低石灰化、
くる病様変化、乳歯の早期脱落が見られる先天性骨代謝疾患である。

× e 先天性外胚葉形成不全は、外胚葉由来組織の形成不全を生じる先天異常である。
歯の先天欠如や形態異常はみられるが、歯周炎はみられない。

▶正　解◀　c、d

No. 15

A

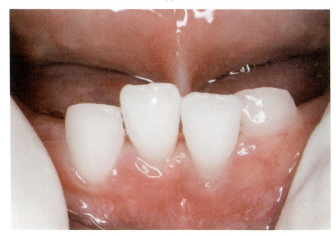

B

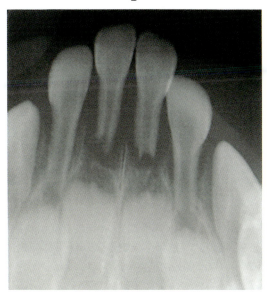

D Complete⁺ EX 第118回歯科国試解説

歯科医学総論Ⅴ：診察

---

42 Japan Coma Scale〈JCS〉による意識レベル評価で行うのはどれか。**2つ選べ。**
- a　痛み刺激
- b　温度刺激
- c　脈拍測定
- d　呼びかけ
- e　対光反射の確認

▶選択肢考察◀

○ a、d、× b、c、e　Japan Coma Scale〈JCS〉では、呼びかけをしたり、痛み刺激を与えたりして、意識レベル評価を行う。

▶正　解◀　**a、d**

▶要　点◀

　Japan Coma Scale〈JCS〉は、わが国で用いられる意識障害の簡便な評価法である。分類の仕方から、3 - 3 - 9度方式ともいう。数値が大きいほど、意識障害が重いと評価される。

● **Japan Coma Scale による意識障害の評価**
- Ⅰ　刺激しないでも覚醒している（1桁の点数で表現）
  - 1　見当識は保たれているが意識清明ではない
  - 2　見当識障害がある
  - 3　自分の名前・生年月日が言えない
- Ⅱ　刺激に応じて一時的に覚醒する（2桁の点数で表現）
  - 10　普通の呼びかけで開眼する
  - 20　大声で呼びかけたり、強く揺するなどで開眼する
  - 30　痛み刺激を加えつつ、呼びかけを続けると辛うじて開眼する
- Ⅲ　刺激しても覚醒しない（3桁の点数で表現）
  - 100　痛みに対して払いのけるなどの動作をする
  - 200　痛み刺激で手足を動かしたり、顔をしかめたりする
  - 300　痛み刺激に対し全く反応しない

MEMO

D Complete⁺ EX 第118回歯科国試解説

歯科医学各論Ⅴ：高齢者等に関連した疾患・病態・予防ならびに歯科診療

---

43 92歳の女性。口腔衛生管理を希望して入所中の特別養護老人ホームから訪問診療の依頼があった。10年前に認知症、3年前に心不全の診断を受けており、1年前に誤嚥性肺炎の既往があるという。BDR指標はすべて全介助であり、訪問時は傾眠傾向にあった。診療前の患者の状態の写真（**別冊** No.16）を別に示す。

診療に先立ち行うのはどれか。**3つ選べ**。

a 吸引器を準備する。

b 服薬状況を確認する。

c ヘッドレストを外す。

d バイタルサインを確認する。

e 嚥下内視鏡検査の準備をする。

▶正解へのアプローチ◀

年齢・性別：92歳の女性

主　訴：口腔衛生管理を希望して入所中の特別養護老人ホームから訪問診療の依頼

既往歴：10年前に認知症、3年前に心不全の診断を受け、1年前に誤嚥性肺炎を発症している。

画像診断：写真からは、傾眠しているかの判別はつかないが、車椅子には問題なく移乗できており、姿勢も良い状態である。

▶選択肢考察◀

○ a BDR指標のR（Mouse Rinsing）は全介助であり、水を口に含むこともできない状態である。また、誤嚥性肺炎の既往もあることから、水分を誤嚥する可能性は高く、吸引器を準備することは必須である。

○ b 多数の疾患に罹患しており、服薬量も多い可能性がある。そのため、歯科診療の前に服薬状況を確認しておく必要がある。

× c ヘッドレストを外すと、頭部が後傾してしまう可能性がある。その状態で口腔清掃を行うと、水分や唾液を誤嚥してしまう危険性が高くなり、行うべきでない。

○ d 多数の疾患に罹患していることから、歯科治療中に症状の悪化や偶発症を起こす可能性が高い。従って、歯科診療に先立ち、在宅医や訪問看護師との連携を行い、常にバイタルサインを確認しておく必要がある。

530

No. 16

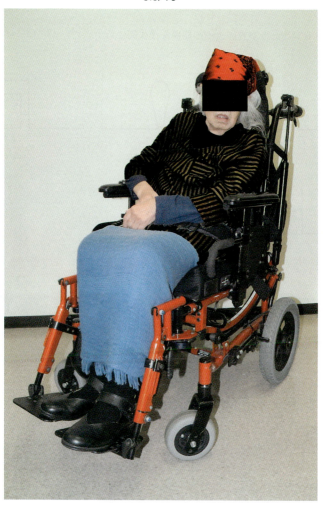

×e 誤嚥性肺炎の既往はあるが、摂食嚥下障害に関する情報が示されていない。また、口腔衛生管理の希望のため、診療に先立ち、まずは詳細な病歴聴取、主治医との対診を行う。

▶正 解◀ a、b、d

歯科医学各論Ⅰ：成長発育に関連した疾患・病態

44 レクタンギュラーワイヤーの屈曲を模式図に示す。

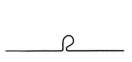

最も弾性エネルギーを蓄えることができるのはどれか。1つ選べ。
ただし、ワイヤーの太さと材質は同じとする。
a ア
b イ
c ウ
d エ
e オ

▶選択肢考察◀

　弾性エネルギーは、荷重とたわみにより表現されるが、ワイヤーの長さを長くすることで弾性エネルギーは大きくなり、歯の移動に適した弱く持続的な力を付与することができる。本設問ではワイヤーの距離が一番長いものが正答である。
× a　アは、オメガループでありストップループとして用いられる。
× b　イは、クロージングループであり抜歯空隙の閉鎖に用いられる。
× c　ウは、ホリゾンタルループであり歯の垂直的不正の改善に用いられる。
× d　エは、オープンバーティカルループであり歯の唇舌的不正の改善に用いられる。
○ e　オは、Tループでありスペースの閉鎖や垂直的不正の改善に用いられる。

▶正解◀ e

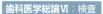

歯科医学総論Ⅵ：検査

45 TNM 分類（UICC 2017）で示されるのはどれか。1つ選べ。
 a 進行度
 b 組織型
 c 分化度
 d 浸潤様式
 e 放射線感受性

▶選択肢考察◀

○a TNM 分類は、腫瘍の解剖学的な広がりをT：原発腫瘍の広がり、N：所属リンパ節への広がり、M：遠隔転移の有無に分類しており、それぞれに数字を組み合わせることで広がりの程度や進行度を示している。

×b、c、d、e TNM 分類から腫瘍の組織型、分化度、浸潤様式、放射線感受性は評価できない。

▶正　解◀ a

D Complete⁺ EX 第118回歯科国試解説

歯科医学各論Ⅰ：成長発育に関連した疾患・病態

46 咽頭痛と発熱が主症状の3歳女児の口腔内写真（**別冊** No.17）を別に示す。
疑われるのはどれか。1つ選べ。

a 麻疹

b Fordyce 斑

c Bednar アフタ

d ヘルパンギーナ

e 偽膜性カンジダ症

▶**選択肢考察**◀

× a 麻疹は、頬粘膜に紅暈を伴う白斑（Koplik 斑）を生じる。

× b Fordyce 斑は、主に頬粘膜に生じる異所性の皮脂腺である。

× c Bednar アフタは、哺乳瓶の乳首などによる機械的刺激が原因の口蓋後方部の潰瘍である。

○ d ▶**要 点**◀ 参照。

× e 偽膜性カンジダ症は、抵抗力の減退、菌交代減少などによる *Candida albicans* の感染症で、舌や頬粘膜に容易に拭いとることができる白苔や偽膜を生じる。

▶**正 解**◀ **d**

▶**要 点**◀

咽頭痛、発熱があり、口峡部に発赤を生じている。口蓋に赤い斑点がみられ、小水疱と潰瘍の出現が疑われるため、ヘルパンギーナが考えられる。ヘルパンギーナはコクサッキーウイルスの感染が原因で、高熱と共に軟口蓋、口峡部に小円形の水疱がみられ、容易に潰瘍形成し、咽頭痛、嚥下痛を生じる。

No. 17

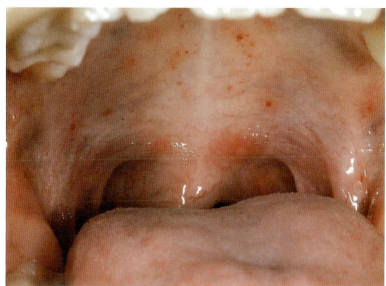

D **Complete⁺ EX** 第118回歯科国試解説

歯科医学総論Ⅷ：歯科材料と歯科医療機器

47 硬さ試験でダイヤモンドの圧子を使うのはどれか。**すべて選べ。**
　a　ショア
　b　ヌープ
　c　モース
　d　ブリネル
　e　ビッカース

▶選択肢考察◀

外圧に対し材料が示す抵抗の大きさを硬さという。圧子と呼ばれる針を材料に差し込み、その圧痕の大きさでその抵抗度を測定する。

×a　ショア硬さは、ダイヤモンドのハンマーを試験片に対して直角に落とし、ハンマーが跳ね返る高さを測定して硬さを求める。

○b　ヌープ硬さは、ダイヤモンドでできた細長いひし形の圧子を試験片に押し付け、できた圧痕を顕微鏡で観察し対角線の長さ（投影面積）を測定して硬さを求める。

×c　モース硬さは、10段階で評価し、もっとも硬いものを「10」、もっとも柔らかいものを「1」とする。基準となる10種類の鉱物が決められていて、鉱物同士を擦り合わせてどちらに傷が付くかで数値が決まる。

×d　ブリネル硬さは、タングステンカーバイドボールや超硬合金でできた球形圧子を試験片に押し付け、できた圧痕の円の直径から表面積を求め、押し付けた荷重を圧痕の表面積で割って硬さを求める。

○e　ビッカース硬さは、ダイヤモンドでできた角錐形圧子を試験片に押し付け、できた圧痕を顕微鏡で観察し対角線の長さ（表面積）を測定して硬さを求める。

▶正　解◀　**b、e**

▶要点◀

ブリネル硬さ	ロックウェル硬さ	ビッカース硬さ	ヌープ硬さ	モース硬さ

① ブリネル硬さ（HBW）：球形（直径 5 or 10 mm）の超硬合金を一定荷重で押し付けた時のくぼみの直径
② ロックウェル硬さ（HRC）：円錐（頂角 120°）のダイヤモンドによるくぼみの直径
③ ビッカース硬さ（HV）：正 4 角錐（頂角 136°）のダイヤモンドによるくぼみの直径
④ ヌープ硬さ（HK）：菱形の 4 角錐（頂角 172° 30° と 130°）のダイヤモンドによるくぼみの直径
⑤ モース硬さ：こすり合わせたひっかき硬さ

D Complete⁺ EX 第118回歯科国試解説

歯科医学各論Ⅰ：成長発育に関連した疾患・病態

48 オーバーオールレイシオが小さくなるのはどれか。**2つ選べ**。

a　上顎正中過剰歯

b　1|の巨大歯

c　2|の矮小歯

d　7|の先天欠如

e　|5 の矮小歯

▶選択肢考察◀

オーバーオールレイシオは、下顎12歯の歯冠近遠心幅径の総和（mm）／上顎12歯の歯冠近遠心幅径の総和（mm）× 100（％）で算出する。オーバーオールレイシオが小さくなるということは、下顎歯冠幅径の総和が小さい、あるいは上顎歯冠幅径の総和が大きいということである。

× a　正中過剰歯は、基準歯に含めないため、総和の数値に影響しない。

○ b　1|の巨大歯は、オーバーオールレイシオが小さくなる。

× c　2|の矮小歯は、オーバーオールレイシオが大きくなる。

× d　7|は基準歯に含めないため、総和の数値に影響しない。

○ e　|5 の矮小歯は、オーバーオールレイシオが小さくなる。

▶正　解◀　**b、e**

MEMO

D Complete⁺ EX 第118回歯科国試解説

歯科医学各論Ⅰ：成長発育に関連した疾患・病態

49 8歳の女児。発音が不明瞭であることを主訴として来院した。診察の結果、軟組織に対して処置を行うこととした。処置中と処置後の口腔内写真（**別冊** No.18）を別に示す。

この処置で発音の改善が期待できるのはどれか。1つ選べ。

a カ 行
b サ 行
c タ 行
d ナ 行
e ラ 行

▶正解へのアプローチ◀

年齢・性別：8歳の女児

主　訴：発音が不明瞭である。

画像診断：（上）上唇小帯短縮症と思われ、レーザーメスによる処置を行っている。
　　　　　（下）上顎中切歯間に若干の正中離開がみられる。

診　断：上唇小帯短縮症

▶選択肢考察◀

×a、c、d、e、○b　上唇小帯短縮症によって、上口唇の動きが制限され、特にサ行の構音障害を生じるとされている。本症例の口腔内写真では、正中離開はそれほど著明ではないが、上唇小帯短縮症によって正中離開がある場合、離開部分から空気が漏れて、サ行の発音に影響することも考えられる。従って、正中離開の改善を目的とした上唇小帯の手術を行ったと考えられる。

▶正　解◀　b

No. 18

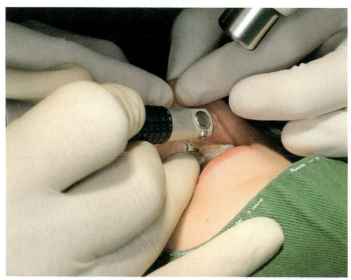

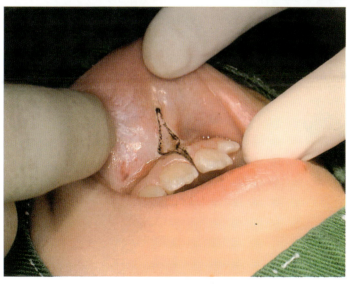

D **Complete⁺ EX** 第118回歯科国試解説

歯科医学総論Ⅱ：正常構造と機能・発生・成長、発達、加齢

50 歯肉の基底膜に存在するプロテオグリカンはどれか。1つ選べ。

a ラミニン

b アグリカン

c パールカン

d オステオネクチン

e フィブロネクチン

▶選択肢考察◀

× a ラミニンは基底膜を構成する主要な糖タンパク質で、RGD配列を有する細胞接着タンパク質であるが、プロテオグリカンではない。

× b アグリカンは、軟骨に特徴的な大型のプロテオグリカンである。

○ c パールカンは、基底膜を構成する大型のヘパラン硫酸プロテオグリカンである。

× d オステオネクチンは、骨と象牙質に存在する非コラーゲン性タンパク質である。

× e フィブロネクチンは細胞表面の主要な糖タンパク質で、RGD配列を有する細胞接着タンパク質である。

▶正　解◀　**c**

:MEMO:

D Complete+ EX 第118回歯科国試解説

歯科医学各論Ⅴ：高齢者等に関連した疾患・病態・予防ならびに歯科診療

51　79歳の男性。下顎前歯の歯間部への食片圧入を主訴として家族とともに来院した。2か月前から自覚していたがそのままにしていたという。軽度の認知機能低下が指摘されている。初診時の口腔内写真（**別冊** No.19A）とエックス線画像（**別冊** No.19B）を別に示す。初診時の歯周組織検査結果の一部とBDR指標を表に示す。

舌　側*	⑤	④	④	⑤	⑤	⑤	④	④	④	④	3	④	④	3	④
歯　種		5̲			4̲			2̲			1̲			1̲	
頬　側*	④	3	④	⑤	3	④	④	3	④	④	2	④	④	2	④
動揺度**		0			0			0			0			0	

*　：プロービング深さ（mm）
○印：プロービング時の出血
**　：Miller の判定基準

項　目	評　価
B	一部介助
D	自　立
R	自　立

使用が推奨されるのはどれか。**3つ選べ**。

a　洗口剤
b　口腔洗浄器
c　電動歯ブラシ
d　デンタルフロス
e　フッ化物配合歯磨剤

▶正解へのアプローチ◀

年齢・性別：79歳の男性

主　訴：下顎前歯の歯間部への食片圧入

現病歴：食片圧入を2か月前から自覚していたがそのままにしていた。

既往歴：軽度の認知機能低下（軽度認知障害〈MCI〉あるいは軽度認知症の状態と考えられる）

544

No. 19

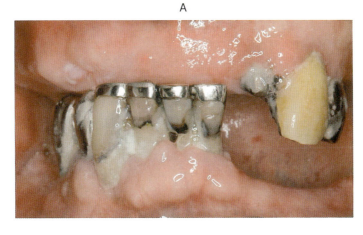

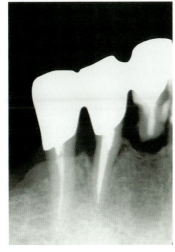
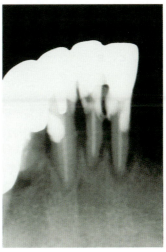

画像診断：（A）全顎的に口腔衛生状態が不良で、特に下顎前歯部の歯間部にプラーク、食渣の残留が認められる。また、下顎前歯部に根面齲蝕がみられる。
（B）下顎前歯部から右側小臼歯部にかけて、連結の補綴治療がなされている。そのため、動揺度は0度であるが、歯槽骨吸収は著しく、中等度歯周炎の状態である。
診　断：軽度の認知機能低下とブラッシング不足による口腔衛生状態不良

D Complete⁺ EX 第118回歯科国試解説

▶選択肢考察◀

○ a　BDR 指標の R（Mouth Rinsing）は自立であり、ブクブクうがいができる状態である。口腔内写真より、下顎前歯部に食渣の残留が認められるため、洗口剤を併用したうがいの施行は行うべきである。

× b、○ c　患者の BDR 指標 B（Brushing）は一部介助であり、ブラッシングが上手く行えていないことが伺える。口腔洗浄器は食渣を除去する効果はあるが、付着性のプラークの除去は困難である。また、患者の認知機能、介助の状態から複雑な機器を使用するのは難しいと考えられる。電動歯ブラシは要介護者にも有用とされており、本症例のような場合でも口腔衛生状態を改善できる可能性がある。しかし、使用に際しても患者の認知機能や残存歯の状態に注意する必要がある。

× d　口腔内写真より、下顎前歯部から右側小臼歯部にかけて、連結の補綴治療がなされている。デンタルフロスは連結の補綴治療の影響で歯間部を通すことができず、また、認知機能低下により上手く扱えない可能性が高い。

○ e　口腔内写真とエックス線画像から、歯肉退縮が原因と考えられる根面齲蝕が認められる。これ以上の齲蝕の進行を予防するために、フッ化物配合歯磨剤の使用が推奨される。

▶正　解◀　a、c、e

▶要　点◀

　認知機能低下が進行し、患者の来院が徐々に困難になる場合がある。口腔衛生状態の不良を防止するために、状況により歯科訪問診療を行い、定期的な口腔清掃・衛生指導を行うことが望ましい。

Complete⁺ EX 第118回歯科国試解説 D

歯科医学各論Ⅲ：顎・口腔領域の疾患

52 周術期管理において、若年者と比較して高齢者に多くみられるのはどれか。
3つ選べ。

a せん妄

b 覚醒遅延

c 悪性高熱症

d 誤嚥性肺炎

e 拡張期血圧の上昇

▶選択肢考察◀

○ a　術後せん妄は、高齢者ほど発症率が高い。せん妄は手術をきっかけとして起こる意識障害で、術後1〜2日の意識清明期の後、急激に見当識障害、記憶障害、幻覚、失語、失行、失認、遂行機能障害が現れるケースが多い。通常は一過性のものだが、入院期間の長期化を招く可能性もある。

○ b　覚醒遅延は、高齢者に多くみられる。高齢者は肝機能や腎機能の低下から薬物代謝の遅延を起こしやすい。

× c　悪性高熱症は、遺伝的な素因を持つ患者が揮発性吸入麻酔薬やスキサメトニウムなどの筋弛緩薬に誘発され、細胞内の Ca 濃度が異常に高くなることで発症する。特に高齢者に好発することはない。

○ d　誤嚥性肺炎は、高齢者で高頻度にみられる。周術期においては手術侵襲や術後回復期における意識レベルの低下による嚥下機能や咳嗽機能の低下等により起こりやすい合併症である。

× e　拡張期血圧の上昇は、周術期の高齢者に多くみられるものではない。加齢と共に動脈硬化が進み、血管の弾力性は低下する。収縮期血圧は上昇し、拡張期血圧は低下する傾向がある。

▶正　解◀　**a、b、d**

547

D Complete⁺ EX 第118回歯科国試解説

歯科医学総論Ⅵ：検査

53 3歳児におけるパノラマエックス線撮影で確認できるのはどれか。**2つ選べ。**

    a   第一乳臼歯の埋伏

    b   第二乳臼歯の低位

    c   第二小臼歯の形態異常

    d   第二大臼歯の先天欠如

    e   第三大臼歯の位置異常

▶選択肢考察◀

エックス線画像では、石灰化がある程度進行しないと画像としては評価が難しい。歯胚の形成時期を考慮して選択肢を選ぶ。

○ a   第一乳臼歯の歯冠完成は5.5〜6か月、萌出は1歳ころである。

○ b   第二乳臼歯の歯冠完成は10〜11か月、萌出は2歳ころである。

× c   第二小臼歯の石灰化開始は2〜2.5歳、歯冠の完成は6〜7歳である。

× d   第二大臼歯の石灰化開始は2.5〜3歳、歯冠の完成は7〜8歳である。

× e   第三大臼歯の石灰化開始は7〜10歳、歯冠の完成は12〜16歳である。

▶正　解◀   **a、b**

Complete⁺ EX 第118回歯科国試解説 D

▶要　点◀

◉ 歯の発育

歯種	歯胚形成	石灰化開始	歯冠完成	萌出* (上顎/下顎)	根完成	根吸収開始	脱落
					歯根安定期		
A	胎生 7 週	胎生 4～4.5 月	1.5～2.5 月	7.5 月 / 6 月	1.5 歳	4 歳	6～7 歳
B	胎生 7 週	胎生 4.5 月	2.5～3 月	9 月 / 7 月	1.5～2 歳	5 歳	7～8 歳
C	胎生 7.5 週	胎生 5 月	9 月	1 歳 6 月 / 1 歳 4.5 月	3.25 歳	7 歳	9～12 歳
D	胎生 8 週	胎生 5 月	5.5～6 月	1 歳 2 月 / 1 歳	2.5 歳	8 歳	9～11 歳
E	胎生 10 週	胎生 6 月	10～11 月	2 歳 / 1 歳 8 月	3 歳	8 歳	10～12 歳

歯種	歯胚形成	石灰化開始	歯冠完成	萌出* (上顎/下顎)	根完成
6	胎生 3.5 ～4 月	出生時	2.5～3 歳	6～7 歳 / 6～7 歳	9～10 歳
1	胎生 5 ～5.25 月	3～4 月	4～5 歳	7～8 歳 / 6～7 歳	9～10 歳
2	胎生 5 ～5.5 月	10～12 月 / 3～4 月	4～5 歳	8～9 歳 / 7～8 歳	10～11 歳
3	胎生 5.5 ～6 月	4～5 月	6～7 歳	11～12 歳 / 9～10 歳	12～15 歳
4	出生時	1.5～2 歳	5～6 歳	10～11 歳 / 10～12 歳	12～13 歳
5	7.5～8 月	2～2.5 歳	6～7 歳	10～12 歳 / 11～12 歳	12～14 歳
7	8.5～9 月	2.5～3 歳	7～8 歳	12～13 歳 / 11～13 歳	14～16 歳
8	3.5～4 歳	7～10 歳	12～16 歳	17～21 歳	18～25 歳

*萌出時期について M. Massler、I. Schour (1940) に基づくが、日本人では右欄となる。1988 年と 2018 年でかなり異なる。2018 年の調査に基づけば、乳歯は上下顎ともに A → B → D → C → E の順で、永久歯は上顎が 1 → 6 → 2 → 4 → 3 → 5 → 7（3457、4537 もある）、下顎が 1 → 6 → 2 → 3 → 4 → 5 → 7（3475、4357 もある）の順である。

D Complete⁺ EX 第118回歯科国試解説

歯科医学総論Ⅵ：検査

54 右側顎下部の腫脹を主訴として来院した患者の初診時のCT（**別冊** No.20A）
と精査のため追加した超音波検査像（**別冊** No.20B）を別に示す。
新たに得られた情報はどれか。1つ選べ。
a 血流速度
b 糖代謝量
c 組織の硬さ
d 唾液分泌能
e 水分子の拡散状態

▶選択肢考察◀

○ a 画像（B）はカラードプラ法である。生体内の血流の有無や速度の情報に色を付け
て、Bモード（超音波診断のベースとなる表示方法）画像の上に重ね合わせて表示
している。

× b 糖代謝を利用した画像検査は、PET/CTである。

× c 組織の硬さを評価するのは、超音波検査のエラストグラフィである。

× d 唾液分泌能を評価するのは、唾液腺シンチグラフィである。

× e 水分子の拡散状態を利用した画像検査は、MRIの拡散強調像である。

▶正 解◀ **a**

No. 20

A

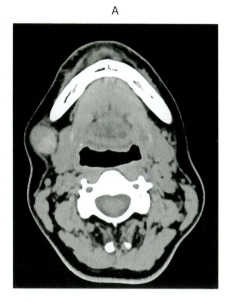

B

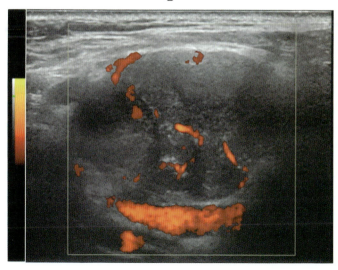

D Complete⁺ EX 第118回歯科国試解説

歯科医学各論Ⅴ：高齢者等に関連した疾患・病態・予防ならびに歯科診療

---

55 食べ物が飲み込みにくいことを自覚している上顎部分床義歯装着者が来院した。修正前の義歯の写真（**別冊** No.21 A）とチェアサイドである修正を行った義歯の写真（**別冊** No.21 B）を別に示す。
　改善が期待されるのはどれか。**3つ選べ。**
　a　先行期
　b　準備期
　c　口腔期
　d　咽頭期
　e　食道期

▶**選択肢考察**◀

×a、e、○b、c、d　舌接触補助床〈PAP〉の適応は、舌の口蓋への接触が困難となり、食塊形成や食塊の移送に支障がある場合である。すなわち食物を咀嚼し、食塊を形成する準備期、舌の動きにより食塊を咽頭に移送する口腔期、嚥下反射により食塊が咽頭から食道に送り込まれる咽頭期の改善が見込まれる。

▶**正　解**◀　　**b、c、d**

▶**要　点**◀

　修正を行った義歯は、既存の義歯の口蓋部分に厚みを持たせた舌接触補助床〈PAP〉である。PAP は舌の外科的な切除などに伴う運動障害により、摂食嚥下障害や構音障害を生じた患者や、脳血管疾患などが原因で、舌の機能的な障害を有し、摂食嚥下障害や構音障害を生じた患者で適応となる。PAP は嚥下機能の回復や誤嚥予防に有用である。

552

No. 21

A

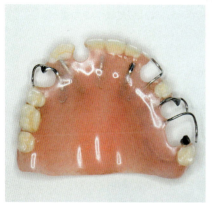
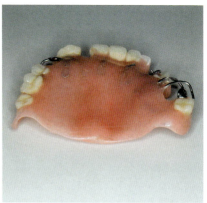

B

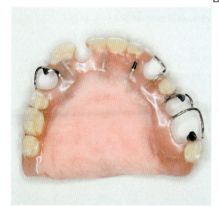
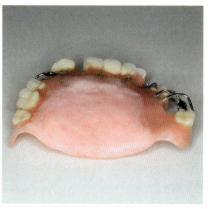

● 嚥下運動の流れ

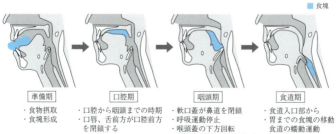

歯科医学各論Ⅳ：歯質・歯・顎顔面欠損と機能障害

56 口腔外傷の予防のためのマウスガードで正しいのはどれか。**2つ選べ。**
　a　使用後は丁寧に水洗いする。
　b　歯の交換期には装着しない。
　c　製作前に齲蝕や歯周病の治療を行う。
　d　装着によって歯の咬耗が進行しやすい。
　e　マウスフォームドタイプは作業用模型上で製作する。

▶選択肢考察◀
○a　マウスガードは、口腔内での細菌の繁殖を防ぐために使用後の洗浄が必要である。
×b　乳歯から永久歯への交換期では、マウスガードを調整することで装着は可能である。
○c　マウスガードを適切に装着するためには、歯周病や咬合状態を確認し、必要であれば治療を行うことが望ましい。
×d　マウスガードを装着することで、歯の咬耗を防ぐことが可能となる。特にスポーツ用マウスガードは、外傷や咬耗を防ぐために使用される。
×e　マウスフォームドタイプは、直接口腔内でレジンを軟化させ製作する。作業用模型を用いて製作するのはカスタムメイドタイプである。

▶正　解◀　**a、c**

▶要　点◀
　マウスガードは湯や熱湯で軟化してしまうため、水で洗浄する。洗浄剤としてマウスガード洗浄スプレーや義歯洗浄剤を使用するのが望ましい。
　スポーツ用マウスガードは、競技中の衝撃や食いしばりで歯や顎を保護し、損傷や骨折を防ぐだけでなく、衝撃を吸収して脳震盪のリスクを軽減する役割がある。
　歯科医院で製作するカスタムメイドタイプは印象採得後に作業用模型上で製作するため適合が良いが、マウスフォームドタイプは湯で軟化し口腔内で圧接して簡易に製作するため、装着感が劣る。

:MEMO:

D | Complete⁺ EX 第118回歯科国試解説

歯科医学各論Ⅳ：歯質・歯・顎顔面欠損と機能障害

> **57** 78歳の女性。義歯の製作を希望して来院した。8か月前に右側上顎腫瘍の切除術が施行され、現在も口腔外科へ通院中であるという。診察の結果、補綴歯科治療を行うこととした。初診時の上顎欠損の口腔内写真（**別冊** No. 22 A）と補綴装置製作過程の写真（**別冊** No. 22 B）を別に示す。
>
>   製作する補綴装置で、矢印に示す構造によって改善されるのはどれか。**2つ選べ。**
>
>   a　構　音
>   b　咬　合
>   c　開口量
>   d　下顎位
>   e　鼻漏出

▶**正解へのアプローチ**◀

年齢・性別：78歳の女性
主　訴：義歯の製作
現病歴：8か月前に右側上顎腫瘍の切除術が施行され、現在も口腔外科へ通院中
既往歴：右側上顎腫瘍
画像診断：（A）上顎右側口蓋部に鼻腔と交通する欠損が認められる。
　　　　　　（B）個人トレーによる精密印象を行っている。矢印部は骨の欠損部を印象採得したもので、この部分には栓塞子が設定される。

▶**選択肢考察**◀

　鼻腔と口腔が交通する上顎欠損がみられる患者に対して顎義歯を製作する際に、栓塞子の構造により改善されることを問う問題である。
○a　鼻腔と口腔が遮断されて構音障害が改善される。
×b、c、d　栓塞子により直接的に咬合、開口量、下顎位が変化することはない。
○e　鼻腔と口腔が遮断されて鼻漏出が防止される。

▶**正　解**◀　**a、e**

556

No. 22

A

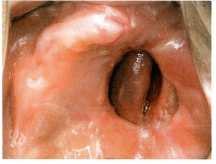

（ミラー像）

B

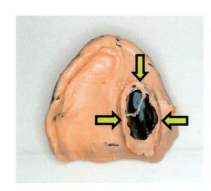 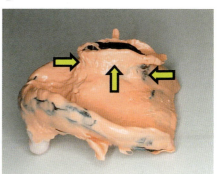

▶要 点◀

● 栓塞子（オブチュレーター）

上下顎の穿孔部あるいは欠損部を栓塞する部分。顎義歯などに設置される。

栓塞子の種類：顎義歯の軽量化を目的として、栓塞子内部を中空とした中空型栓塞子と、顎義歯の清掃性向上などのために、中空型栓塞子の天蓋部分を解放した構造の栓塞子である天蓋開放型栓塞子がある。

D Complete⁺ EX 第118回歯科国試解説

歯科医学総論Ⅷ：歯科材料と歯科医療機器

58 エアタービンを用いた切削で適切な切削圧はどれか。1つ選べ。
a 　　　 5～10 gf
b 　　 50～100 gf
c 　 200～300 gf
d 　 500～600 gf
e 800～1,000 gf

▶選択肢考察◀

　エアタービンは、駆動源として圧縮空気を用い、300,000～500,000 rpm の高速回転で歯質、金属あるいは陶材などを効率よく切削する。負荷がかかると回転速度が落ちるため、0.5～1.0 N（約50～100 gf）程度のフェザータッチで使用する。歯質の切削は、歯髄刺激の防止および切削片除去のため、連続注水による冷却を行う必要がある。

×a、c、d、e　適切な切削圧ではない。
○b　エアタービンを用いた切削で、適切な切削圧は50～100 gf である。

▶正　解◀　**b**

Complete⁺ EX　第118回歯科国試解説　D

歯科医学各論Ⅳ：歯質・歯・顎顔面欠損と機能障害

> **59**　ストレート形状と比べたテーパー形状のインプラント体の特徴はどれか。
> **3つ選べ。**
>
> 　　a　骨接触面積が小さい。
> 　　b　埋入深度を調整しやすい。
> 　　c　インプラント体が破折しやすい。
> 　　d　軟らかい骨質でも初期固定を得やすい。
> 　　e　隣在歯歯根の位置関係による影響を受けにくい。

▶**選択肢考察**◀

　テーパー形状インプラントとは、先細りの円錐形の形状を持つインプラント体のことである。

○a　ストレート形状と比べて骨接触面積は小さい。

○b　先細り形状のため、埋入深度を調整しやすい。

×c　先細り構造で骨との接触面積が小さいため、インプラントが緩むことはあるが破折はしにくい。

×d、○e　接触面積が小さいため、初期固定は得にくいが、隣在歯の位置関係による影響は受けにくい。

▶**正　解**◀　**解なし（採点除外）**

設問の状況設定が不十分で正解が得られないため、採点対象から除外する。

▶**要　点**◀

◉ **テーパー形状インプラントの特徴**

・初期固定を得にくい（骨との接触面積が少ないため）。

・埋入深度を調節しやすい（円錐形のため、骨の状況に応じて埋入の深さを調整しやすい）。

・隣在歯歯根の位置関係に影響を受けにくい（先細り形状のため）。

559

D Complete⁺ EX 第118回歯科国試解説

歯科医学総論Ⅰ：保健・医療と健康増進

60 ノーマライゼーションに該当するのはどれか。**2つ選べ**。
a　予防接種の実施
b　国民皆保険制度の確立
c　ライフスタイルの改善
d　ユニバーサルデザインの普及
e　社会参加を困難にする制度的障壁の除去

アプローチ 》

　ノーマライゼーションとは、社会福祉をめぐる社会理念の一つで、障害者や高齢者などがほかの人々と等しく生きる社会・福祉環境の整備、実現（共生社会実現）を目指す考え方である。また共生社会実現に向けた運動や施策なども含まれる。厚生労働省ではノーマライゼーションの理念を「障害のある人が障害のない人と同等に生活し、ともにいきいきと活動できる社会を目指す」とし、① 障害者プランの推進 ② 新しい障害者福祉サービスの利用の仕組み ③ 精神障害者の人権に配慮した精神医療の確保、自立と社会復帰の促進 ④ 社会参加の推進などを行っている。

▶選択肢考察◀

×a、b、c　ノーマライゼーションに該当しない。

○d　ユニバーサルデザインの基本思想は、多様な人々の違いを認め、尊重し合いながら、誰もがより暮らしやすい環境をつくることにある。具体例として、ピクトグラム表示や、多機能トイレなどを挙げることができる。これらは、障害者に限らず誰でも簡単に利用できるよう工夫されている。

○e　社会参加を困難にする制度的障壁とは、社会ルールや制度によって、障害者や高齢者などが能力以前の段階で機会の均等を奪われているバリアのことである。2016年4月に施行された「障害を理由とする差別の解消の推進に関する法律」（いわゆる「障害者差別解消法」）では、「社会的障壁の除去」という文言が使われ、国や地方自治体ではその除去を義務化し、民間事業者にも努力義務としている。

▶正　解◀　**d、e**

MEMO

D Complete⁺ EX 第118回歯科国試解説

歯科医学各論Ⅳ：歯質・歯・顎顔面欠損と機能障害

61 スタビリゼーションアプライアンスを製作し、口腔内で調整を行った。咬合接触を印記した写真（**別冊** No.23）を別に示す。
左側側方運動による咬合接触の印記はどれか。1つ選べ。
a ア
b イ
c ウ
d エ
e オ

No. 23

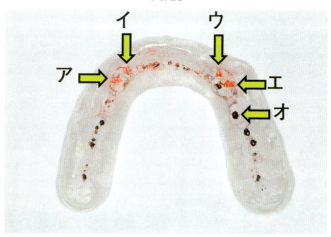

▶選択肢考察◀

× a、b、c、e、○ d 写真は、スタビリゼーション型スプリントに記録された咬合接触の印記である。青がタッピング位での咬合印記で、赤が偏心運動時の咬合印記である。
スタビリゼーション型スプリントは、中心咬合位で前歯部の切縁・臼歯部の機能咬頭が均等に接触し、偏心運動時は犬歯誘導となるように調整するのが原則である。写真より、上方に伸びる印記が前方運動時の印記、左方に伸びる印記が右側方運動時の印記、右方に伸びる印記が左側方運動時の印記となる。従って、エが左側側方運動による咬合接触である。

▶正 解◀ **d**

歯科医学総論Ⅶ：治療

62 パラタルアーチの使用目的はどれか。1つ選べ。
 a　舌突出癖の除去
 b　上顎前歯の唇側傾斜
 c　上顎犬歯間幅径の増大
 d　上顎大臼歯の捻転の改善
 e　上顎歯槽基底弓の側方拡大

選択肢考察

　パラタルアーチは、大臼歯の捻転の改善、トルクの改善やヘッドギアとの併用による加強固定、臼歯の垂直的保持、側方拡大などを目的に用いられる。
×a　舌突出癖の除去には、タングクリブなどの習癖除去装置を用いる。
×b　上顎前歯の唇側傾斜には、舌側弧線装置などを用いる。
×c　上顎犬歯間幅径の増大には、拡大装置やマルチブラケット装置などを用いる。
○d　上顎大臼歯の捻転の改善のため、改善する側のバンドまたはシース挿入部をプライヤーで把持し、主線を遠心側に屈曲して装着する。改善する側の大臼歯に回転、反対側の大臼歯に遠心方向の力が働き、捻転の改善が期待できる。
×e　上顎歯槽基底弓の側方拡大には、急速拡大装置などを用いる。

正 解　d

D Complete⁺ EX 第118回歯科国試解説

歯科医学各論Ⅱ：歯・歯髄・歯周組織の疾患

63 Tooth wear の原因はどれか。**3つ選べ。**
 a 冷刺激
 b 胃食道逆流症
 c フッ化物洗口
 d ブラキシズム
 e 不適切なブラッシング

▶選択肢考察◀

　Tooth wear（歯の損耗）とは、慢性の機械的、化学的刺激によって徐々に起きる感染によらない歯質の欠損で、摩耗症、咬耗症、アブフラクション、酸蝕症がある。
× a 冷刺激は知覚過敏の原因となる。
○ b 胃食道逆流症は、胃酸などの胃の内容物の逆流により酸蝕症の原因となる。
× c フッ化物の洗口の際、誤って薬剤を大量に飲み込むと、フッ素中毒をきたす可能性がある。
○ d ブラキシズムは咬耗症の原因となる。
○ e 不適切なブラッシングは、摩耗症やくさび状欠損の原因となる。

▶正　解◀　**b、d、e**

▶要　点◀
● 歯の硬組織疾患

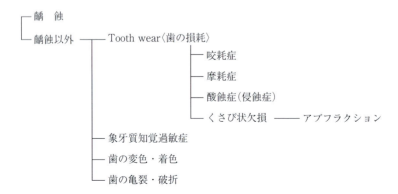

● 齲蝕以外の硬組織疾患の病因と病態

	主な病因	主な病態
咬耗症	歯ぎしりやくいしばり 加齢変化	隣接面接触点部の摩耗 咬合高径の低下 食片圧入
摩耗症	習慣性摩耗：不正なブラッシングや歯間ブラシの不正使用など 職業性摩耗：道具を特定の歯列にくわえることなど 義歯のクラスプや床縁によって生じる摩耗	歯間ブラシの形状に合った欠損への食片の嵌入 道具をくわえた部位に一致した形態の欠損 義歯やクラスプの接する範囲と一致した摩耗
酸蝕症（侵蝕症）	外因性因子：酸性食品の多量摂取（非職業性因子）、工場での酸性ガス吸引による（職業性因子） 内因性因子：過食嘔吐や妊娠やストレスによる嘔吐の繰り返しや、胃食道逆流症〈GERD〉	食品や職業性のものは前歯部や歯頸部に好発する欠損など 嘔吐の繰り返しによるものは上顎歯列の口蓋側に特徴的な損耗
くさび状欠損	長期的な歯ブラシの不正使用などによるもの	歯頸部のエナメル質および象牙質の欠損
アブフラクション	くさび状欠損のうち、過度な咬合力が原因となったもの	
象牙質知覚過敏症	露出した象牙質に加わった物理的あるいは化学的刺激	自発痛を伴わない一過性の擦過痛や冷水痛
歯の変色・着色	エナメル質のハイドロキシアパタイトに付着した嗜好品の色素、エナメル質や象牙質の形成期または形成後に基質に取り込まれたステインなど	黒褐色を基調とした着色、帯状の着色など
歯の亀裂・破折	外力や咬合力	象牙質や歯髄に達する破折は誘発痛、疼痛 歯根破折では咬合痛や歯の動揺

歯科医学各論Ⅲ：顎・口腔領域の疾患

64　63歳の女性。開口困難を主訴として来院した。2年前から大開口時に右側耳前部に雑音を認めていたが、3日前から口が開けづらくなったという。顔面に圧痛部位はないが、開口時に下顎が右側に偏位する。初診時のエックス線画像（**別冊** No.24 A）と MRI（**別冊** No.24 B）を別に示す。
適切な治療法はどれか。**2つ選べ。**
a　顎関節制動術
b　筋突起切除術
c　関節腔内洗浄療法
d　咀嚼筋ストレッチ
e　マニピュレーション

No. 24
A

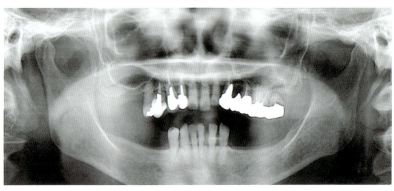

▶正解へのアプローチ◀

年齢・性別：63歳の女性

主　訴：開口困難

現病歴：2年前から大開口時に右側耳前部に雑音を認めていたが、3日前から口が開けづらくなった。

画像診断：（A）下顎頭に変形はみられない。
　　　　　（B）右側顎関節に非復位性関節円板前方転位、関節腔に関節液の貯留（joint effusion）を認める。左側の関節円板に位置異常はみられない。

診　断：右側顎関節症（非復位性関節円板前方転位 Ⅲb）

B

右側 | 左側

閉口

開口

プロトン密度強調矢状断像

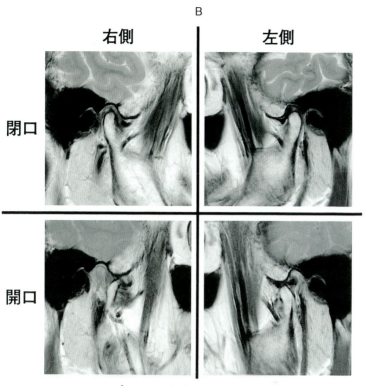

脂肪抑制T2強調冠状断像

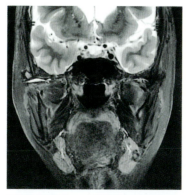

D Complete+ EX 第118回歯科国試解説

▶選択肢考察◀

× a 開口障害があるため、顎関節制動術の適応ではない。

× b 筋突起切除術は、筋突起過長症や、咀嚼筋腱・腱膜過形成症において開口障害を改善する目的で行われることがあるが、顎関節症の適応ではない。

○ c 関節腔内洗浄療法は、顎運動障害の改善、顎関節痛の軽減、癒着の剥離、サイトカインの除去、上関節腔の拡大や関節包の伸展を目的として行われるため、適切な治療法である。マニピュレーションを併用することもある。

× d 咀嚼筋には問題がないため、ストレッチの適応ではない。

○ e 3日前から口が開けづらくなったとのことから、急性クローズドロックの解除を目的にマニピュレーションを行う。

▶正　解◀　c、e

MEMO

D Complete+ EX 第118回歯科国試解説

歯科医学各論Ⅳ：歯質・歯・顎顔面欠損と機能障害

65 87歳の女性。下顎前歯の著しい動揺と咀嚼困難を主訴として来院した。診察の結果、③ 2 1|1 ② ③ ブリッジの支台歯の抜去と、ある補綴装置の製作を行うこととした。初診時の口腔内写真（**別冊** No.25 A）、製作過程の写真（**別冊** No.25 B）及び補綴装置装着時の口腔内写真（**別冊** No.25 C）を別に示す。

この補綴装置について正しいのはどれか。**2つ選べ**。
a リラインを必要とする。
b ろう義歯試適ができない。
c 抜歯後に咬合高径が変化する。
d レストシートが形成できない。
e シリコーンゴム印象材で印象採得する。

No. 25
A

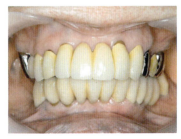

▶**正解へのアプローチ**◀

年齢・性別：87歳の女性
主　訴：下顎前歯の著しい動揺と咀嚼困難
画像診断：（A）ブリッジ除去と支台歯の抜歯前の口腔内正面観である。
　　　　（B）上：下顎右側に製作した咬合床とシリコーン材料により咬合採得を行っている。
　　　　　　左：咬合記録を介して咬合器上に作業用模型を装着している。
　　　　　　右：抜歯予定部の石膏模型を削合し、人工歯排列と歯肉形成を実施している。
　　　　（C）下顎のブリッジ除去と支台歯を抜歯し義歯を装着している。抜歯部の義歯床粘膜面には白色の材料が貼付されている。

570

B

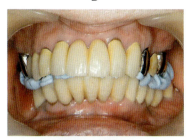

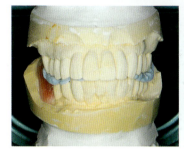
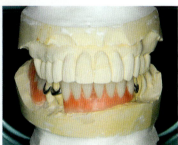

C

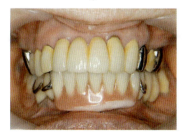

▶選択肢考察◀

- ○a 抜歯部位を模型上で削合するため、不適合が生じやすく装着時のリラインが必要である。
- ○b 人工歯を排列する部分は義歯装着時まで口腔内に歯が存在するため、ろう義歯試適が行えない。
- ×c 抜歯前の垂直的顎位を義歯の製作時にも適用するので変化しない。
- ×d レストシートは、印象採得前に口腔内で形成することが可能である。
- ×e シリコーンゴム印象材は、硬化後に印象体を撤去する際、動揺歯が抜けてしまう可能性がある。ハイドロコロイド印象材の使用が推奨される。

▶正 解◀　a、b

D Complete⁺ EX 第118回歯科国試解説

歯科医学各論Ⅱ：歯・歯髄・歯周組織の疾患

66 32歳の女性。下顎右側第二大臼歯の冷水痛を主訴として来院した。最近になってしみるようになったという。検査の結果、辺縁性二次齲蝕と診断し、1ステップシステムを用いたコンポジットレジン修復を行うこととした。初診時の口腔内写真（**別冊** No.26 A）、歯面処理とボンディング処理過程の口腔内写真（**別冊** No.26 B、C）及び修復操作終了後の口腔内写真（**別冊** No.26 D）を別に示す。

　Cの直後に行うのはどれか。1つ選べ。

　a　水　洗
　b　光照射
　c　エアブロー
　d　ベベル付与
　e　ブロットドライ

▶正解へのアプローチ◀

年齢・性別：32歳の女性

主　訴：下顎右側第二大臼歯の冷水痛

現病歴：最近になってしみるようになった。

画像診断：（A）エナメル質窩縁付近の不適合は、修復物の咬耗により、段差が形成されている。冷水痛は、修復物と窩壁の剝離から生じる漏洩が原因であると考えられる。

　　　　　（B）エナメル質窩縁のみがリン酸ゲルによって処理されており、セレクティブエッチングが行われている。

　　　　　（C）歯面にボンディング材を塗布している。

　　　　　（D）コンポジットレジンの塡塞を行っている。

診　断：辺縁性二次齲蝕

▶選択肢考察◀

　本症例ではエナメル質窩縁部にセレクティブエッチングが行われている。

×a、b、d、e、○c　ボンディング処理の直後には、エアブローを行いボンディング材に含まれる余剰成分を飛ばす処置を行う。▶要　点◀参照。

▶正　解◀　**c**

572

No. 26

A

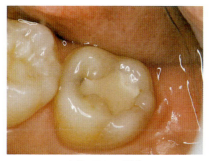

（ミラー像）

B

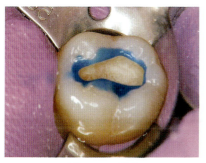

（ミラー像）

C

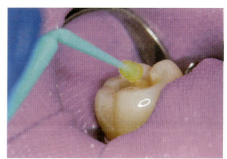

D

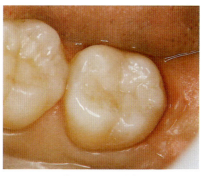

（ミラー像）

D Complete⁺ EX 第118回歯科国試解説

▶要 点◀

● セレクティブエッチングの手順

　① セレクティブエッチング（リン酸ゲル）→ ② 水洗、乾燥 → ③ ボンディング材塗布 → ④ エアーによる余剰のボンディング材を除去 → ⑤ コンポジットレジンの填塞 → ⑥ 光照射

　エナメル質に対する接着前処理として、40％リン酸ゲルを用いるエナメルエッチングシステムが最も有効である。しかし、窩洞全体をエッチングするトータルエッチングシステムやウェットボンドシステムでは、象牙質に対する脱灰効果が強すぎる。従って、エナメル質にも象牙質にも有効なスミヤー層除去効果がある、セルフエッチングシステムやワンステップボンディングシステムが使用されている。

　しかし、特にワンステップボンディングシステムではエナメル質脱灰効果が低いため、期待する接着効果が得られない。このため、最初に窩縁エナメル質だけをリン酸ゲルで酸処理を行う。これをセレクティブエッチングという。

Complete⁺ EX 第118回歯科国試解説 D

歯科医学総論Ⅵ：検査

67 医療情報のシステムで、デジタル医用画像の保存や転送における国際標準規格はどれか。1つ選べ。

    a　DICOM

    b　HIS

    c　ICD 10

    d　PACS

    e　RIS

▶**選択肢考察**◀

○ a　DICOM は Digital Imaging and Communication in Medicine の略である。医用画像フォーマットの標準規格であり、画像に患者情報や撮影条件などのデータを付随することができる。国際的な標準規格であるため、遠隔読影なども可能となる。

× b　HIS は Hospital Information System の略で、病院情報システムのことである。

× c　ICD 10 は International Statistical Classification of Diseases and Related Health Problems の略で、国際疾病分類第 10 版のことである。

× d　PACS は Picture Archiving and Communication System の略で、画像の保管管理システムである。

× e　RIS は Radiology Information System の略で、放射線科情報システムのことである。

▶**正　解**◀　**a**

D Complete+ EX 第118回歯科国試解説

歯科医学総論Ⅷ：歯科材料と歯科医療機器

68 ある印象材の硬化反応式を示す。

$$
\begin{array}{ccc}
& \text{O} & \text{O} \\
& | & | \\
\text{CH}_3-\text{Si}-\text{CH}_3 & \text{CH}_3-\text{Si}-\text{CH}_3 \\
| & | \\
\text{CH}_3-\text{Si}-\text{H} & \text{CH}_2=\text{CH}-\text{Si}-\text{CH}_3 \\
| & | \\
\text{CH}_3-\text{Si}-\text{CH}_3 & \text{CH}_3-\text{Si}-\text{CH}_3 \\
| & | \\
\text{O} & \text{O}
\end{array}
$$

特徴はどれか。**2つ選べ**。

a 可逆性である。
b 吸水によって膨張する。
c 線状高分子となり硬化する。
d 触媒として塩化白金酸を含む。
e 流動性の調整にフィラーを添加する。

▶選択肢考察◀

図は、シリコーン印象材の付加重合型の硬化反応が示されている。左側の構造にある Si−H と Si−CH＝CH$_2$ の間で付加反応が起こり、高分子の架橋構造を形成している。この反応は付加型シリコーンゴム印象材の特徴である。

×a 付加型シリコーンゴム印象材は、非可逆性の印象材である。

×b 吸水で膨張するのは、アルジネート印象材や寒天印象材などのハイドロコロイド印象材や、縮合型シリコーンゴム印象材である。

×c 高分子の架橋構造であるため、網目状高分子として硬化する。

○d 付加型シリコーンゴム印象材は、ポリジメチルシロキサンを主成分とし、塩化白金を触媒とする。

○e 付加型シリコーンゴム印象材は、フィラーの配合量により流動性を調整している。

▶正 解◀ **d、e**

▶要　点◀
◉ 付加型シリコーンゴム印象材の特徴
- ポリジメチルシロキサンを主成分とし、塩化白金を触媒とする。
- 硬化反応は付加重合であり、反応生成物は存在しない。
- 硬化中に酸素を発生することがあるため、石膏の注入には注意を要する。
- フィラーの配合量により流動性を調整している。
- ゴム系印象材の中では適度な弾性ひずみと、小さな永久ひずみを有するため、有歯顎、無歯顎者の精密印象に用いられる。

Complete⁺ EX 第118回歯科国試解説

歯科医学各論Ⅳ：歯質・歯・顎顔面欠損と機能障害

69 65歳の女性。上顎右側第二小臼歯のクラウン脱離を主訴として来院した。診察の結果、前処置の後にクラウンを再製作することとした。初診時の口腔内写真（別冊 No.27 A）、エックス線画像（別冊 No.27 B）及び前処置中の口腔内写真（別冊 No.27 C）を別に示す。
この前処置において考慮すべきなのはどれか。**4つ選べ。**
 a　歯冠歯根長比
 b　歯槽骨の削除
 c　フェルールの高さ
 d　上顎洞底との位置関係
 e　対合歯とのクリアランス

▶正解へのアプローチ◀
年齢・性別：65歳の女性
主　訴：上顎右側第二小臼歯のクラウン脱離
画像診断：（A）クラウンがポストコアごと脱離している。
　　　　　（B）歯肉縁下に歯質が存在している。
　　　　　（C）ルートエクストルージョンを行っている。

▶選択肢考察◀
　ルートエクストルージョンを行うことで、生物学的幅径（骨縁上付着組織）とフェルールエフェクトが得られ補綴装置の脱離に対して抵抗可能になるが、歯冠歯根比が悪化するといった欠点も存在する。また、ルートエクストルージョンを行う際に、歯槽骨を削除することで相対的に挺出させることもある。
○a　ルートエクストルージョンを行うことで、歯冠歯根長比は悪化する可能性がある。
○b　歯槽骨を削除することで、相対的に歯根を挺出させることができる。
○c　歯根に対してルートエクストルージョンを行うことで、有効なフェルールの高さを得られ、製作する補綴装置の脱離に抵抗する。
×d　歯根の圧下を行うわけではないので、上顎洞底との位置関係は考慮しない。
○e　ルートエクストルージョンを行うことで、対合歯とのクリアランスが減少する可能性がある。

▶正　解◀　**a、b、c、e**

No. 27

A

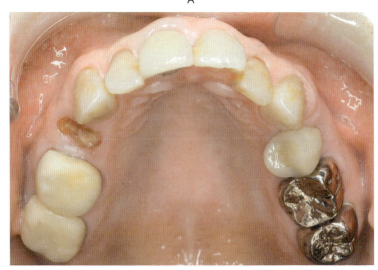

B

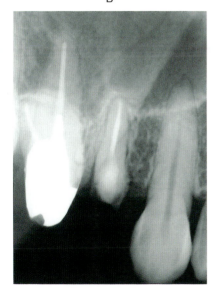

C

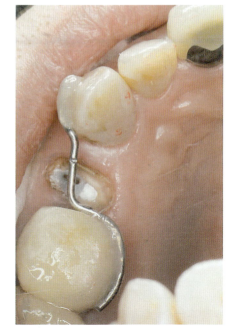

D Complete⁺ EX 第118回歯科国試解説

歯科医学総論Ⅵ：検査

> **70** 歯科用コーンビーム CT で判断できる偶発症はどれか。**2つ選べ**。
>
> a 器具の誤飲
>
> b 根管側壁穿孔
>
> c 根管内器具の破折
>
> d 口腔軟組織の化学的損傷
>
> e 根管清掃剤の根尖孔外溢出

▶選択肢考察◀

×a、d、e 歯科用コーンビーム CT では、軟組織の損傷や根管清掃剤は検出できない。また、器具の誤飲の診断にはさらに広範囲のエックス線検査が必要である。

○b 根管側壁の穿孔の診断は、歯科用コーンビーム CT が有用である。

○c 根管内破折器具の位置や長さの確認は、歯科用コーンビーム CT が有用である。

▶正　解◀　b、c

Complete+ EX 第118回歯科国試解説 D

歯科医学総論Ⅲ：病因、病態

71 法的な脳死判定基準に含まれるのはどれか。1つ選べ。

 a 低体温

 b 下顎呼吸

 c 除脳硬直

 d 心拍動停止

 e 脳幹反射消失

▶選択肢考察◀

× a 低体温は、法的脳死判定における除外条件の1つであり、確認しなければならない項目の1つである。従って、法的脳死判定基準に含まれるが、脳死を判定するのに用いる基準ではないため、誤答肢とされたものと考えられる。

× b 下顎呼吸は、死戦期呼吸の1種で、吸気時に下顎を上下させ、空気を飲み込むような動作をいう。主に死の直前において、呼吸困難の症状として認められる呼吸動作である。体動は呼吸をしている様にみえるが、実際には換気が行われていない（無呼吸）状態で、一次救命処置〈BLS〉で確認する事項である。脳死では認められない。

× c 除脳硬直は、延髄より中枢側、特に中脳や橋の上部が損傷された場合に生じる異常な姿勢反応（四肢の硬直および伸展、内旋、足の底屈などを認める）で、脳死では認められない現象であるため、これが認められる場合には脳死判定を中止する。

× d 脳死は、全脳機能の停止を指し、心臓は停止していない。心拍動停止は心臓死の診断で確認される。

○ e 脳死判定において必須の判定基準は、① 深昏睡（疼痛刺激を顔面に与える、従って、末梢性両側性の三叉神経もしくは顔面神経がある場合には不可能となる）、② 瞳孔固定（両側4mm以上）、③ 脳幹反射（対光反射、角膜反射、毛様脊髄反射、眼球頭反射、前庭反射、咽頭反射、咳嗽反射の7項目）の消失、④ 脳波活動の消失（いわゆる平坦脳波）、⑤ 自発呼吸の消失（無呼吸テスト、判定の最後に実施する必要がある）、である。また、聴性脳幹誘発反応の消失は、必須条件ではないが確認することが望ましいとされている。上記を確認し終わって（第1回の判定終了）から、6歳以上では6時間以上、6歳未満では24時間以上経過した時点で、再度、第2回の判定を行い、第2回目の脳死判定ですべての項目が満たされた場合、法的脳死と判定する。なお、本設問は第112回歯科医師国家試験C問題第30問とほぼ同様の設問である。

581

D Complete⁺ EX 第118回歯科国試解説

▶正　解◀ e

▶要　点◀

● 法的脳死判定

- 臨床上の死（個体死）には ① 心臓死と ② 脳死があるが、いずれも個体死として規定している法律はない。
- 心臓死は従来から死亡診断を行う際に確認されている、いわば一般的な死で、死の三徴候（呼吸機能の停止、心機能の停止、脳機能の停止）を確認することで判定されている。
- 脳死は、脳幹を含めた総ての脳（全脳）機能が不可逆的に回復不可能な段階まで失われた状態のことをいうが、通常の臨床上、この判定を行うことはない。脳死は、臓器移植を前提とした場合のヒトの死と解され、「臓器の移植に関する法律（臓器移植法）」第6条に規定されている（脳死した者の身体を死体と規定している）。
- 法的脳死判定は、臓器移植法と同法の運用に関する指針（ガイドライン）に基づく、マニュアルに沿って行われる脳死判定のことである。以下に手順に沿って列記する。
- 脳死判定は臓器移植と関係しない2名以上の脳死判定の経験を有する医師によって行われ、歯科医師は関与しない。
- 脳死判定は判定前の確認事項（① 臓器提供をしない意志を示している、② 被虐待児童であるなど）に該当した場合には行わない。該当しない場合は、次いで、前提条件の確認と除外条件の確認を行う。
- 前提条件は、① 深昏睡（JCS Ⅲ-300）、② 無呼吸、③ 原疾患が確実に診断され行い得る全ての治療をもっても回復の見込みがないと判断されること、である。
- 除外条件（判定を行わない条件）は、① 脳死と類似した状態になりうる症例（急性薬物中毒、代謝・内分泌性障害）、② 年齢不相応の血圧を有する、③ 低体温（直腸温が32℃未満、6歳未満の者にあっては、35℃未満）、④ 生後12週未満の者、である。
- これらを満たした上で判定は行われるが、脳死では脊髄は機能していることがあり、脊髄反射がみられる場合があるため、判定で行う刺激は顔面部に限られる。また、脊髄反射と異なる、自発運動、除脳硬直、除皮質硬直、けいれん、ミオクローヌスがみられた場合には脳死判定を行わない。

- 脳死判定において必須となる判定項目は、① 深昏睡（疼痛刺激を顔面に与える、従って、末梢性両側性の三叉神経もしくは顔面神経がある場合には不可能となる）、② 瞳孔固定（両側4mm以上）、③ 脳幹反射（対光反射、角膜反射、毛様脊髄反射、眼球頭反射、前庭反射、咽頭反射、咳嗽反射の7項目）の消失、④ 脳波活動の消失（いわゆる平坦脳波）、⑤ 自発呼吸の消失（無呼吸テスト、判定の最後に実施する必要がある）、である。また、聴性脳幹誘発反応の消失は、必須条件ではないが確認することが望ましいとされている。
- 必須判定項目を確認し終わって（第1回の判定終了）から、6歳以上では6時間以上、6歳未満では24時間以上経過した時点で、再度、第2回の判定を行い、第2回目の脳死判定ですべての項目が満たされた場合、法的脳死と判定する。

D Complete⁺ EX 第118回歯科国試解説

歯科医学各論Ⅴ：高齢者等に関連した疾患・病態・予防ならびに歯科診療

72 66歳の男性。しゃべりにくいことを主訴として来院した。1年前に脳梗塞を発症したという。検査の結果、現在使用中の全部床義歯にある装置を付与することとした。装置を付与した義歯の写真（**別冊** No.28A、B）を別に示す。
　　改善が期待されるのはどれか。**2つ選べ。**

　　a　舌　圧
　　b　咀嚼能率
　　c　軟口蓋の位置
　　d　鼻咽腔の栓塞
　　e　鼻からの息もれ

▶正解へのアプローチ◀

年齢・性別：66歳の男性
主　訴：しゃべりにくい。
既往歴：1年前に脳梗塞を発症している。
画像診断：（A、B）現在使用中の上顎全部床義歯を軟口蓋挙上装置〈PLP〉のような形態に
　　　　　修理している。
診　断：脳梗塞の後遺症による鼻咽腔閉鎖不全

▶選択肢考察◀

×a、b　写真は軟口蓋挙上装置であり、舌圧や咀嚼能率の改善は期待できない。
○c　患者は脳梗塞の後遺症のため、軟口蓋の運動機能が低下していると考えられる。
　　軟口蓋挙上装置〈PLP〉は軟口蓋を持ち上げる作用を有するため、軟口蓋の位置の
　　改善が期待できる。
×d　鼻咽腔の栓塞が期待できるのは、バルブ型スピーチエイドや軟口蓋栓塞子である。
○e　PLPの装着によって、軟口蓋を挙上し発話時の空気が鼻から漏れるのを防止する
　　ことができる。

▶正　解◀　c、e

▶要　点◀

　口蓋裂や脳血管疾患などで鼻咽腔閉鎖機能が低下すると、発語の時に空気が鼻に漏れて言葉が不明瞭になる、嚥下時に食物が鼻に漏れて上手く飲み込めない、などの症状が起こる。軟口蓋挙上装置は、鼻咽腔閉鎖を補塡するための装置であり、言葉の明瞭度が向上し、コミュニケーションが良好になる。

584

No. 28

A

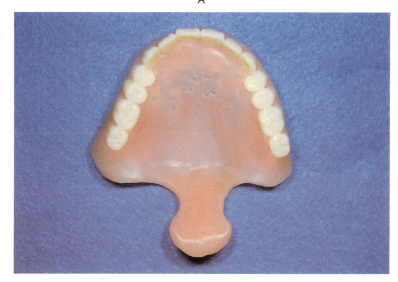

B

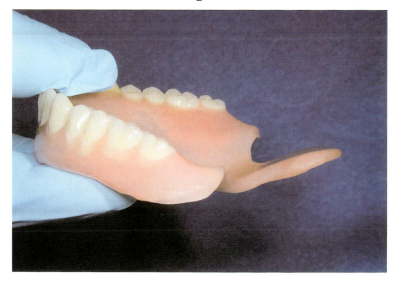

D Complete⁺ EX 第118回歯科国試解説

歯科医学各論Ⅲ：顎・口腔領域の疾患

73 55歳の男性。下顎左側第一大臼歯部の自発痛を主訴として来院した。来院時の血圧は160/95mmHg、心拍数は70/分であった。フェリプレシン含有3%プロピトカイン塩酸塩1.8mLで浸潤麻酔後に罹患歯質の除去を行っていたところ、頭痛と気分不快を訴えた。そのときの生体情報モニタ画面の写真（**別冊**No.29）を別に示す。

まず投与すべき薬剤はどれか。1つ選べ。

a アドレナリン

b エフェドリン塩酸塩

c ニカルジピン塩酸塩

d サルブタモール硫酸塩

e スガマデクスナトリウム

▶正解へのアプローチ◀

年齢・性別：55歳の男性

主 訴：下顎左側第一大臼歯部の自発痛

画像診断：血圧（赤色）213/126mmHg、SpO₂（水色）96%、心拍数（緑色）90/分で、血圧が高値（Ⅲ度高血圧）である。また、心電図（緑色の波形）はRR間隔が一定であり、特に異常を認めない。

診 断：歯科治療中の疼痛による血圧上昇（異常高血圧）

▶選択肢考察◀

高血圧患者の歯科治療は、バイタルサインモニタ下で行うことが望ましい。本症例では来院時の血圧が160/95mmHgと高値（Ⅱ度高血圧）であったが、180/110mmHg以上でないため治療可能と判断し、アドレナリンを含まない歯科用局所麻酔薬で浸潤麻酔を行ったと考えられる。しかし、局所麻酔の効果より罹患歯質の除去による疼痛が強いために、血圧が上昇したと思われる。

×a アドレナリンは、心停止やアナフィラキシーショックの際に用いる。

×b 昇圧薬のエフェドリン塩酸塩は、α作用とβ作用により血圧と脈拍をさらに上昇させることになる。

No. 29

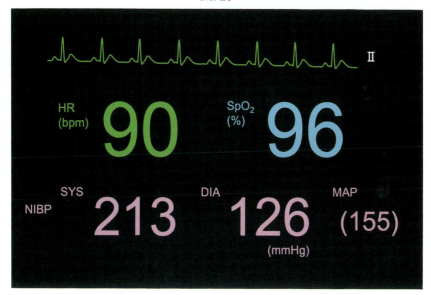

- ○ c ニカルジピン塩酸塩（Ca 拮抗薬、降圧薬）は、血管平滑筋細胞中への Ca^{2+} の取り込みを抑制することにより、血管拡張作用を発揮し、血圧を低下させる。歯科治療時の痛みや不安・恐怖などのストレスによる血圧上昇に対して用いる。本症例では、治療を延期した上で内科医へ照会し、血圧のコントロールがついてから治療を再開した方が良い。
- × d サルブタモール硫酸塩は、β_2 受容体を選択的に刺激する直接型アドレナリン作動薬である。平滑筋弛緩作用があることから、気管支拡張薬として投与される。
- × e スガマデクスナトリウム（筋弛緩回復剤）は、ロクロニウム（非脱分極性筋弛緩薬）による筋弛緩状態からの回復に用いられる。

▶正 解◀ c

D Complete⁺ EX 第118回歯科国試解説

歯科医学総論Ⅷ：歯科材料と歯科医療機器

74 光重合型コンポジットレジンの硬化反応の起点となるのはどれか。1つ
選べ。

　　a MDP
　　b DMPT
　　c HEMA
　　d γ‐MPTS
　　e DMAEMA

▶選択肢考察◀

× a リン酸エステル系モノマーのMDPは、ハイドロキシアパタイトと化学的に結合
し、水に不溶性のカルシウム塩を形成する。歯質のみならず、金属やジルコニア
に対しても高い接着強さを示す。

× b 化学重合型コンポジットレジンは、重合開始剤として過酸化ベンゾイル（BPO）、
重合促進剤として第3級アミンのジメチルパラトイルイジン（DMPT）あるいは
ジハイドロオキシエチルパラトイルイジンなどを用いるBPO‐アミン起媒方式が
多い。

× c HEMAはレジン系歯科材料やデンティンプライマーに含有される親水性モノ
マーである。

× d γ‐MPTSはシリカを主成分とするセラミック修復装置の装着に用いられる。無
機材料であるセラミックス、有機材料であるレジン系装着材料を化学的に結合さ
せるために用いる化合物をシランカップリング剤といい、3‐メタクリロイルオ
キシプロピルトリメトキシシラン（γ‐MPTS）として用いられている。

○ e カンファーキノン（CQ）とジメチルアミノエチルメタクリレート（DMAEMA）は、
光重合型歯科用レジンに重合開始剤として応用されている。

▶正　解◀　**e**

要 点
● コンポジットレジンの構成成分

マトリックスレジン	多官能性モノマー（Bis-GMA、UDMA などのジメタクリレート）		
フィラー	シラン処理されたシリカ、ガラスセラミックス		
開始剤	化学重合剤	開始剤	過酸化ベンゾイル（BPO）
		促進剤	第3級アミン（N,N-ジメチルパラトルイジン、DMPT）
	光重合剤	光増感剤	カンファーキノン（CQ）
		還元剤	N,N-ジメチルアミノエチルメタクリレート（DMAEMA）
シランカップリング剤	3（γ）-メタクリロイルオキシプロピルトリメトキシシラン（γ-MPTS）		
重合禁止剤	ブチル化ヒドロキシトルエン（BHT）		

歯科医学各論Ⅴ：高齢者等に関連した疾患・病態・予防ならびに歯科診療

75　摂食嚥下障害患者に対してリハビリテーションを行うこととした。訓練時の写真（**別冊** No.30）を別に示す。
　　この訓練で改善が期待できるのはどれか。1つ選べ。
　　a　咬　筋
　　b　顎舌骨筋
　　c　外側翼突筋
　　d　胸鎖乳突筋
　　e　口蓋帆挙筋

No. 30

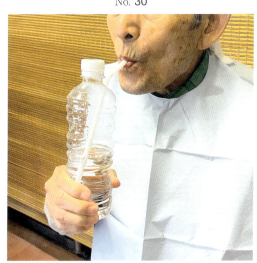

▶選択肢考察◀

　写真で行っている訓練は、ブローイング訓練である。ブローイング訓練は、はじめに座位で息を吸い、ストローをくわえ容器内の水につけ、呼気にて容器内の水が泡立つように息を吐く。この訓練は呼吸と嚥下の協調をコントロールし、鼻咽腔閉鎖機能不全の強化を目的とした間接訓練である。
　×a、b、c、d、〇e　ブローイング訓練により、軟口蓋を挙上する口蓋帆挙筋の機能改善が期待できる。

▶正　解◀　e

歯科医学各論Ⅱ：歯・歯髄・歯周組織の疾患

76　歯周病の二次予防はどれか。**2つ選べ**。
　　a　SRP
　　b　暫間固定
　　c　歯科保健指導
　　d　生活習慣の改善
　　e　プラークコントロール

選択肢考察

○ a、b　歯周病の第二次予防は、早期発見・即時処置を目的とし、歯周病検診の受診、SRP、暫間固定に加え、機能喪失の防止を目的とした歯周外科処置が該当する。

× c、d　歯科保健指導、生活習慣の改善は歯周病の第一次予防の健康増進に該当する。

× e　プラークコントロールは、歯周病の第一次予防の特異的防御に該当する。

正解　a、b

要点

LeavellとClarkは、すべての疾患の自然史に対応する医学の適応の仕方を、①健康増進、②特異的防御、③早期発見・早期処置、④機能喪失の防止、⑤リハビリテーションの5つにとらえ、健康増進と特異的防御を第一次予防、早期発見・早期処置、機能喪失の防止を第二次予防、リハビリテーションを第三次予防とした。歯周病の予防段階を考えるには、疾病予防における5段階を歯周病にあてはめる。

● 歯周疾患の予防段階

第一次予防		第二次予防		第三次予防
健康増進	特異的防御	早期発見・早期処置	機能喪失阻止	
健康教育 口腔清掃 健康維持・増進 　健康な生活習慣 　適切な栄養摂取 　適切な運動 禁煙	意識された口腔清掃 定期的な予防処置 　口腔清掃指導 　PTC 　PMTC 　スケーリング 　洗口剤・薬用歯磨剤の使用	定期検診の受診 歯周基本治療 　歯周疾患に関する教育 　口腔清掃指導 　スケーリング 　不正な修復物の修正 　咬合調整	ルートプレーニング 歯周外科処置 歯の固定	歯周補綴 歯の形態修正 矯正処置

D Complete⁺ EX 第118回歯科国試解説

歯科医学各論Ⅳ：歯質・歯・顎顔面欠損と機能障害

77 60歳の女性。①｜① ② ③ ④ ブリッジの審美不良を主訴として来院した。診察の結果、ジルコニアを用いたブリッジを製作することとした。CADによる補綴装置のデザイン時の画像（**別冊** No.31 A）、治療過程の口腔内写真（**別冊** No.31 B）及び最終補綴装置装着時の口腔内写真（**別冊** No.31 C）を別に示す。
　　Bで確認すべきなのはどれか。**3つ選べ。**
　　a　色調適合性
　　b　隣接接触関係
　　c　フレームの適合
　　d　鼓形空隙の清掃性
　　e　レイヤリング部の咬合接触

▶正解へのアプローチ◀

年齢・性別：60歳の女性

主　訴：ブリッジの審美不良

画像診断：（A）CAD上でのデザイニングを行っている。
　　　　　（B）ジルコニアフレームが口腔内に試適されている。

▶選択肢考察◀

　製作されている補綴装置はジルコニアフレーム陶材レイヤリングということがわかる。本来ジルコニアフレーム陶材レイヤリングの補綴装置は、咬合面やコンタクトなどは陶材で回復することが多いが、AとBから唇側以外はジルコニアフレームで回復していることがわかる。

×a　色調適合性はジルコニアフレームでは確認しない。

○b、d　従来のジルコニアフレームでは、隣接面接触関係や鼓形空隙の清掃性は確認できないが、本症例ではコンタクトがジルコニアフレームで製作されているため確認可能である。

○c　フレームの適合は最優先で確認する。

×e　まだ陶材はレイヤリングされていない。また、設計からレイヤリング部で対合歯と接触することはない。

▶正　解◀　**b、c、d**

No. 31

A

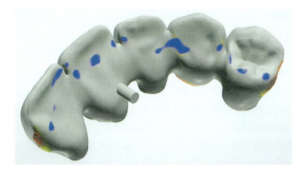

B

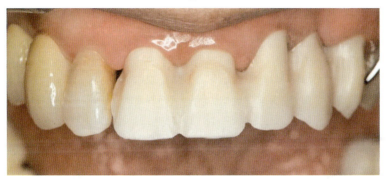

C

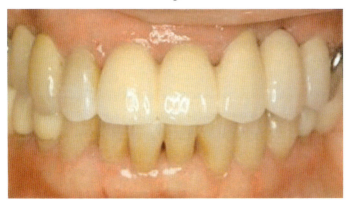

Complete⁺ EX 第118回歯科国試解説

歯科医学各論Ⅲ：顎・口腔領域の疾患

78 37歳の男性。かかりつけ歯科医を受診した際、エックス線画像で左側上顎の異常像を指摘され来院した。これまでに自覚症状はなく、口腔内外に腫脹も認められない。切除術を行うこととした。初診時のエックス線画像（**別冊** No.32 A）、CT（**別冊** No.32 B）、切除物の写真（**別冊** No.32 C）及びH－E染色病理組織像（**別冊** No.32 D）を別に示す。

診断名はどれか。1つ選べ。
a 骨形成線維腫
b 線維性異形成症
c セメント芽細胞腫
d 歯牙腫，集合型〈集合性歯牙腫〉
e 歯牙腫，複雑型〈複雑性歯牙腫〉

▶正解へのアプローチ◀

年齢・性別：37歳の男性
現病歴：かかりつけ歯科医を受診した際、エックス線画像で左側上顎の異常像を指摘された。
現　症：自覚症状なく、口腔内外に腫脹は認められない。
画像診断：（A）左側上顎洞内に硬組織様の不透過像を認める。
　　　　　（B）同部には周囲骨との境界明瞭かつ内部不均一な高吸収域を認める。
　　　　　（C）切除物は硬組織状で、上顎左側第二大臼歯および皮質とともに切除されている。
　　　　　（D）エナメル質様硬組織（脱灰により消失）、象牙質様硬組織、セメント質様硬組織の無秩序な配列、歯髄組織を認める。
診　断：歯牙腫，複雑型〈複雑性歯牙腫〉

▶選択肢考察◀

×a、b、c、d、○e　本症例の病理組織像では、エナメル質様硬組織（脱灰により消失）や象牙質様硬組織、セメント質様硬組織がみられ、選択肢中の骨形成線維腫、線維性異形成症、セメント芽細胞腫の所見と矛盾する。また、これらの硬組織は無秩序に配列していることから、歯牙腫，集合型〈集合性歯牙腫〉の所見とも矛盾する。

▶正　解◀　e

594

No. 32

A

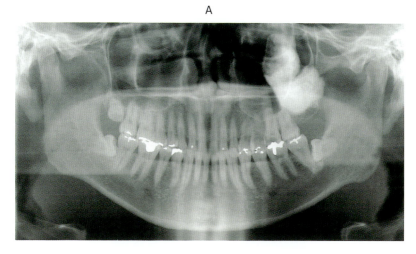

B

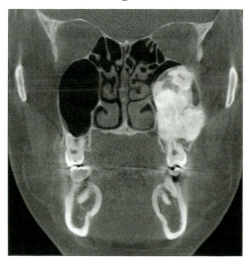

D Complete+ EX 第118回歯科国試解説

C

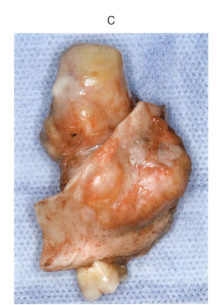

D

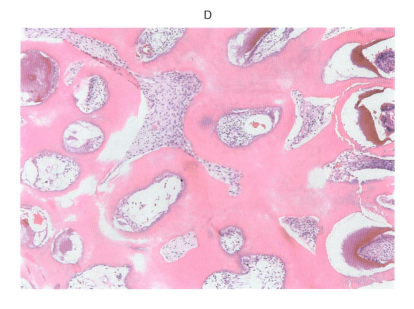

▶要 点◀

　歯牙腫，集合型〈集合性歯牙腫〉と歯牙腫，複雑型〈複雑性歯牙腫〉の鑑別点において、重要なことはエナメル質様硬組織や象牙質様硬組織、セメント質様硬組織の配列が規則性であるか否かである。

▶写真解説◀

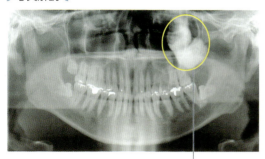

境界明瞭な不透過像

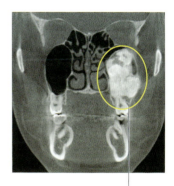

境界明瞭かつ内部不均一な高信号域

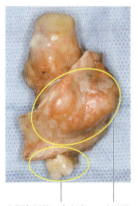

上顎左側第二大臼歯　皮質骨

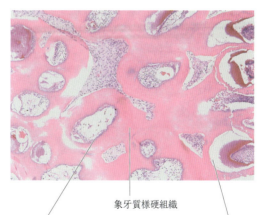

セメント質様硬組織および歯髄　象牙質様硬組織　エナメル質様硬組織（脱灰）

D Complete⁺ EX 第118回歯科国試解説

歯科医学各論Ⅳ：歯質・歯・顎顔面欠損と機能障害

79 フレームワークの写真（**別冊 No.33**）を別に示す。
支台装置について正しいのはどれか。**3つ選べ**。

a 義歯の着脱方向が規制される。

b 機能時の支台歯への負担を軽減する。

c 把持部は食片圧入防止機能に関与しない。

d 隣接面板の高さを減じると義歯の回転量が少なくなる。

e 3つの構成部分はそれぞれが独立して支持、把持、維持の役割を担う。

▶選択肢考察◀

フレームワークの写真から、RPIクラスプであることがわかる。RPIクラスプの各種構成要素の特徴に関する選択肢を選択する。

○ a 隣接面板により着脱方向は一方向に規制される。

○ b 近心レストやバータイプのクラスプが支台歯への負担を軽減する。

× c 適合の良いレストや隣接面板により把持の効果が発揮され、食片圧入を防止する。

× d 隣接面板の高さが高い方が回転を止める力が大きくなる。

○ e 近心レスト、隣接面板、Ⅰバーの3つの部位がそれぞれ支持・把持・維持の作用を拮抗的に担うとされている。

▶正 解◀ **a、b、e**

▶要 点◀

● RPIクラスプ

遊離端欠損症例の支台装置として用いられ、特に小臼歯部に対して両側性に用いることで支台歯の負担を軽減する効果があるとされている。RPIの名称は、3つの構成要素の略称であり、近心レスト（medial Rest）、隣接面板（Proximal plate）、Ⅰバー（I bar）の名称が由来となっている。

▶写真解説◀

（上）作業用模型と完成した下顎両側遊離端欠損義歯のメタルフレームである。

（中・下）頰側にはⅠバー、遠心欠損側には隣接面板、支台歯近心辺縁隆線部にはレストが設定されている。RPIクラスプである。

No. 33

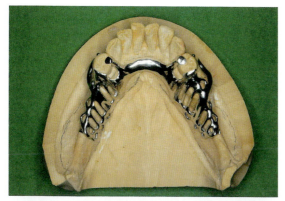

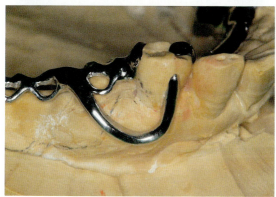

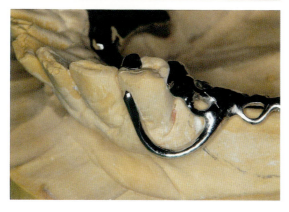

D Complete⁺ EX 第118回歯科国試解説

歯科医学各論Ⅲ：顎・口腔領域の疾患

---

80 直接経口抗凝固薬〈DOAC〉服用患者の抜歯で適切なのはどれか。**2つ選べ。**

　　a　抜歯創を縫合する。

　　b　永久的止血法を行う。

　　c　抜歯前に PT‑INR を測定する。

　　d　原則として休薬せずに抜歯する。

　　e　抜歯前にステロイドカバーをする。

▶**選択肢考察**◀

〇a　抜歯後の出血を防ぐためには局所止血が重要であり、抜歯窩の露出を防止するため抜歯創を縫合することが適切である。

×b　一時止血法である圧迫法で止血可能である。

×c　抜歯前に PT‑INR を測定するのは、ワルファリン服用時である。DOAC の服用に関して有用なモニターはない。

〇d　他の抗血栓薬と同様に原則として休薬せずに抜歯する。

×e　DOAC の服用により、副腎機能不全は生じないため抜歯前にステロイドカバーは必要ない。

▶**正　解**◀　　**a、d**

Complete⁺ EX 第118回歯科国試解説 D

歯科医学総論Ⅱ：正常構造と機能・発生・成長、発達、加齢

81 記憶を形成する際に、海馬のシナプス後ニューロンへ流入し、長期増強〈LTP〉を引き起こすのはどれか。1つ選べ。

a H^+

b K^+

c Ca^{2+}

d Cl^-

e Mg^{2+}

▶選択肢考察◀

×a、b、d、e、○c　シナプスにおける情報伝達の効率は、常に一定に保たれているわけではなく、むしろニューロンの活動履歴に応じて柔軟に変化することが知られている。このような神経活動依存的なシナプス伝達の持続的変容をシナプス可塑性というが、中でもシナプス伝達効率が長期的に増強される現象を、長期増強(long-term potentiation, LTP)という。LTPは数時間から、場合によっては数か月間も持続することが知られており、その持続時間の長さから記憶・学習の基本過程であると考えられている。シナプス前終末から放出された神経伝達物質に対するシナプス後細胞の感受性の増大が長期間持続する現象を、シナプス後性LTPという。最も代表的なシナプス後性のLTPは、海馬CA_1領域の興奮性シナプス伝達のLTPである。このシナプスでの神経伝達物質はグルタミン酸で、LTPの誘導と発現にはグルタミン酸受容体が関与している。NMDA型グルタミン酸受容体は、細胞外のMg^{2+}により、阻害されているが、刺激によりシナプス後細胞が強く脱分極すると、NMDA型グルタミン酸受容体のMg^{2+}阻害が外れ、Na^+やK^+の移動とともに、Ca^{2+}の流入が引き起こされLTPが誘導される。従って長期増強の誘導は、シナプス後細胞内のCa^{2+}濃度が閾値を超えたときに起きる。

▶正　解◀　c

601

D Complete⁺ EX 第118回歯科国試解説

歯科医学各論Ⅲ：顎・口腔領域の疾患

次の文により **82、83** の問いに答えよ。

62歳の男性。右側顎下部の腫脹と疼痛を主訴として来院した。1年前から食事時の腫脹と疼痛を繰り返していたという。同部に硬化した組織を触知する。初診時の顔貌写真（**別冊** No.34A）、エックス線画像（**別冊** No.34B）及びCT（**別冊** No.34C）を別に示す。

82 適切な治療法はどれか。1つ選べ。
a 切開排膿術
b 唾石摘出術
c 顎下腺摘出術
d 舌下腺摘出術
e リンパ節摘出術

83 術後に起こりうるのはどれか。**3つ選べ。**
a 頰部発汗
b 口腔乾燥
c 味覚障害
d 舌知覚異常
e 下唇運動障害

▶正解へのアプローチ◀

年齢・性別：62歳の男性
主　訴：右側顎下部の腫脹と疼痛
現病歴：1年前から食事時の腫脹と疼痛を繰り返していた。
画像診断：（A）右側顎下部に腫脹がみられる。
　　　　　　（B）右側下顎骨体部下方に類円形の不透過像がみられる。
　　　　　　（C）左側顎下腺と同じレベルの右顎下腺相当部に類円形の高吸収像がみられる。
診　断：唾石症

No. 34

A

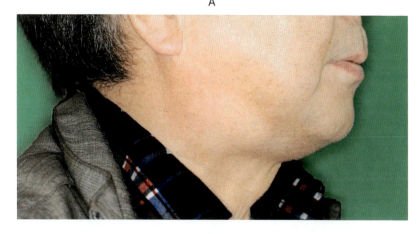

B

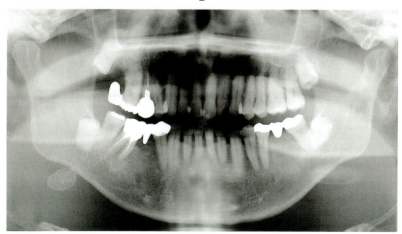

D Complete⁺ EX 第118回歯科国試解説

C

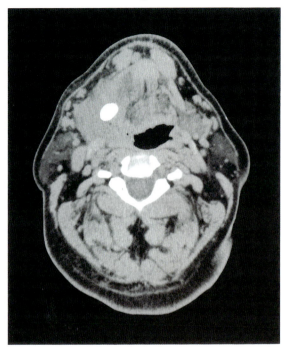

▶選択肢考察◀

問 82
- ×a 膿瘍形成はみられないため、切開排膿術は適切ではない。
- ×b 1年前から食事時の腫脹と疼痛を繰り返しているということから、顎下腺に炎症が波及しており、唾石のみを摘出しても腫脹を繰り返すと考えられる。
- ○c 顎下腺にも炎症が波及し、その機能低下も考えられる。唾石を含めて顎下腺を摘出するのが適切である。
- ×d 舌下腺は関与していないため、舌下腺摘出術は適切ではない。
- ×e 良性の疾患であり、また、リンパ節に病変はないためリンパ節摘出術は適切ではない。

問83

× a 頬部発汗は、耳下腺腫瘍摘出術後の Frey 症候群でみられる可能性がある。顎下腺摘出術では生じない。

× b 片側の顎下腺摘出をしただけでは口腔乾燥は生じない。

○ c、d 顎下腺は顎下三角に位置するが、その深層には舌神経があり、損傷により舌知覚異常が生じることがある。また、味覚を司る鼓索神経は舌神経に伴走するため、味覚異常が生じることがある。

○ e 顎下部切開により、顔面神経下顎頸枝・下顎縁枝を損傷することがあり、下唇運動障害が生じることがある。

▌正 解▌ 問82 **c**

問83 **c、d、e**

D Complete⁺ EX 第118回歯科国試解説

歯科医学各論Ⅴ：高齢者等に関連した疾患・病態・予防ならびに歯科診療

84 認知項目を含む日常生活動作の自立度を評価するのはどれか。1つ選べ。

a BI〈Barthel Index〉

b GNRI〈Geriatric Nutritional Risk Index〉

c MMSE〈Mini‐Mental State Examination〉

d FIM〈Functional Independence Measure〉

e GLIM〈Global Leadership Initiative on Malnutrition〉基準

▶選択肢考察◀

× a BI は、日常生活動作（ADL）の評価スケールのひとつである。食事、移乗、整容、トイレ動作、入浴、移動、階段昇降、更衣、排便自制、排尿自制の10項目を、それぞれ自立、部分介助など数段階の自立度で評価する。

× b GNRI（高齢者栄養評価指標　Geriatric Nutritional Risk Index）は、血清アルブミン値と BMI から計算可能で簡便な栄養リスク評価ツールであり、癌や心不全の臨床で繁用されている。

× c MMSE（ミニメンタルステート検査）は、認知症の早期発見、早期治療のための代表的評価スケールである。

○ d FIM（Functional Independence Measure）の評価内容は患者の日常生活動作（ADL）の介護量を測定することができ、ADL 評価の中で最も信頼性と妥当性があるといわれている。医療現場だけでなく介護現場でも活用されている。FIM では、運動項目（セルフケア、排泄コントロール、移乗、移動）、認知項目（コミュニケーション、社会的認知）を7段階の点数をつけて評価を行う。コミュニケーションや社会的認知などの認知項目を含むため、実際に日常生活で行っている動作を評価するのに最適な評価方法である。

× e 世界の主要な臨床栄養学会が協力し、新しい成人の低栄養診断基準として「Global Leadership Initiative on Malnutrition（GLIM）」を提唱した。GLIM 基準は、従来の食物摂取不足による低栄養に加え、医療施設における疾患関連性低栄養も考慮されており、低栄養の診断及び栄養治療における世界標準の基準となることが期待されている。

▶正　解◀　d

MEMO

D Complete⁺ EX 第118回歯科国試解説

歯科医学各論Ⅲ：顎・口腔領域の疾患

85 左側上顎骨エナメル上皮腫に対して、腫瘍摘出術と|2 3 歯根尖切除術を行うこととした。術前のCT（**別冊** No.35 A）と術中の口腔内写真（**別冊** No.35 B）を別に示す。

矢印が示す部位への適切な対応はどれか。1つ選べ。

a 処置は不要
b 上顎洞根治術
c 結合組織移植術
d 骨補塡材の塡入
e 酸化セルロースの塡入

▶正解へのアプローチ◀

処 置：左側上顎骨エナメル上皮腫に対して腫瘍摘出術、根尖切除術を行った。

画像診断：（A）|2 3 根尖相当部に病変を認める。左側上顎洞前壁は菲薄化しているが、上顎洞内に炎症はみられない。

（B）摘出窩に口腔上顎洞瘻がみられる。

診 断：口腔上顎洞瘻

▶選択肢考察◀

○ a 上顎洞と摘出窩が孔を通じて交通しているが、上顎洞炎はみられないため粘膜骨膜弁の復位による完全閉鎖を行うことで、口腔との交通は閉鎖される。

× b 上顎洞炎は認めないため、上顎洞根治術は適切ではない。

× c 結合組織移植術を行っても周囲が骨面であるため、あえて結合組織を移植する必要はない。人工真皮でも閉鎖可能である。

× d 骨補塡材を塡入すると、上顎洞内に落ち込む可能性があるため適切ではない。

× e 酸化セルロースは局所止血剤である。口腔上顎洞瘻に対しての塡入は適切ではない。

▶正 解◀ a

No. 35

A

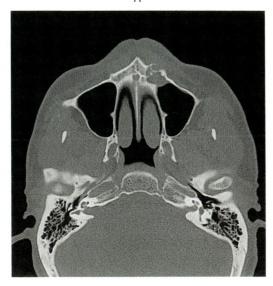

B

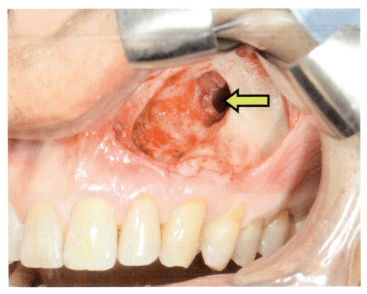

D Complete⁺ EX 第118回歯科国試解説

歯科医学各論Ⅰ：成長発育に関連した疾患・病態

> **86** 乳歯用既製金属冠修復で用いるのはどれか。**3つ選べ。**
> a 金冠バサミ
> b クラウンフォーム
> c コンタクトゲージ
> d シリコーンポイント
> e Gordon のプライヤー

▶選択肢考察◀

乳歯用既製金属冠は、多歯面にわたる乳臼歯齲蝕、形成不全のある乳臼歯、保隙装置の支台歯、歯髄処置歯などに適応される。

○a、d、e ▶要点◀参照。

×b クラウンフォームは乳前歯被覆修復法で用いられる。

×c 乳歯用既製金属冠には緊密なコンタクト接触は求めないため、コンタクトゲージは使用しない。

▶正 解◀ **a、d、e**

▶要 点◀

● 乳歯用既製金属冠の修復手順

① 支台歯形成、② 乳歯用既製冠の選択、③ 曲の金冠バサミによる冠縁の削除と Gordon のプライヤーによる冠縁の調整、④ 乳歯用既製冠の試適、⑤ カーボランダムポイントとシリコーンポイントによる乳歯用既製冠の研磨、⑥ セメント合着、⑦ 余剰セメントの除去

● 乳歯用既製金属冠

長 所	適応症
・即日修復が可能である。 ・歯質削除量が少ない。	・歯冠崩壊の著しい乳臼歯 ・多歯面齲蝕の乳臼歯 ・歯髄処置を行った乳臼歯
短 所	・齲蝕活動性が高く二次齲蝕が生じやすい小児の乳臼歯
・咬合面、接触点の回復が困難である。 ・歯頸部の適合性、耐摩耗性、審美性に劣る。	・形成不全のある乳臼歯 ・保隙装置の支台歯

610

● **乳歯冠（乳歯用既製金属冠）支台歯形成時の注意点**
① 近遠心面は、ほぼ平行に形成しテーパーは付けない。
② 頰舌面も、できる限り平行に形成し、下顎臼歯では頰側面は二面形成を行う。
③ 咬合面は、解剖学的形態に沿って1層削除する。
④ 咬合面のクリアランスは、1.0〜1.5mm程度とする。
⑤ マージンは、ナイフエッジ型で歯肉縁下0.5mmに設定する。

D Complete⁺ EX 第118回歯科国試解説

歯科医学総論Ⅱ：正常構造と機能・発生・成長、発達、加齢

87 小児の歯周組織の特徴で正しいのはどれか。**3つ選べ。**

a 歯根膜腔は増齢に伴い広くなる。

b 歯肉は明るいピンク色を呈する。

c 歯槽骨の石灰化度は成人より低い。

d セメント質の厚さは成人と同等である。

e 遊離歯肉と付着歯肉の境界は明瞭である。

▶**選択肢考察**◀

× a 歯根膜腔は、増齢に伴い狭くなる。

○ b、e 小児の歯肉は血管が豊富で、上皮は角化が少なく薄いため明るいピンク色を呈する。乳歯列期の遊離歯肉と付着歯肉の境界は明瞭である。

○ c 小児の歯槽骨は成人と比較して骨梁が疎であり、石灰化度も低い。

× d セメント質の石灰化度は低く、薄い。

▶**正　解**◀　**b、c、e**

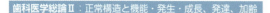

歯科医学総論Ⅱ：正常構造と機能・発生・成長、発達、加齢

88 交感神経と副交感神経刺激のどちらでも促進されるのはどれか。1つ選べ。
　a　胃液の分泌
　b　心筋の収縮
　c　唾液の分泌
　d　腸管平滑筋の収縮
　e　気管支平滑筋の収縮

選択肢考察

　自律神経系は、交感神経と副交感神経からなる。双方が1つの臓器を支配することも多く（二重支配）、また、一般的に1つの臓器に対する両者の作用は一般に拮抗的に働き、これを相反支配という。

×a、d　胃液の分泌、腸管平滑筋の収縮などの消化管運動は副交感神経刺激で促進される。
×b　心筋の収縮は、交感神経刺激で促進される。
○c　唾液腺に対する交感神経と副交感神経の二重支配を受けるが、その作用は相反支配ではなく、どちらの刺激によっても分泌が促進される。交感神経刺激では粘液性唾液分泌が促進され、副交感神経刺激では、漿液性唾液分泌が促進される。
×e　気管支平滑筋は交感神経刺激で弛緩し、副交感神経刺激で収縮する。

正解　c

要点

● 自律神経とその作用

	交感神経	副交感神経
瞳孔散大筋	収縮（散瞳）	－
瞳孔括約筋	－	収縮（縮瞳）
唾液腺	分泌（粘液性）	分泌（漿液性）
心臓	心拍数増加 収縮力増大 伝導速度上昇	心拍数減少 収縮力低下 伝導速度低下
血圧	上昇	低下
気管支平滑筋	弛緩	収縮
消化管	分泌抑制 運動抑制	分泌促進 運動促進
膀胱	括約筋収縮 排尿筋弛緩	括約筋弛緩 排尿筋収縮
汗腺	分泌	－
立毛筋	収縮	－

D Complete⁺ EX 第118回歯科国試解説

歯科医学各論Ⅰ：成長発育に関連した疾患・病態

89 マルチブラケット装置に用いるアーチワイヤー装着過程の写真（**別冊 No.36**）を別に示す。

処置を実施の順番に並べよ。

解答：① → ② → ③ → ④ → ⑤

- a　ア
- b　イ
- c　ウ
- d　エ
- e　オ

▶選択肢考察◀

アーチワイヤーは、直線のワイヤーを屈曲するものと、前歯部の彎曲が組み込まれたプレフォームのものが市販されている。直線のワイヤーの前歯部を屈曲する際は、アーチフォーミングターレットを用いて屈曲を行う。ループは適宜術者が必要とするところにマークを行い、屈曲を行う。

a　**ア**は、オメガループを結紮したリガチャーワイヤーをピンアンドリガチャーカッターで切断している。（⑤）

b　**イ**は、アーチフォーミングターレットを用いて前歯部の屈曲を行っている。（①）

c　**ウ**は、スペース閉鎖のためのクロージングループの屈曲を、ループフォーミングプライヤーを用いて行っている。（②）

d　**エ**は、ブラケットにアーチワイヤーを結紮したのち、クロージングループを活性化し、オメガループと大臼歯のチューブを、リガチャータイイングプライヤーを用いて結紮している。（④）

e　**オ**は、ユーティリティープライヤーでアーチワイヤーを把持し、口腔内に挿入している。（③）

▶正　解◀　①b　②c　③e　④d　⑤a

No. 36

ア

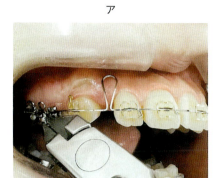

イ

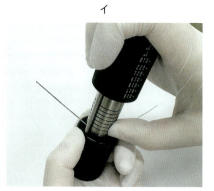

ウ

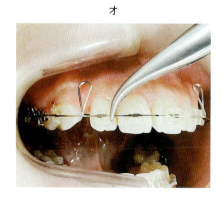

エ

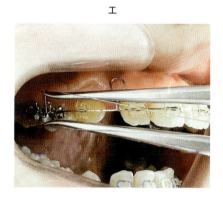

オ

D Complete+ EX 第118回歯科国試解説

▶要 点◀

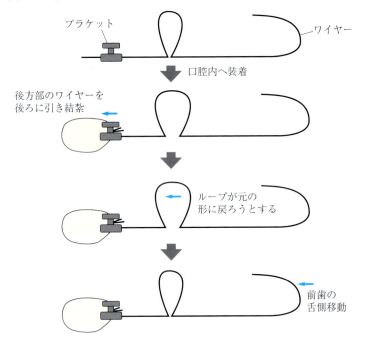

MEMO

D Complete⁺ EX 第118回歯科国試解説

歯科医学各論Ⅰ：成長発育に関連した疾患・病態

90 30歳の女性。歯並びが悪いことを主訴として来院した。第一大臼歯の咬合関係は両側 Angle Ⅰ級で、arch length discrepancy は上顎が −9.0mm、下顎が −6.0mm であった。模型計測の結果、下顎第一小臼歯の歯冠幅径は 8.0mm であった。Spee 彎曲の左右の深さの平均は 0mm であった。FMIA は 52.0度であった。初診時の口腔内写真（**別冊** No.37 A）とエックス線画像（**別冊** No.37 B）を別に示す。

　　Total discrepancy と 4|4 の抜歯空隙の差を求めよ。

　　ただし、FMIA の基準値は 57.0度とする。なお、小数点以下第2位の数値が得られた場合は四捨五入すること。

　　解答： ① ． ② mm

①	②
0	0
1	1
2	2
3	3
4	4
5	5
6	6
7	7
8	8
9	9

No. 37

A

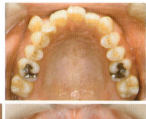
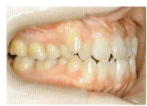
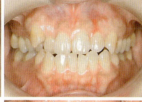
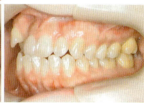
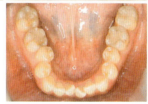

B

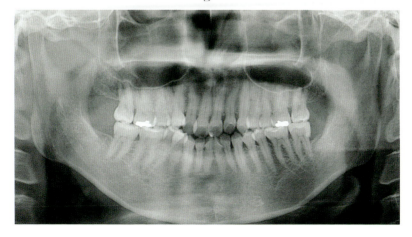

D Complete⁺ EX 第118回歯科国試解説

▶ 正解へのアプローチ ◀

Total discrepancy は、head plate correction と arch length discrepancy と Spee 彎曲の深さの合計により算出される。Tweed は下顎前歯の歯軸が咬合の安定に重要であることから、前歯歯軸の改善のために必要なスペースを、arch length discrepancy に組み込んだ、Total discrepancy を提唱した。arch length discrepancy は、required arch length と available arch length の差により算出される。また、required arch length と available arch length の算出は、中切歯から第二小臼歯までであり、第一大臼歯と第二大臼歯は算出に用いないことも合わせて理解しておく必要がある。Total discrepancy を算出することで大臼歯の移動量を計画することができる。

① head plate correction の算出

FMIA 52.0° を 57.0° に変化させるためには

52.0° − 57.0° = − 5.0° の変化が必要である。

下顎中切歯の歯軸 2.5° 変化させるために 1.0 mm のスペースが必要となることから − 5.0°／2.5° = − 2.0 mm 下顎前歯を変化させると FMIA が基準の 57.0° になることがわかる。

下顎前歯を − 2.0 mm 変化させるためには下顎の歯列弓左右で − 2.0 mm × 2 = − 4.0 mm のスペースが必要であり、これを head plate correction という。

② Total discrepancy の算出

arch length discrepancy、head plate correction、Spee 彎曲を合計すると − 6.0 mm − 4.0 mm − 0 mm = − 10.0 mm となり、これを Total discrepancy という。

③ Total discrepancy と $\overline{4|4}$ 抜歯空隙の差

抜歯空隙は 8.0 × 2 = 16.0 mm である

16.0 mm − 10.0 mm = 6.0 mm となる。

▶ 正 解 ◀ ①**6** ②**0**

要点

● Total discrepancy の算出に用いる式

FMA + FMIA + IMPA = 180°

arch length discrepancy = available arch length − required arch length

total discrepancy = head plate correction + arch length discrepancy + Spee 彎曲

※ Spee 彎曲

模型にて左右の深さを計測し平均を用いる。つまり、片側を計測し2倍とはしないため注意が必要である。

● head plate correction

下顎前歯が1.0mm変化すると歯軸は2.5°変化する。

下顎歯列弓全体では左右1.0mmずつ変化するため、歯列弓全体の変化量は2倍した2.0mmの変化となる。

このことより、下顎歯軸が1.0°変化すると歯列弓全体の変化量は2倍した0.8mmとなることから、FMIAの変化量に0.8をかけることにより head plate correction を算出することもできる。

● head plate correction の算出の別解

FMIA 52.0°を57.0°に変化させるためには

52.0° − 57.0° = − 5.0°の変化が必要である。

− 5.0°× 0.8 = − 4.0mm と算出することも可能である。

■索引■

あ

アーチフォーミングターレット …………………………… 18
アーチレングスディスクレパンシー ………………………… 208
アーチワイヤー………………… 614
アウトカム評価………………… 469
アウトプット評価………………… 469
悪性リンパ腫………………… 60
アグリカン………………… 542
アスピリン………………… 228
アセトアミノフェン………………… 304
圧子………………… 536
圧排糸………………… 212
圧迫側………………… 96
アドレナリンα₁受容体………………… 24
アナライジングロッド………………… 82
アペキシフィケーション………………… 510
アポトーシス………………… 168
アミノ安息香酸エチル………………… 477
アミノ酸………………… 483
アミロイドーシス………………… 418
アメロゲニン………………… 382
アメロブラスチン………………… 382
アモキシシリン水和物………………… 500
アルブミン………………… 8, 180
アレルギー………………… 174
感圧フィルム法………………… 325
アンダーカットゲージ………………… 82

い

イオン結合………………… 179
移行上皮………………… 474
意識レベル評価………………… 528
異常呼吸………………… 454
胃食道逆流症………… 226, 564
移植片対宿主病………………… 78
一次救命処置………………… 162
一次性障害………………… 473
一時不妊………………… 182
苺状舌………………… 332
一般型………………… 20
遺伝子異常………………… 168
医薬品、医療機器等の品質、有効性
　及び安全性の確保等に関する法律
　………………… 333
医療安全支援センター………………… 2
医療計画………………… 172
医療扶助………………… 73
医療法………… 172, 468

医療面接………… 184, 320
咽頭期………………… 552
咽頭残留………………… 196
咽頭嚢………………… 261
インフォームド・コンセント… 175
インプラント義歯………… 232, 366
インプラント用アバットメント
　………………… 51

う

齲蝕予防法………………… 129
運動障害性構音障害………………… 22
運動性失語………………… 22

え

エアタービン………………… 558
エアブロー………………… 572
栄養状態の指標………………… 6
壊死組織除去………………… 326
エタノールの殺菌効果………………… 334
エックス線コントラスト……… 341
エナメリン………………… 382
エナメル質………………… 123
エナメル上皮腫………………… 608
エナメルマトリックスタンパク質の
　応用………………… 520
エラスティックセパレータープライヤー
　………………… 218
エリスロポエチン………………… 183
塩化白金酸………………… 576
嚥下運動パターン………………… 346
嚥下障害………………… 77
嚥下造影検査………………… 226

お

応用行動分析………………… 214
大坪式模型計測器………………… 463
オーバーオールレイシオ……… 538
オープントレー法………………… 158
オープンバーティカルループ… 532
オーラルフレイル………………… 422
オクルーザルランプ………………… 234
オステオネクチン………………… 542
オトガイ形成術………………… 254
オトガイ舌骨筋………………… 508
オフィスブリーチ………………… 102
オブチュレーター………………… 557
オベイト型………………… 506
オペークレジン………………… 490
オペラント条件付け………………… 214
オメガループ………………… 532

温度診………………… 57

か

開口障害………………… 80
解釈モデル………………… 320
開窓術………… 381, 522
外側翼突筋………………… 9
海馬………………… 601
下顎区域切除術………………… 234
下顎最前方位………………… 216
下顎枝矢状分割術……… 254, 290
下顎枝垂直骨切り術………………… 254
過換気症候群………………… 100
顎関節強直症………………… 80
顎関節前方脱臼………………… 472
顎関節部MRI………………… 9
顎関節リウマチ………………… 80
顎義歯………… 130, 556
顎矯正手術………………… 254
顎骨嚢胞………………… 381
覚醒遅延………………… 547
覚醒反応………………… 105
隔壁形成………………… 442
隔壁設置………………… 384
過剰歯………………… 154
下唇運動障害………………… 602
下垂体前葉………………… 465
硬さ試験………………… 536
片麻痺………………… 196
顎下腺管内唾石………………… 120
顎下腺摘出術………………… 602
顎間固定………………… 424
学校歯科健康診断………………… 64
学校保健………………… 519
可撤性インプラント上部構造… 158
窩洞形成………………… 38
ガドリニウム造影剤………………… 113
カラードブラ法………………… 550
簡易的禁煙支援………………… 262
感覚性失語………………… 22
観血的整復固定術………………… 424
肝硬変………………… 8
がん細胞の特徴………………… 168
患者の自己決定権………………… 175
緩徐拡大装置………………… 414
関節円板障害………………… 164
間接訓練………………… 358
関節腔内洗浄療法………………… 566
関節リウマチ………… 48, 287
感染性心内膜炎………………… 500

622

感染性廃棄物‥‥‥‥‥‥‥‥‥ 464
寒天印象材‥‥‥‥‥‥‥‥‥‥ 179
がん疼痛コントロール‥‥‥‥‥ 288
顔面角‥‥‥‥‥‥‥‥‥‥‥‥ 439
間葉性歯原性腫瘍‥‥‥‥‥‥‥ 122

き

奇異呼吸‥‥‥‥‥‥‥‥‥‥‥ 454
気管支喘息‥‥‥‥‥‥‥‥‥‥ 454
気胸‥‥‥‥‥‥‥‥‥‥‥‥‥ 497
起坐呼吸‥‥‥‥‥‥‥‥‥‥‥ 454
義歯洗浄剤‥‥‥‥‥‥‥ 190, 436
器質性構音障害‥‥‥‥‥‥‥‥ 22
義歯用ブラシ‥‥‥‥‥‥‥‥‥ 436
気道異物‥‥‥‥‥‥‥‥‥‥‥ 27
機能性反対咬合‥‥‥‥‥‥‥‥ 439
機能的残気量‥‥‥‥‥‥‥‥‥ 264
基盤課題‥‥‥‥‥‥‥‥‥‥‥ 449
急性化膿性根尖性歯周骨内期
　‥‥‥‥‥‥‥‥‥‥‥‥‥‥ 14
急性化膿性歯髄炎‥‥‥‥‥‥‥ 355
急性冠症候群‥‥‥‥‥‥‥‥‥ 228
急性歯槽膿瘍‥‥‥‥‥‥‥‥‥ 512
急性心筋梗塞‥‥‥‥‥‥‥‥‥ 228
急性全部性歯髄炎‥‥‥‥‥‥‥ 116
急性蜂窩織炎‥‥‥‥‥‥‥‥‥ 30
急速拡大装置‥‥‥‥‥‥‥‥‥ 249
胸骨圧迫心マッサージ‥‥ 390, 412
胸腺‥‥‥‥‥‥‥‥‥‥‥‥‥ 220
共有結合‥‥‥‥‥‥‥‥‥‥‥ 179
寄与危険度‥‥‥‥‥‥‥‥‥‥ 160
局所薬物配送システム‥‥‥‥‥ 512
虚血性心疾患‥‥‥‥‥‥‥‥‥ 360
キレート結合‥‥‥‥‥‥‥‥‥ 391
筋圧中立帯‥‥‥‥‥‥‥‥‥‥ 146
禁煙支援の手順‥‥‥‥‥‥‥‥ 262
金冠バサミ‥‥‥‥‥‥‥‥‥‥ 610
金属結合‥‥‥‥‥‥‥‥‥‥‥ 179
金属焼付用陶材‥‥‥‥‥‥‥‥ 259
筋突起過長症‥‥‥‥‥‥‥‥‥ 80
筋紡錘‥‥‥‥‥‥‥‥‥‥ 272, 328

く

空気感染予防策‥‥‥‥‥‥‥‥ 177
楔応力検査‥‥‥‥‥‥‥‥‥‥ 57
口呼吸‥‥‥‥‥‥‥‥‥‥‥‥ 329
口すぼめ呼吸‥‥‥‥‥‥‥‥‥ 454
グリッド‥‥‥‥‥‥‥‥‥‥‥ 341
グルタミン酸‥‥‥‥‥‥‥‥‥ 502
クレアチニンクリアランス‥‥‥ 46
グレードの修飾因子‥‥‥‥‥‥ 467
クロージングループ‥‥‥‥‥‥ 532
クワドヘリックス装置‥‥‥‥‥ 34

け

傾斜移動‥‥‥‥‥‥‥‥‥‥‥ 498
頸静脈孔‥‥‥‥‥‥‥‥‥‥‥ 77

頸動脈三角‥‥‥‥‥‥‥‥‥‥ 98
頸動脈洞‥‥‥‥‥‥‥‥‥‥‥ 98
頸動脈の石灰化‥‥‥‥‥‥‥‥ 153
茎突咽頭筋‥‥‥‥‥‥‥‥‥‥ 261
頸部郭清術‥‥‥‥‥‥‥‥‥‥ 508
頸部蜂窩織炎‥‥‥‥‥‥‥‥‥ 185
外科的矯正治療‥‥‥‥‥‥‥‥ 290
血液透析‥‥‥‥‥‥‥‥‥‥‥ 114
結核‥‥‥‥‥‥‥‥‥‥‥‥‥ 177
血管腫‥‥‥‥‥‥‥‥‥‥‥‥ 200
血管内皮‥‥‥‥‥‥‥‥‥‥‥ 474
血液脳関門‥‥‥‥‥‥‥‥‥‥ 7
結合組織移植術‥‥‥‥‥‥‥‥ 108
血漿タンパク‥‥‥‥‥‥‥‥‥ 7
血友病‥‥‥‥‥‥‥‥‥‥‥‥ 28
血流速度‥‥‥‥‥‥‥‥‥‥‥ 550
牽引側‥‥‥‥‥‥‥‥‥‥‥‥ 96
原因療法‥‥‥‥‥‥‥‥‥‥‥ 185
健康管理‥‥‥‥‥‥‥‥‥‥‥ 181
健康増進事業‥‥‥‥‥‥‥‥‥ 368
原始反射‥‥‥‥‥‥‥‥‥‥‥ 176
見当識障害‥‥‥‥‥‥‥‥‥‥ 260

こ

口蓋扁桃‥‥‥‥‥‥‥‥‥‥‥ 261
口蓋帆挙筋‥‥‥‥‥‥ 74, 261, 590
硬化反応式‥‥‥‥‥‥‥‥‥‥ 576
交感神経‥‥‥‥‥‥‥‥‥‥‥ 613
後期高齢者‥‥‥‥‥‥‥‥‥‥ 318
口腔衛生管理‥‥‥‥‥‥ 462, 530
口腔衛生指導‥‥‥‥‥‥‥‥‥ 422
口腔期‥‥‥‥‥‥‥‥‥‥‥‥ 552
口腔機能管理‥‥‥‥‥‥‥‥‥ 462
口腔機能低下症‥‥‥‥‥‥ 112, 422
口腔上顎洞瘻‥‥‥‥‥‥‥‥‥ 608
口腔清掃指導‥‥‥‥‥‥ 136, 198
口腔粘膜炎‥‥‥‥‥‥‥‥‥‥ 11
咬合圧‥‥‥‥‥‥‥‥‥‥‥‥ 325
高口蓋‥‥‥‥‥‥‥‥‥‥‥‥ 349
咬合接触検査‥‥‥‥‥‥‥‥‥ 210
咬合調整‥‥‥‥‥‥‥‥‥‥‥ 136
咬合平面‥‥‥‥‥‥‥‥‥‥‥ 90
咬合様式‥‥‥‥‥‥‥‥‥‥‥ 241
口臭恐怖症‥‥‥‥‥‥‥‥‥‥ 364
口臭の国際分類‥‥‥‥‥‥‥‥ 364
溝状舌‥‥‥‥‥‥‥‥‥‥‥‥ 332
甲状舌管嚢胞‥‥‥‥‥‥‥‥‥ 10
口唇口蓋裂‥‥‥‥‥‥‥‥‥‥ 416
口唇反射‥‥‥‥‥‥‥‥‥‥‥ 176
咬断能力‥‥‥‥‥‥‥‥‥‥‥ 331
咬頭嵌合位‥‥‥‥‥‥‥‥‥‥ 216
咬頭干渉‥‥‥‥‥‥‥‥‥‥‥ 170
行動調整‥‥‥‥‥‥‥‥‥‥‥ 214
口内法エックス線画像‥‥ 296, 470
高濃度フッ化物配合歯磨剤‥‥‥ 250
口輪筋‥‥‥‥‥‥‥‥‥‥‥‥ 74
高齢者の転倒‥‥‥‥‥‥‥‥‥ 88

誤嚥‥‥‥‥‥‥‥‥‥‥‥‥‥ 196
誤嚥性肺炎‥‥‥‥‥‥‥‥‥‥ 547
呼気延長‥‥‥‥‥‥‥‥‥‥‥ 454
呼吸困難‥‥‥‥‥‥‥‥‥‥‥ 497
国際障害分類‥‥‥‥‥‥‥‥‥ 15
国際生活機能分類‥‥‥‥‥‥‥ 15
国民医療費‥‥‥‥‥‥‥‥‥‥ 73
国民健康・栄養調査‥‥‥‥‥‥ 386
国民生活基礎調査‥‥‥‥‥‥‥ 492
黒毛舌‥‥‥‥‥‥‥‥‥‥‥‥ 332
個人用防護具‥‥‥‥‥‥‥‥‥ 330
口呼吸‥‥‥‥‥‥‥‥‥‥‥‥ 329
骨格性Ⅲ級‥‥‥‥‥‥‥‥‥‥ 416
骨格性下顎前突‥‥‥‥‥‥‥‥ 5
骨吸収‥‥‥‥‥‥‥‥‥‥‥‥ 327
骨形成不全症‥‥‥‥‥‥‥‥‥ 206
骨性癒着‥‥‥‥‥‥‥‥‥‥‥ 372
骨折‥‥‥‥‥‥‥‥‥‥‥ 43, 88
骨粗鬆症‥‥‥‥‥‥‥‥‥‥‥ 204
骨粗鬆症治療薬‥‥‥‥‥‥‥‥ 363
骨添加‥‥‥‥‥‥‥‥‥‥‥‥ 327
骨肉腫‥‥‥‥‥‥‥‥‥‥‥‥ 60
根管形成用ファイル‥‥‥‥‥‥ 307
根管洗浄‥‥‥‥‥‥‥‥‥‥‥ 510
根管貼薬‥‥‥‥‥‥‥‥‥‥‥ 510
根尖性歯周炎‥‥‥‥‥‥‥‥‥ 440
コンポジットレジン
　‥‥‥‥‥‥‥‥‥ 123, 212, 306
コンポジットレジン修復
　‥‥‥ 38, 194, 384, 490, 572
根面齲蝕‥‥‥‥‥‥‥‥‥‥‥ 192

さ

再植後の固定‥‥‥‥‥‥‥‥‥ 240
再生不良性貧血‥‥‥‥‥‥‥‥ 126
在宅歯科診療‥‥‥‥‥‥‥‥‥ 445
細胞周期‥‥‥‥‥‥‥‥‥‥‥ 335
細胞生存率曲線‥‥‥‥‥‥‥‥ 58
作業環境管理‥‥‥‥‥‥‥‥‥ 181
作業管理‥‥‥‥‥‥‥‥‥‥‥ 181
鎖骨頭蓋骨異形成症‥‥‥‥‥‥ 206
嗄声‥‥‥‥‥‥‥‥‥‥‥ 77, 358
サベイング‥‥‥‥‥‥‥‥‥‥ 82
酸化亜鉛ユージノールセメント
　‥‥‥‥‥‥‥‥‥‥‥‥‥‥ 391
暫間固定‥‥‥‥‥‥‥‥ 136, 591
三叉神経主感覚核‥‥‥‥‥‥‥ 68
三叉神経節‥‥‥‥‥‥‥‥‥‥ 68
三次性障害‥‥‥‥‥‥‥‥‥‥ 473
サンドブラスト処理‥‥‥‥‥‥ 406

し

次亜塩素酸ナトリウム‥‥‥‥‥ 510
仕上げ磨き‥‥‥‥‥‥‥‥‥‥ 319
シース‥‥‥‥‥‥‥‥‥‥‥‥ 82
シェイピング‥‥‥‥‥‥‥‥‥ 214
歯科技工指示書‥‥‥‥‥‥‥‥ 481

623

歯科矯正用アンカースクリュー
………………………… 430
自家骨 …………………… 230
自家骨移植 ……………… 342
歯科訪問診療 …………… 330
自家融解 ………………… 124
歯科用コーンビームCT
…………… 57, 210, 486, 580
耳管 ……………………… 261
歯冠近遠心幅径 ………… 463
歯冠歯根長比 …………… 578
歯冠破折 ………………… 194
歯間ブラシ ………… 198, 361
しきい線量 ……………… 182
死腔 ……………………… 264
歯原性角化囊胞 ………… 522
歯原性粘液腫 …………… 426
歯根破折 …………… 440, 446
歯根分離 ………………… 52
歯周外科手術 …………… 321
歯周疾患検診 …………… 368
歯周疾患要観察者 ……… 64
歯周病の二次予防 ……… 591
歯周ポケットスコア …… 496
歯周ポケット内洗浄 …… 512
視床後内側腹側核 ……… 68
歯小囊 …………………… 122
歯髄電気診 ………… 302, 486
シスプラチン …………… 11
磁性アタッチメント …… 300
歯槽基底弓長径 ………… 463
歯槽基底弓幅径 ………… 463
持続可能な開発目標 …… 246
死体硬直 ………………… 124
失語 ……………………… 260
失行 ……………………… 260
失認 ……………………… 260
シドニー宣言 …………… 16
シナプス結合 …………… 502
シナプス後ニューロン … 601
歯肉出血スコア ………… 496
歯肉切除術 ……………… 245
歯肉剝離搔爬術 ………… 108
歯肉弁根尖側移動術 …… 108
歯乳頭 …………………… 122
死斑 ……………………… 124
社会保障給付費 ………… 345
重合開始剤 ……………… 588
周術期管理 ……………… 547
周術期口腔機能管理 …… 469
重層扁平上皮 …………… 474
従来型グラスアイオノマーセメント
修復 …………………… 142
樹脂含浸層 ……………… 377
術前矯正治療 …………… 90
術前絶飲時間 …………… 44

ジュネーブ宣言 ………… 16
準備期 …………………… 552
上顎前方牽引装置 … 249, 414
上顎洞真菌症 …………… 392
上喉頭神経 ……………… 98
照射野 …………………… 341
上唇小帯短縮症 ………… 540
小児の歯科治療時の行動分類… 94
初期活動性根面齲蝕 …… 250
褥瘡 ……………………… 318
食道入口部開大 ………… 452
食道入口部開大不全 …… 346
植皮 ……………………… 310
シリコーンポイント …… 610
ジルコニア …… 51, 123, 338
ジルコニアフレーム …… 592
歯齢 ……………………… 324
歯列弓長径 ……………… 463
歯列弓幅径 ……………… 463
真菌 ……………………… 392
神経型 …………………… 20
神経筋接合部 …………… 24
神経障害 ………………… 360
神経性調節 ……………… 272
進行性下顎頭吸収 ……… 80
浸潤能 …………………… 168
心身の管理 ……………… 519
靱性 ……………………… 51
身体依存 ………………… 163
診断用ワックスアップ… 145, 378
深部静脈血栓症 ………… 166

す
遂行機能障害 …………… 260
水酸化カルシウム製剤 … 510
垂直的顎間関係 ………… 401
水痘 ……………………… 66
水平的投影角度 ………… 470
スクラッビング法 … 70, 319
スケーリング・ルートプレーニング
………………………… 388
健やか親子21 ………… 449
スタビリゼーションアプライアンス
………………………… 562
スタビリゼーションスプリント 40
スティルマン改良法 …… 70
ステージとグレードによる歯周炎の
分類 …………………… 467
ステンレス鋼 …………… 338
ステンレススチールワイヤー … 240
ストッパーの役割 ……… 410
ストラクチャー評価 …… 469
スパイロメトリ ………… 264
スポンジ状フロス ……… 198
スライディングプレート … 414
スリージョープライヤー… 18, 374
スリープスプリント …… 216

せ
正角化性歯原性囊胞 …… 209
生活断髄法 ……………… 42
生殖型 …………………… 20
性染色体異常 …………… 349
生体情報モニタ …… 228, 586
生体内活性材料 ………… 338
正中離開の原因 ………… 119
正の選択 ………………… 220
生物学的効果比 ………… 515
セーフティーエンドカッター… 18
セーフティーディスタルエンドカッター
………………………… 218
舌咽神経 ………………… 37
石灰化歯原性囊胞 ……… 456
舌下神経 ………………… 508
石膏の硬化 ……………… 141
舌骨舌筋 ………………… 508
摂食嚥下障害 ……… 196, 590
舌接触補助床 ……… 242, 552
切削圧 …………………… 558
接着界面 ………………… 377
接着性レジン …………… 240
接着ブリッジ …………… 150
舌抵抗訓練 ……………… 422
舌挺出反射 ……………… 176
セットアップモデル …… 298
舌動脈 …………………… 98
舌白板症 ………………… 310
舌部分切除 ……………… 516
セメントスペース ……… 256
セルフケア ……………… 282
セレクティブエッチング … 574
線維性異形成症 ………… 138
栓塞子 …………………… 557
先天異常 ……… 317, 349, 455
先天欠如 ………………… 186
先天歯 …………………… 365
先天性好中球減少症 …… 526
全肺気量 ………………… 264
せん妄 …………………… 547
腺様囊胞癌 ………… 60, 266

そ
造影剤の有害事象 ……… 113
早期死体現象 …………… 124
早期接触 …………… 450, 473
象牙質 …………………… 123
象牙質形成不全症 ……… 340
増殖能 …………………… 168
組織内照射 ……………… 516
咀嚼 ……………………… 399
咀嚼筋腱・腱膜過形成症 … 80

た
第一期治療 ……………… 106
待機的全身麻酔下手術 … 44

第二鰓嚢 261
大脳皮質一次体性感覚野 68
唾液分泌能検査 280
打診 302
唾石症 602
脱水 178
多発性骨髄腫 60
タフトブラシ 361
炭酸アパタイト 230, 338
探針 494
弾性エネルギー 532
弾性係数 219
単層円柱上皮 474
単層扁平上皮 474
単層立方上皮 474

ち
地図状舌 332
チタン 51, 338
チャーターズ法 70
中枢性パターン発生器 399
超音波検査 550
超音波洗浄器 190
長期増強 601
直接覆髄法 42
直接経口抗凝固薬 600
治療域 7
治療薬物モニタリング 7

て
低栄養 316
定型発達児 148
低ホスファターゼ症 206, 526
テーパー形状インプラント 559
テーパーツール 82
デキサメタゾン 304
デジタル医用画像 575
デブリードマン 326
テリパラチド 363
テロメラーゼ活性 168
電位依存性Ca^{2+}チャネル 24
電位依存性Na$^+$チャネル 24
電気的除細動 390
デンタルチャート 294
伝導失語 22
電動歯ブラシ 544

と
動機付け支援 262
糖尿病ケトアシドーシス 360
糖尿病の慢性合併症 360
糖尿病網膜症 360
動脈硬化症 28
トータルディスクレパンシー 208
特定健康診査 278
特定保健指導 278
トルクレンチ 366

トンネリング 52, 282

な
内斜切開 321
内歯瘻 185
軟口蓋挙上装置 584
軟骨無形成症 206

に
ニカルジピン塩酸塩 586
ニケイ酸リチウム 123
ニコチン性アセチルコリン受容体 24
二次固定 72
二次性障害 473
二重支配 613
日常生活動作 606
日本人の食事摂取基準 43
日本脳炎 66
入院診療計画書 468
乳歯外傷 95
乳歯早期脱落 171
乳歯用既製金属冠修復 610
ニュートラルゾーン 146
ニュルンベルグ綱領 16
認知機能障害 260
認知項目 606
認知症 492

ぬ
ヌープ硬さ 536

ね
熱伝導率 51
熱膨張係数 219
ネフローゼ症候群 482
粘膜調整 488

の
脳幹反射 581
脳血管障害 360
脳梗塞 74, 358
脳死判定基準 581
ノーマライゼーション 560
ノギス 463

は
把握反射 176
パールカン 542
ハイアングル 12
配位結合 179
バイオアベイラビリティ 7
バイオハザードマーク 464
肺血栓塞栓症 497
梅毒 177
ハイドロキシアパタイト 230
ハイブリットレイヤー 377
ハイプルヘッドギア 352

肺胞換気量 264
破壊靱性値 219, 306
白板症 28
破傷風 177
バス法 70
抜歯 446, 600
抜歯部位 132, 352
抜髄 116, 270, 355
歯の変色 86, 102
パラタルアーチ 563
パラトグラム検査 408
バルーン拡張訓練 452
晩期残存 186, 222
晩期死体現象 124
半減期 7
反射抑制体位 214
半調節性咬合器 56
パンデミック 376
バンドコンタリングプライヤー 18
バンドマージンコンタリングプライヤー 374
バンドリムービングプライヤー 218
バンドループ 312

ひ
鼻咽腔閉鎖不全 584
皮下結節 287
光重合型コンポジットレジン 588
引き抜き試験 170
非吸収性骨移植材 230
被写体一検出器間距離 341
微小管形成阻害 335
非対称性緊張性頸反射 176
ビタミンD 43
ビッカース硬さ 536
引張強さ 219
ヒトヘルペスウイルス 243
皮膚緊張度 178
非復位性関節円板前方転位 566
皮膚の色素沈着 434
ヒポクラテスの誓い 16
標準感染予防策 177
費用対効果 129
表面麻酔 477
日和見感染 448
ピンアンドリガチャーカッター 218

ふ
ファーストオーダーベンド 374
フィブロネクチン 542
フィラー 306
フィブリリン 484
風疹 66
フェネストレーション 57

フェルール…………………… 578	補綴用スクリュー……………… 366	ら
フェンタニルクエン酸塩……… 163	ポリカルボキシレートセメント	ライトワイヤープライヤー…… 374
フォーンズ法…………………… 70	……………………………………… 391	ラウンドワイヤー……………… 498
付加型シリコーンゴム印象材… 577	ホリゾンタルループ…………… 532	ラテックスアレルギー………… 286
副交感神経……………………… 613	ポリテトラフルオロエチレン… 338	ラミニン………………………… 542
副甲状腺ホルモン受容体……… 363	ポリファーマシー……………… 438	ランパントカリエス……………… 76
複雑性歯牙腫…………………… 594	ポンティック基底面形態……… 506	
浮腫……………………………… 482		り
不正咬合………………………… 455	ま	リアノジン受容体………………… 24
フッ化ジアンミン銀塗布……… 350	埋伏歯…………………………… 504	立効散…………………………… 304
フッ化物配合歯磨剤…… 129, 544	マウスガード…………………… 554	リドカイン塩酸塩……………… 477
ブッシング訓練………………… 358	膜電位…………………………… 502	リハビリテーション…………… 590
腐敗網…………………………… 124	マクロファージ…………………… 3	リポポリサッカライド………… 484
ブラキシズム…………………… 564	曲げ強さ………………………… 219	両側乳頭弁移動術……………… 108
フラジェリン…………………… 484	麻疹……………………………… 66	リライン………………………… 570
ブラッシング指導……………… 350	麻酔診…………………………… 57	リンガルアーチ………………… 154
ブラッシング法………………… 319	マニピュレーション…………… 566	リンガルプレート………………… 72
フラップ手術……… 321, 342, 520	マラリア………………………… 177	リン酸オクタカルシウム……… 230
フラビーガム…………………… 356	マルチブラケット装置	リン酸三カルシウム…………… 230
フレイルサイクル……………… 316	…………………… 34, 430, 614	臨床検査技師…………………… 191
フレームワーク………………… 458	慢性GVHD……………………… 78	リンパ型………………………… 20
プレガバリン…………………… 304		淋病……………………………… 177
フレンジテクニック…………… 146	み	
ブローイング訓練……………… 590	味覚障害………………………… 602	る
プロービング深さ……………… 496	身元確認………………………… 294	類天疱瘡………………………… 28
プロセス評価…………………… 469		類皮嚢胞………………………… 402
プロテオグリカン……………… 542	む	ルートエクストルージョン…… 578
分子間力………………………… 179	無汗型外胚葉形成不全………… 317	
	無信号…………………………… 453	れ
へ	無脈性心室頻拍………………… 390	レイヤリング法………………… 490
平滑舌…………………………… 332		レクタンギュラーワイヤー
平均近遠心幅径………………… 263	め	…………………………… 18, 532
閉口障害………………………… 472	メインテナンス………………… 361	レジン前装冠…………………… 406
閉塞性睡眠時無呼吸症… 105, 216	メタルプライマー……………… 406	レジン前装ブリッジ…………… 444
ヘッドギア……………………… 249	メトトレキサート………………… 48	
ヘッドプレートコレクション… 208	メトトレキサート関連リンパ増殖性	ろ
ペプチドグリカン……………… 484	疾患…………………………… 49	ろう付け………………………… 444
ヘルシンキ宣言…………………… 16	目安量…………………………… 43	労働安全衛生法………………… 26
ヘルパンギーナ………………… 534		労働衛生の３管理……………… 181
辺縁性二次齲蝕………………… 572	も	老年症候群……………………… 318
偏心投影法……………………… 57	毛状白板症……………………… 448	ロキソプロフェンナトリウム水和物
ベンゾカイン…………………… 477	モデリング……………………… 214	……………………………… 304
片側性唇顎口蓋裂……………… 89	モニタ心電図…………………… 400	濾紙ディスク検査……………… 280
扁平上皮癌………………… 60, 65		ロタウイルス…………………… 66
扁平苔癬様病変………………… 78	や	
鞭毛……………………………… 484	薬剤性アナフィラキシー……… 322	わ
	薬物有害事象…………………… 438	矮小歯…………………………… 504
ほ	薬局調剤………………………… 73	ワイヤーニッパー……………… 218
放射線障害……………………… 182		ワクチン………………………… 66
萌出性歯肉炎…………………… 350	ゆ	ワックストリマー……………… 82
萌出不全………………………… 372	遊離歯肉移植術………………… 108	ワルファリンカリウム………… 114
訪問診療………………………… 530	ユニバーサルデザイン………… 560	
ポーリン………………………… 484		**A〜Z**
保健師…………………………… 191	よ	A
保隙装置………………… 312, 417	要介護高齢者…………………… 192	Adamsクラスプ………………… 252
母指吸引癖……………………… 479	陽子線…………………………… 515	Angle II 級……………………… 134
ホスホリン……………………… 382	幼若エナメル質………………… 382	Angle II 級１類 ………………… 173
	予備吸気量……………………… 264	

arch length discrepancy … 618
Aδ線維 … 336

B
Babinski反射 … 176
BDR指標 … 530
Beckwith-Wiedemann症候群
… 455
BLS … 162
Broca領域 … 22

C
C1インヒビター欠損症 … 174
CAD／CAM … 256
CAD／CAM用コンポジットレジン
… 219
Congo-Red染色 … 418
CPI … 496
Crouzon症候群 … 455
Cushing病 … 204
cuspid protected occlusion
… 241

D
DICOM … 575
DMAEMA … 588
DOAC … 600
Down症候群 … 455
Dダイマー … 166

E
E-line … 451
Endodontic … 476

F
FAO … 246
FGF-2製剤の応用 … 188
FIM … 606
Franklの分類 … 94

G
Gardner症候群 … 308
GO … 64
Gordonのプライヤー … 610
Gracey型キュレット … 144
Grocott染色 … 362
group function … 241
GTR法 … 188
G. V. Black … 324
GVHD … 78

H
head plate correction … 620
Heimlich法 … 27
HHV-1 … 243
HHV-2 … 243
HHV-3 … 243
HHV-4 … 243

HHV-5 … 243
HIS … 575
Hugh-Jones分類 … 297

I
ICD10 … 575
ICF … 15
ICIDH … 15
IFN-γ … 3
IgE … 322
IgG4関連疾患 … 247
ISO規格 … 307
IVRO … 254

J
Jankelson Ⅱ級 … 450
Japan Coma Scale … 528
JCS … 528

K
K. Eichner … 324
Kennedyバー … 72
Krause小体 … 272
Kussmaul呼吸 … 454
Küttner腫瘍 … 478

L
LDDS … 512
Le Fort Ⅰ型骨切り術 … 90
LPS … 484
LTP … 601

M
McCune-Albright症候群 … 434
Meckel軟骨 … 261
Meissner小体 … 68, 272
M. Hellman … 324
MNA … 6
MRI T2強調像 … 453
MTX-LPD … 49
M期 … 335

N
N-Me … 329
N95マスク … 177

O
OHI … 112

P
Pacinian小体 … 272
PACS … 575
PAP … 552
Papanicolaou染色 … 362
PAS染色 … 362
PCR … 112
PHP … 112
PlI … 112

PT-INR … 114

Q
Quincke浮腫 … 174

R
Ramsay Hunt症候群 … 185
Rathke囊 … 465
RBE … 515
R. E. Scammon … 324
RIS … 575
RPIクラスプ … 598
Ruffini神経終末 … 272, 328

S
Scammonの臓器別発育曲線
… 21
SDGs … 246
SGA … 6
Spaulding分類 … 285
Spee彎曲 … 208
SRP … 591
SSRO … 254
stage分類 … 65
Sudan Ⅲ染色 … 362

T
TCI … 112
TDM … 7
Th1細胞 … 3
TNM分類 … 65, 533
Tooth wear … 564
Total discrepancy … 618
Treacher Collins症候群
… 206, 455
Treponema denticola … 339
Turner症候群 … 349
Tweedのアーチベンディングプラ
イヤー … 374
T細胞 … 220
Tループ … 532

W
Warthin腫瘍 … 28
W. G. A. Bonwill … 324
WHO … 376

Y
Youngのプライヤー … 18, 374

Z
Ziehl-Neelsen染色 … 362

数字
Ⅰ型コラーゲン … 382
3点誘導法 … 400
38%フッ化ジアンミン銀 … 250

627

日本医歯薬研修協会

国試を突破する

国家試験対策で40余年の歴史と実績をもつ日本医歯薬研修協会が、歯科医師国家試験を勝ち抜くノウハウを惜しみなく提供します。

本科コース

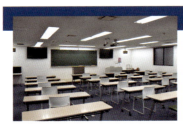

いかなる問題に対しても自由自在に解答する柔軟な応用力を身につける、日本医歯薬研修協会が誇る国家試験合格コース。合否を分ける必修問題にも完璧に備えます。
オンライン配信での受講もあります。

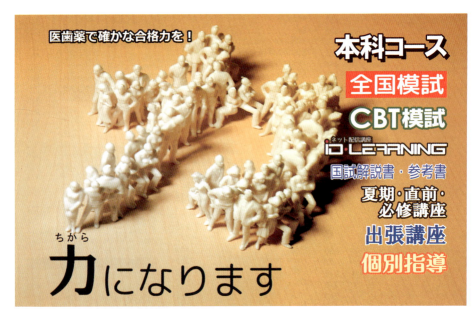

医歯薬で確かな合格力を！

本科コース
全国模試
CBT模試
ネット配信講座
ID LEARNING
国試解説書・参考書
夏期・直前・必修講座
出張講座
個別指導

力（ちから）になります

Access Map

東京校 Tokyo

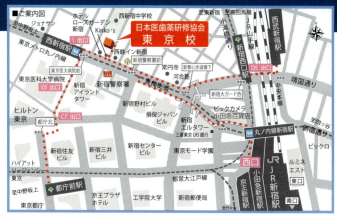

〒160-0023　東京都新宿区西新宿８−１−15　サンライズビル
TEL.：03-5358-9211(代)　FAX：03-5358-9212

0120-55-1489（ゴーゴー イシャク）
フリーダイヤル

e-mail：shika@ishiyaku-k.com
https://www.ishiyaku-dental.jp

名古屋校 Nagoya

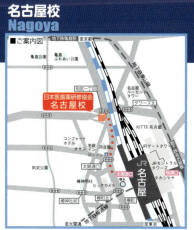

〒453-0014　愛知県名古屋市中村区則武 1-1-7
　　　　　　NEWNO 名古屋駅西 2F
TEL.：052-526-1489

大阪校 Osaka

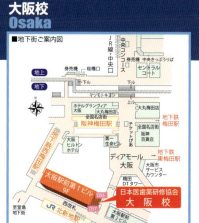

〒530-0001　大阪府大阪市北区梅田 1-3-1
　　　　　　大阪駅前第１ビル 9F
TEL.：06-4797-3516

```
歯科医師国家試験対策講座
全国総合模擬試験・個別指導・CBT 模擬試験
```
日本医歯薬研修協会

東京校	〒160-0023	東京都新宿区西新宿 8-1-15 サンライズビル
		TEL 03-5358-9211　FAX 03-5358-9212
名古屋校	〒453-0014	愛知県名古屋市中村区則武 1-1-7NEWNO 名古屋駅西 2F
大阪校	〒530-0001	大阪府大阪市北区梅田 1-3-1 大阪駅前第 1 ビル 9F
		0120-55-1489（ゴーゴーイシヤク）

WEB：https://www.ishiyaku-k.com

instagram.com/ishiyaku.kenshu.kyokai

Complete⁺ EX　第118回歯科医師国家試験解説書

2025年4月24日　第1刷　発行

編著者	日本医歯薬研修協会
監　修	望月　一雅
編　集	荒木　香映子／大野　宏樹／庄司　洋史／羽田　直人（50音順）
発行元	日本医歯薬研修協会
発売元	株式会社 つちや書店
	〒113-0023　東京都文京区向丘 1 - 8 - 13
	電話 03（3816）2071　ファックス 03（3816）2072
	E-mail info@tsuchiyashoten.co.jp
	URL http://tsuchiyashoten.co.jp
印　刷	(有)エスティー企画

©Nihon Ishiyaku Kensyukyokai 2025 Printed in Japan
定価はカバーに記載しています。
乱丁、落丁はお取り替えします。
本書の一部または全部を無断で複写・複製（コピー）することは、特定の場合を除き、著作者ならびに出版社の権利を侵害することになります。このような場合、あらかじめ弊社出版部の許諾を求めてください。

ISBN978-4-8069-1890-5　C3047